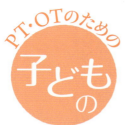

PT・OTのための
子どものリハビリテーション評価マニュアル

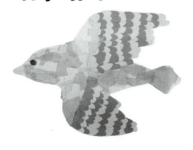

編集 **楠本泰士**
福島県立医科大学保健科学部理学療法学科准教授

医学書院

**PT・OT のための子どものリハビリテーション
評価マニュアル**

発　行　2025 年 4 月 1 日　第 1 版第 1 刷©

編　集　楠本泰士

発行者　株式会社　医学書院

　　　　代表取締役　金原　俊

　　　　〒113-8719　東京都文京区本郷 1-28-23

　　　　電話　03-3817-5600（社内案内）

印刷・製本　三報社印刷

本書の複製権・翻訳権・上映権・譲渡権・貸与権・公衆送信権（送信可能化権を含む）は株式会社医学書院が保有します.

ISBN978-4-260-05775-2

本書を無断で複製する行為（複写，スキャン，デジタルデータ化など）は，「私的使用のための複製」など著作権法上の限られた例外を除き禁じられています.大学，病院，診療所，企業などにおいて，業務上使用する目的（診療，研究活動を含む）で上記の行為を行うことは，その使用範囲が内部的であっても，私的使用には該当せず，違法です.また私的使用に該当する場合であっても，代行業者等の第三者に依頼して上記の行為を行うことは違法となります.

JCOPY 〈出版者著作権管理機構　委託出版物〉
本書の無断複製は著作権法上での例外を除き禁じられています.複製される場合は，そのつど事前に，出版者著作権管理機構（電話 03-5244-5088，FAX 03-5244-5089，info@jcopy.or.jp）の許諾を得てください.

序

　「自分の臨床に自信が持てない」「根拠のある説明をしたい」「説明の際に役立つ資料が欲しい」——これらの悩みは，子どもの医療・療育に携わる専門職の多くが経験するものではないでしょうか．医療やリハビリテーションの情報は日々更新されており，経験だけで臨床を成し遂げるには限界があります．そのため，保護者や保育士，看護師，そして，リハビリテーション専門職が，子どもの成長や発達を支援するために，最新の情報を手軽に確認できる環境が求められています．そのような経緯から，本書は企画されました．

　子どものリハビリテーションは，かつては療育センターがその中心的役割を担っていましたが，現在では一般病院，訪問リハビリテーション事業所，児童発達支援事業所，放課後等デイサービス事業所など，専門職が活躍する場が広がっています．成人分野で働いていた療法士が小児リハビリテーションにかかわる機会も増え，セカンドキャリアとしてこの分野を選択する人も少なくありません．リハビリテーションにおいて，さまざまな検査値や評価結果の平均値・基準値は重要な指標です．しかし，多くの基準値は海外のデータであり，日本国内のデータであっても，古いものが使われ続けていることが多く，医療・療育に携わる専門職の間で，情報の統一が十分に図られていないのが現状です．

　健常児の基準値は，治療や発達支援の目標設定に活用されます．疾患を有する子どもの値は，発達を促す際の目標や予後予測，介入計画の立案に役立ちます．世の中に流通している情報に対して，「このデータは正しいのか？」「この基準値は最新なのか？」と問い続けることは，すべての医療職や療育スタッフにとって，必要な姿勢だと考えています．常に最新の知識をもとに，子どもの成長や発達を支援できる環境を整えることが，より良い医療や療育の提供につながるのです．

本書では，さまざまな臨床場面の課題を解決するために，子どものリハビリテーションに特化した評価指標や測定値を整理し，実践的な活用方法を提案します．一般家庭でもわかりやすい体格や足のサイズに関する情報，学校で実施される新体力テストなどのデータ，医療機関で使用される生化学データなどを体系的にまとめました．あらゆる現場で，家族中心的な医療（family centered service）を提供するために，また，複数の不確定な情報を提示する際の意思決定の進め方である共同意思決定（shared decision making）を実施するために，ぜひ evidence based medicine をもとにした情報の活用を心掛けていきましょう．

2025 年 3 月

楠本泰士

執筆者一覧(執筆順)

楠㟢泰士	福島県立医科大学保健科学部理学療法学科
倉澤茂樹	福島県立医科大学保健科学部作業療法学科
木元 稔	秋田大学大学院医学系研究科保健学専攻理学療法学講座
樋室伸顕	札幌医科大学医学部公衆衛生学講座
遠藤康裕	福島県立医科大学保健科学部理学療法学科
後藤颯人	株式会社 LITALICO
藤本智久	姫路赤十字病院
和泉裕斗	株式会社 coconone
黒川洋明	島田療育センターはちおうじ
鳥生貴子	国分寺市立児童発達支援センターつくしんぼ
春田大志	京都府立舞鶴支援学校
伊藤 忠	愛知県三河青い鳥医療療育センター
井上孝仁	北海道立子ども総合医療・療育センター
髙橋恵里	福島県立医科大学保健科学部理学療法学科
儀間裕貴	東京都立大学健康福祉学部理学療法学科
神谷 猛	豊橋市民病院
髙畑脩平	藍野大学医療保健学部作業療法学科
阿部広和	埼玉県立小児医療センター
飛田 良	滋賀医科大学医学部附属病院
北村憲一	静岡県立こども病院
髙木健志	東京工科大学医療保健学部リハビリテーション学科理学療法学専攻

浅野大喜	日本バプテスト病院
木村優希	リニエ訪問看護ステーションキッズ世田谷
東恩納拓也	東京家政大学健康科学部リハビリテーション学科
吉田尚樹	千葉県千葉リハビリテーションセンター
田中善信	福島県立医科大学保健科学部作業療法学科
東 周平	北九州市立総合療育センター
中村拓人	神奈川県立保健福祉大学保健福祉学部リハビリテーション学科作業療法学専攻
友利幸之介	東京工科大学医療保健学部リハビリテーション学科作業療法学専攻
西部寿人	北海道立子ども総合医療・療育センター
信迫悟志	畿央大学大学院健康科学研究科
片岡 新	首都医校作業療法学科
阪上奈巳	藍野大学医療保健学部理学療法学科
福西知史	株式会社 UT ケアシステムリハビリ発達支援ルーム UT キッズ
橋添健也	医療法人和光会山田病院リハビリテーション部
清水賢二	京都岡本記念病院リハビリテーション部

目次

第1章 子どものリハビリテーションの基礎知識　2

1	子どもを読み解くヒント	楠本泰士	2
2	子どもの成長と発達	倉澤茂樹	6
3	子どもの障害のとらえ方	木元 稔	12
4	測定値の読み方と活用	樋室伸顕	16
5	治療に向けて，子どもの将来を見える化，予測するために	楠本泰士	22
6	痙性治療の考え方	楠本泰士	26
7	一般の子ども（いわゆる障害児でない）のリハビリテーションで大切なこと	遠藤康裕	30
8	社会福祉制度	後藤颯人	32

第2章 場面別に重要な評価の視点とそのみかた　34

1	病院		
	a － NICU・PICU	藤本智久	34
	b － 観血的な治療前後，外来リハビリテーション	和泉裕斗	36
2	訪問事業所	倉澤茂樹	38
3	児童発達支援事業所	後藤颯人	40
4	療育センター	黒川洋明	42
5	就学支援	鳥生貴子	44
6	学校	春田大志	46
7	就労支援	倉澤茂樹	50

第3章 子どもの心身の評価と測定値―基本編　52

1	身長，体重，BMI（カウプ指数，ローレル指数）	楠本泰士	52

2	足，アーチ，母趾角	伊藤 忠	56
3	基礎的なバランス	井上孝仁	60
4	筋緊張と関節弛緩性	高橋恵里	62
5	原始反射	儀間裕貴	66
6	血圧，脈拍（心拍）	神谷 猛	68
7	睡眠	倉澤茂樹	70
8	食事，栄養	黒川洋明	72
9	摂食嚥下機能	黒川洋明	76
10	注意機能	高畑脩平	78
11	視機能	高畑脩平	80
12	視覚情報処理機能	高畑脩平	82
13	知能検査	鳥生貴子	84
14	発達検査	鳥生貴子	88

第4章　子どもの心身の評価と測定値―臨床編　　92

1	General Movements（GMs）	儀間裕貴	92
2	ブラゼルトン新生児行動評価（NBAS）	藤本智久	94
3	早産時行動評価（APIB）	藤本智久	96
4	ハマースミス乳児神経学的検査（HINE）	阿部広和	98
5	血液検査データ	飛田 良	100
6	生化学検査データ	飛田 良	104
7	免疫学的検査データ	飛田 良	116
8	内分泌学的検査データ	飛田 良	118
9	呼吸	北村憲一	124
10	血液ガス	北村憲一	126
11	X線検査	高木健志	128
12	脳画像	浅野大喜	132
13	筋力	木元 稔	138
14	運動耐容能	木元 稔	140

15	姿勢の評価	木村優希	144
16	複合的なバランス	井上孝仁	146
17	協調性	東恩納拓也	148
18	随意性	楠本泰士	152
19	上肢の器用さ，運動の質	吉田尚樹	154
20	感覚プロファイル（SP）	東恩納拓也	158
21	感覚統合機能	東恩納拓也	160
22	意志・動機（PVQ）	田中善信	164
23	不安	楠本泰士	166
24	抑うつ	浅野大喜	168

第5章　子どもの活動の評価と測定値　170

1	幼児の運動能力調査	楠本泰士	170
2	新体力テスト	楠本泰士	172
3	一般的な歩行，歩容の一般値	伊藤忠	174
4	医療分野の歩行測定	阿部広和	178
5	医療分野の移動能力測定（FMS）	樋室伸顕	180
6	GMFM	東周平	182
7	総合的な上肢機能（ABILHAND-Kids）	樋室伸顕	186
8	ADLの評価（FIM，WeeFIM）	和泉裕斗	188
9	ADLの評価（AMPS，School AMPS）	田中善信	192
10	総合的な評価	楠本泰士	194

第6章　子どもの参加，背景因子の評価と測定値　198

1	心理社会的な適応/不適応状態，問題行動	田中善信	198
2	家族を中心としたかかわり（MPOC）	樋室伸顕	200
3	地域参加（PEM-CY）	高木健志	202
4	生活の質（QOL）	中村拓人	204
5	適応行動	浅野大喜	206

6	社会生活能力	中村拓人	208
7	得意/不得意（SDQ）	楠本泰士	210
8	作業の評価	中村拓人	212
9	目標設定	友利幸之介	214
10	読み書きスクリーニング	高畑脩平	220
11	座位保持装置の作製	西部寿人	222
12	車椅子	西部寿人	224
13	下肢装具, 体幹装具	西部寿人	226
14	上肢装具	吉田尚樹	230
15	福祉用具	田中善信	232
16	支援機器	春田大志	234
17	就労支援（BWAP 2）	倉澤茂樹	236

第7章　疾患別評価　　238

1	脳性麻痺（CP）	西部寿人	238
2	神経発達症 信迫悟志　片岡新　阪上奈巳　福西知史　橋添健也		242
3	ダウン症候群	髙橋恵里	246
4	筋ジストロフィー	井上孝仁	248
5	二分脊椎	東周平	250
6	脊髄性筋萎縮症（SMA）	和泉裕斗	252
7	てんかん	髙橋恵里	254
8	先天性心疾患	北村憲一	256
9	不整脈	神谷猛	258
10	スポーツ障害	遠藤康裕	260
11	脊柱側弯症	木村優希	266
12	頸髄症	高木健志	268
13	腰痛・腰部脊柱管狭窄症	高木健志	270
14	ペルテス病（Legg-Calvé-Perthes 病）	東周平	272

15	肥満症		楠本泰士	274
16	1型糖尿病		神谷 猛	276
17	がん		飛田 良	278
18	小児の高次脳機能障害	信迫悟志　清水賢二		282

巻末資料　284

1	社会福祉制度		後藤颯人	284
2	就学支援のフローチャート（就学先決定の流れ）		鳥生貴子	287
3	就労に関する支援メニューと相談窓口		倉澤茂樹	288
4	年代別の身長，体重，頭位の基準		楠本泰士	292
5	筋力		木元 稔	298
6	幼児の運動能力調査		楠本泰士	299
7	新体力テスト		楠本泰士	303
8	代表的な知能検査		鳥生貴子	307
9	代表的な発達検査		鳥生貴子	312

略語一覧　317

索引	327

┌ 引用文献 ─
本書の文献および付録表は，該当ページにある QR コードを読み取ることによりご覧いただけます（PDF 形式）.
コンテンツは予告なしに変更・修正したり，また配信を停止する場合もございます. ご了承ください.

第1章 子どものリハビリテーションの基礎知識

1 子どもを読み解くヒント

　発達支援センターでの初回の療育相談内容は，某市における10年間の1,241名の全例調査にて，44％の家族が言語発達に関する相談を行っていたことが明らかになった[1]．相談の多い順に保育・就学相談が15％，多動，不注意など行動に関する相談や発達全般に関する相談がそれぞれ14％，運動発達は9％と報告されている．これら家族のニーズは，年齢や日常生活を過ごす場所によって大きく変化する．たとえば，運動発達遅滞の子どもの場合，乳児期や幼児期の困りごとは粗大運動や発語の遅れが多いが，学童期になると行動面の課題や集団行動など社会生活にかかわる困りごとへと変わってくる．生活上の困りごとは，基礎疾患の有無や子どもの特性に応じて変わりうる．

　乳児期から成人期へと子どもの成長，発達をみるなかで，心身機能や身体構造のように継続して評価される項目と，入退院や進学，就職などライフイベントごとに評価される項目を見える化し，記録しておくことは，子どもの発達に合わせて診るべきポイントを多職種で共有できるようにするために重要である．子どもにかかわる専門職は，どの年代，どのフィールドでかかわるにしても，目の前の子どもやご家族が，過去の困りごとを知り（成育歴や治療歴），そのときの課題や葛藤を乗り越えて今に至っていると，頭の片隅に置いておきたい．その際に参考になるのが，さまざまな測定値である．

測定値の活用

　リハビリテーションにおける評価は，おもに，①問題点の抽出，②目標設定，③効果判定のために行われ，目標設定の際には必ず問題点の整理が並行して行われる．本人や保護者のneedsやhopeに応じて，問題点を整理し，現在最も優先すべき点を明らかにする必要がある．

　目標設定では，長期的な視点をもってスモールステップな短期目標を掲げることで，療育やリハビリテーションの頻度や期間を設定することが可能となる．乳児期，幼児期，学童期，成人期と，子どもやご家族にかかわるなかで，目標設定のために継続して評価され

る項目，ライフイベントごとにスポットとして評価される項目（たとえば就学支援時の知能検査や就労支援時の就労アセスメントツール）を数字化することや視覚的に見える化していくことは，子どもの成長に合わせて診るべきポイントを多職種で共有できるようにするために重要である．

測定値の読み方

　最も参考になるのは，平均値と標準偏差の関係である．実際の値と比べる際には，平均値の母集団がどの国の，どの時代の人から得られた情報なのかを理解しておくと，測定値の理解が深まる．

　以下に，多くの情報で目にする言葉であるため，理解しておく必要がある．

① 母集団

　調査の対象となる全体の集団である．その母集団に対して調査を行うために，一部を抽出したデータの集合のことを標本（サンプル）といい，標本から母集団を統計的に推測していく．

② 平均値（mean, average）

　各データの値の合計をデータの総数で割った値である．すべてのデータからの影響を考慮した値だが，外れ値があると影響を大きく受ける．

③ 中央値（median）

　データを小さい順に並べたときにちょうど中央に位置する値である．平均値と違い，外れ値の影響をほとんど受けないが，データの比較にはあまり向かない．

④ 最頻値（mode）

　データのなかで最も頻繁に出現する値である．外れ値の影響を受けないが，データの数が少ないとあまり役立たない．

⑤ 標準偏差（standard deviation：SD）

　データのばらつきの大きさを表す指標で，各データの値と平均の差の2乗の合計を，データの総数 n で割った値の正の平方根である．

$$s = \sqrt{\frac{1}{n}\sum_{i=1}^{n}(x_i - \bar{x})^2}$$

s：標準偏差，n：データの総数（例：10個），x_i：各データの値（例：70点），$\bar{x}$：データの平均（例：平均60点）

⑥ 分散 (variance)

平均との差の2乗の合計をデータの総数で割った値で, 2乗しているので元のデータの数値と単位がそろっていない.
$$\frac{1}{n}\sum_{i=1}^{n}(x_i - \bar{x})^2$$

⑦ 正規分布 (normal distribution)

平均値を中心にして左右対称に分布し, 平均値と最頻値と中央値が一致する. 分散や標準偏差が大きくなると曲線の山は低く横に広くなり, 分散が小さくなると山は高くなる.

平均値と標準偏差の関係

あるテストの点数分布が正規分布に近似している場合, 平均点70点, 標準偏差10点だった場合, 60〜80点の間に受験者の約68%が存在し, 50〜90点の間に受験者の約95%が存在している. 言い換えると, 60点以下に約16%存在し, 80点以上にも約16%存在することになる.

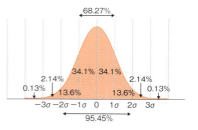

身長や体重などは成長曲線が公開されている. 成長曲線には平均値だけでなく, 平均値から±1SD, ±2SDの値が視覚的にわかるようにデザインされている. SDがわかれば, その範囲にどれくらいのデータが含まれているかがわかるため, 子どもの測定値が平均値−2SDより小さければ, 母集団で比べた際に, かなり小さいということがわかる. 経過観察や何らかの治療を行う際の参考となる.

標準正規分布とz値の関係

平均が0で, 標準偏差が1の正規分布である. 標準正規分布表を使うと, あるz値以上が生じる確率が何%かがわかり, 年齢の異なる集団との比較や健常集団との比較が可能となる. たとえば, 5歳児の握力が7kgでz値が0.10, 8歳児の握力が11kgでz値が−0.34だった場合, 標準正規分布では, 5歳児のほうが握力が優れていることになる.

z 値（標準化データ）$= x_i - \bar{x}/s$　　s：標準偏差，x_i：各データの値（例：70点），$\bar{x}$：データの平均（例：平均 60 点）

また，p 値と z 値は対応しており，$|z| > 1.96$ は有意（$p < 0.05$）な関係性にある．たとえば，身体機能の z 値が $> +1.96$ に変化した場合，有意に改善したといえる．

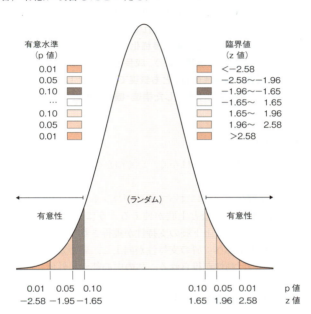

パーセンタイル (percentile)

計測値を小さいほうから数えて任意の％に位置する値をパーセンタイルという．全体の 25％，50％，75％ に位置する値を，それぞれ第 1 四分位点，中央値，第 3 四分位点といい，第 3 四分位点から第 1 四分位点を引いた値を四分位範囲という．

【文献】

https://www.igaku-shoin.co.jp/prd/05775/0101.pdf

子どもの成長と発達

人は受精してから死に至るまでさまざまな変化をしつづける．量的な変化は，身長や体重のように測定可能であり，"成長"とはこれらの指標が増加していくことをいう．それに対して"発達"とは，生物学的構造や機能が時間とともに分化・多様化・複雑化し，精神・運動機能など質的な変化が起こる現象をいう．成長と発達を統合した言葉が"発育"であり「成長＋発達＝発育」とも表現できる．そして，個体は発育するにつれて，生物学的に安定した構造・機能状態となる．これを"成熟"という．

発達の原則

発達は無秩序に進むことはなく，いくつかの原則がある．

① 方向性（図1）

頭部から尾部へ：定頸によって頭部がコントロールできるようになると，次第に肘立ちなど上肢が使えるようになる．首がすわり，体幹が安定し，やがて上下肢の支持性が獲得されていく．

中枢部から末梢部へ：肩の支持性が向上し，肩が安定することによって肘や手の可動性が得られる．体の中心部から外側に向かう発達の方向性である．

粗大運動から微細運動へ：幼児による描画では，肩や肘を大きく動かすなぐり描きがみられるが，次第に手指による把持動作（3指握り）が可能となり，繊細な手首の動きが可能となっていく．

② 順序性（図2）

人の発達において機能の出現などの重要事項はある程度の時期が決められており，順序が存在する．たとえば，起居動作では，腹臥位による肘立ちが可能になった後に両手で床を支えつつ座位姿勢が可能となる．その後，四つ這い移動やつかまり立ちを経て，歩行動作が獲得されていく．発達の順序は子どもを評価するだけでなく，次の発達に必要な段階は何かを予測可能とするものであり，臨床上，重要な視点である．

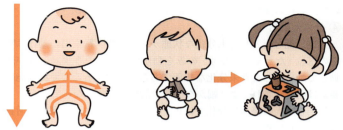

図1 発達の方向性

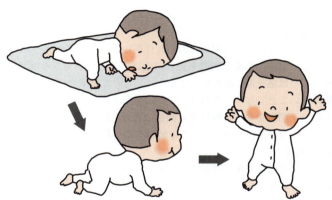

図2 発達の順序性

③ 連続性と非連続性

　乳児は突然，座ったり，歩いたりできない．1人で座るためには頭部をコントロールすること，手で床を支持すること，重力に反して背筋を伸ばし，安定させることが必要である．子どもの発達には連続性（つながり）があり，運動機能や精神機能の獲得のために必要な（前提となる）段階が存在する．

　その一方で，非連続性を示す発達もある．非連続性とは，発達による変化が一様でなく，ある時期に集中あるいは停滞することも含まれる．たとえば人の身長の発達は連続的にみえるが，身長の変化率でみると思春期前後で高くなる．このような発達の非連続性につ

いて，発達の速度の違いとして記述されることもある．

④ 分化と統合

発達は混とんとした未分化な状態から始まる．新生児の動作は特定の部位（たとえば目や手）のみを動かすことはできず，全身が連動して動いてしまう未分化な状態である．分化することで諸機能の要素は明確化され，より細かな機能や活動が可能となっていく．

しかし，人の発達は分化では止まらない．分化された機能や活動は統合され組織化される．たとえば，分化により獲得された眼球運動や手の巧緻性は統合され，目と手の協応動作を可能とする．さらに，知的機能や注意機能などの精神機能も含め組織化されることによって"絵を描く"などの意味のある作業が獲得される．

⑤ 敏感期・臨界期

子どもの心身機能は環境との相互作用によって発達が促され獲得される．発達に必要な刺激を適切に受け取ることができる期間（敏感期または感受期）がある．たとえば，人の光刺激を受け取る敏感期は短いことで知られており，この敏感期を大幅に越えてしまうと大脳の光刺激を弁別・解析する機能は発達しにくくなる．敏感期を越え，機能の獲得が望めなくなる時期を臨界期と呼ぶ．

⑥ 個人差

発達に方向性や順序性がある一方で，個人差や多様性があることも重要な原則である．たとえば，四つ這いをせずに高這いから歩行を獲得する子どもも少なくない．個人差が生じる要因として，遺伝的要因と環境的要因がある．遺伝的要因の影響が強い発達側面は身長や体重，短距離走などがあり，環境的要因としては握力や立ち幅跳びが挙げられる．

発達理論

これまで，さまざまな発達理論が提唱され，現在も盛んに議論が展開されている．本項では主だった3つの発達理論を概説する．

① ピアジェ（Piaget）—認知発達理論（図3）

ピアジェは認知発達に注目し，子どもは小さな大人として世界を捉えているのではなく，子ども独自の解釈で世界を見ていると考えた．子どもは生まれながらもっている枠組み（シェマ）によって，物事を認識し，環境との相互作用で学んだことを取り入れ（同化），う

2 子どもの成長と発達　9

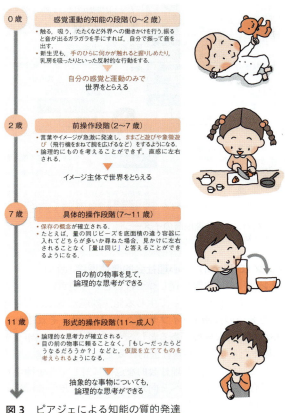

図3 ピアジェによる知能の質的発達
文献1) p89より転載

まくいかないときは枠組みを変え（調節），発達していくとした．

② ヴィゴツキー（Vygotsky）―最近接領域理論

子どもに生じる物事には，子どもが1人でできること，周囲の大人の支援があればできること，大人が手伝ってもできないことがあるとし，支援があればできることを発達の最近接領域とした．子どもの発達は最近接領域に働きかけることが効果的であり，この考え方は育児や教育に広く受け入れられている．

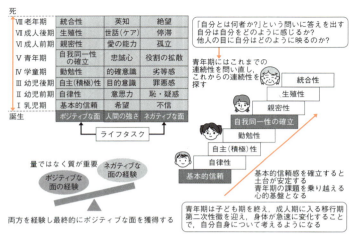

図4 エリクソンによる発達段階のイメージ
文献2) p59 より転載

③ エリクソン（Erikson）―心理社会的発達理論（図4）

　エリクソンは，人は生涯発達しつづけるという視点から，個人の発達は社会との相互作用によって生じる発達課題があることを見出した．人生を8つの段階（ライフサイクル）に分け，それぞれの発達段階に心理社会的な危機があるとし，その危機を肯定的（ポジティブ）に乗り越えたときに，心理社会的に安定し，次の発達課題に移行できるとした．反して，心理社会的な危機に対して否定的な対処がなされた場合，退行や病理へと向かってしまうことを示した．

　ただし，心理社会的な危機を適切に乗り越えられなかった場合でも，その後の生き方で修正できることも見逃してはならない．

ライフステージからみた発達

　人の発達を評価する場合，ライフステージによって発達課題は異なる．以下にライフステージにおける課題について述べる．

① 乳児期

　母胎から外界へと急激な環境の変化にさらされる新生児期は生きることが最優先の発達課題といえる．そのためには，栄養摂取，排泄，睡眠など生命維持に不可欠な機能が適切に獲得されなければな

らない．同時に新生児期が安定するとより外界（療育者や環境）への働きかけも盛んとなる．特に療育者との二者関係の確立は愛着形成につながるため重要な発達課題である．

② 幼児期

幼児期になると子どもは家庭内での生活だけでなく，公園や図書館などの公共施設，保育園や幼稚園を利用することになる．食事や着替え，トイレなど基本的な ADL の獲得が求められる．加えて，療育者から離れて，過ごすことも増えていく．語彙が急速に増え，他者とのかかわりも二者関係から三者関係へ大きく変化する．遊びにおいてはそれぞれが好きなことをする"平行遊び"から他者とかかわり合いながら行う"連合遊び"へと変化していく．

③ 学童期

小学校に通うことで保護者から離れ，集団生活が始まる．小学校では身の回りの ADL が自立していることが期待される．子どもにとって集団生活は友達づくり，規則や道徳性を学ぶよい機会となる．同時に，周囲との比較や競争によって挫折も経験することになる．

④ 思春期

第二次性徴を迎えると，子どもは身体的・精神的に大きな変化を迎える．異性への興味・関心が高まり，接近したいという衝動も増える．時に自身の身体的変化に戸惑い違和感をもつ子どもも少なくない．日本では子どもの性への芽生えや性教育にためらい，はばかる傾向がある．もちろん，子どもを性被害や性加害から守ることは重要であるが，性を楽しむことはすべての人に与えられた権利であることを忘れてはいけない．

⑤ 成人期

成人期の発達課題として"働くこと"が挙げられる．人は作業的存在であり，働くことで人生をより豊かにすることも可能となる．働くために必要なスキルに「ライフスキル」「ソフトスキル」「ハードスキル」がある（詳しくは第 2 章，7．就労支援を参照）．

【文献】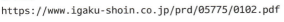
https://www.igaku-shoin.co.jp/prd/05775/0102.pdf

3 子どもの障害のとらえ方

ICFは障害を,心身機能・構造,活動,参加という3つのレベルの生活機能で理解する.さらに,背景因子となる環境因子や個人因子も,障害を理解するうえで重要である[1].F-wordsは子どもやその家族の生活や思いを把握するフレームワークとして役立つ.

代表的なフレームワーク

本項では,ICF,ICF-CY(児童版ICF),F-wordsを解説する.

ICFとは

ICFは,障害を分類する方法として用いられてきたICIDHが改訂されたものであり,2001年5月の国際保健会議(WHO会議)において採択された[2].ICIDHでは,記されている矢印により,疾患・変調が原因となって機能・形

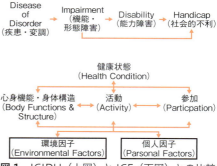

図1 ICIDH(上図)とICF(下図)との比較

態障害が生じ,この障害によって能力障害が生じ,さらに社会的不利が起こることが一方向性であるということを,印象として持ちやすい(図1)[3].

一方のICFは,3つのレベルの生活機能(心身機能・身体構造,活動,参加)で障害をとらえる.この3つのレベルは健康状態とすべて両向きの矢印でつながれた相互モデルとなっており,環境因子と個人因子が背景因子として含まれていることも特徴の1つである(図1)[3].

3　子どもの障害のとらえ方　　13

ICF の特徴

ICF は，ICIDH とは異なり，生活機能を心身機能・身体構造，活動，参加といったように肯定的側面をとらえるような表現となっている[3]．一方で，否定的側面を無視するものではなく，生活機能に問題が生じた状態を，機能障害（構造障害を含む），活動制限，参加制約という 3 つの次元でとらえ，障害（disability）としている（**表 1**）．

① 活動と参加

活動と参加は密接な関係性があるため，**表 1** のとおり，共通のリストにまとめられている．しかし，区別しにくい側面もあるため，遊びや学校生活を例にその違いを説明する．

活動：ブランコに乗る，積み木で遊ぶ，授業中にノートを取る，算数の問題を解く．

参加：子どもが友達と一緒に公園で遊ぶ．クラスメイトと一緒に学習活動に参加し，学級活動に貢献する．

このように，遊びや学習といった一連の行為は活動であり，友達やクラスメイトの一員として役割を果たす場合は参加に区別される．

活動と参加においては，それぞれ「している ADL」と「できる ADL」を示す，「実行状況」と「能力」という 2 つの区分に分け評価点をつける．評価点はコードを用いて行う．能力のコード化は環境において阻害因子も促進因子のいずれも考慮しない，支援がない状態での個人の真の能力を示す．

② 環境因子

住環境・車椅子，補装具のほか，人的な環境，つまり家族や友人なども ICF では環境因子ととらえる．なお，環境因子が生活機能に対しプラスの影響がある場合は促進因子，マイナスの影響がある場合は阻害因子とする．

③ 個人因子

年齢，性別，民族，ライフスタイルなどが含まれる．この個人因子では，肯定的または否定的側面の分類は行わない．

表1 ICFの概観

構成要素	第1部：生活機能と障害			第2部：背景因子	
	心身機能・身体構造	活動・参加		環境因子	個人因子
領域	心身機能 身体構造	生活・人生領域 (課題，行為)		生活機能と障害への外的影響	生活機能と障害への内的影響
構成概念	心身機能の変化（生理的） 身体構造の変化（解剖学的）	能力：標準的環境における課題の遂行 実行状況：現在の環境における課題の遂行		物的環境や社会的環境，人々の社会的態度による環境の特徴がもつ促進あるいは阻害的な影響力	個人的な特徴の影響力
肯定的側面	機能的・構造的 (統合性)	活動 参加		促進因子	非該当
	生活機能				
否定的側面	機能障害 (構造障害を含む)	活動制限 参加制約		阻害因子	非該当
	障害				

F-wordsの概要と特徴

F-words[5]は，ICFのフレームワークに，小児期の障害で重視されるFunction（機能），Family（家族），Fitness（フィットネス），Fun（楽しみ），

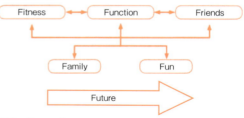

図2 F-words

Friends（友達），Future（未来）をあてはめて作成された．子どもの障害をとらえやすく，子どもやその家族，PTやOTなどの専門家にとって，ICFに基づく考えや行動の可能性を広げる枠組みとなっている（図2）．子どもや家族の状態を包括的に把握することは，ICFの枠組みと同様に子どものリハビリテーションにおいて重要であると言える．

① Function

ICFにおける活動や参加のことであり，子どもにとっては遊ぶこ

ともFunctionに該当する．障害のある子どもは正常な方法とは異なる方法で実施するかもしれないが，どのようなやり方でも，子どもが挑戦する方法を支援することが重要である．

② Family
家族に子どもにとって不可欠な環境因子である．治療をより効果的なものにするためには，目標設定において親と協力することも重要である．家族全体を支援するために，環境としての家族の課題を把握する必要もある．

③ Fitness
ICFにおける心身機能・身体構造に該当する．障害のある子どもたちが活動的でありつづけられるように支援することが重要である．

④ Fun
ICFにおいては個人因子や参加に該当し，子どもが参加して楽しむ特定の活動のことを指している．参加のために子どもの好きなことを見つけ出し，自信，達成感を高めることが必要である．

⑤ Friends
Funと同様，FriendsはICFにおける個人因子や参加に該当する．友達とのつながりを築き育む機会があるか，強化するために何ができるのかを検討する．友達との交流が社会的発達と人格形成のために重要である．

⑥ Future
子どもには未来があり，いずれ大人になる．子どもと家族が将来を前向きにとらえるよう支援する．

【文献】
https://www.igaku-shoin.co.jp/prd/05775/0103.pdf

測定値の読み方と活用

 評価尺度を選択するときは，その性質を把握し，評価対象を明確にすることが重要である．さらに，高い精度で評価を実施するために信頼性を，評価結果の解釈のために MDC および MCID を，評価結果の臨床的な意味を考察するために妥当性のうち仮説検証と異文化間妥当性を知ることが有用である．

評価尺度の性質と対象

 評価尺度は**予測的**，**判別的**，**評価的**の3つに分けられ，それぞれの性質に合った使い方をしなければならない[1]．**予測的な尺度**とは，一定の条件にあてはまるかどうか検討することで将来を予測する．GMs などがそれに該当し，誤った判断をできるだけ少なくするため高い精度が求められる．**判別的な尺度**とは，ある一定の条件にあてはまるかどうかを検討する点で予測的な尺度と同じであり，診断や重症度の決定に使われる．GMFCS が該当し，特徴として時間的安定性がある．すなわち，発達や介入の効果判定といった時間の経過に伴う変化をとらえる目的での使用は不適切である．経時的な変化をとらえる目的では**評価的な尺度**を使用する．GMFM が該当し，臨床上の重要な変化に対してスコアが変化する反応性が求められる．

 評価尺度で何を評価しようとするのか，対象を明確にしなければならない．すなわち，子どもにとって capacity なのか，capability なのか，performance なのか[2]を明確にする．Capacity とは，標準化され整備された環境で「できる」こと，すなわちリハビリテーション室内でできることである．capability とは，日常生活場面で「できる」ことであり，普段行っていることではない．performance とは，日常生活場面で普段「している」ことである．たとえば，performance の評価をするときに capability で判断してしまうことで信頼性を低下させてしまうことがある．FMS は移動能力の performance を評価する尺度であり，学校内で移動手段（FMS-50）を評価するとき，普段は車椅子で移動しているならばスコアは1である．しかし普段は行っていないが持っている能力として歩行器で

移動することが可能な場合に，スコア2と誤った判断をしてしまうことがある．評価尺度のマニュアルをしっかりと確認したうえで使用することが必要である．

評価尺度の選択：COSMIN

評価尺度の信頼性や妥当性は**評価尺度の特性**（psychometric properties）という．それらは**COSMIN**で定義されている[3]．COSMINとは，疫学，計量心理学，医学，質的研究，ヘルスケアを背景に持ち，評価尺度に精通した専門家集団による国際的・学際的研究チームの合意によって作成された枠組みで，臨床・研究で最も適切な評価尺度を選択するためのツールを提供している（図1）[4]．

COSMINによる分類では，評価尺度の特性を，評価尺度の安定性の程度をあらわす**信頼性**（内的一貫性，信頼性，測定誤差），測定したいことを正確に測定している程度をあらわす**妥当性**（内容的妥当性，構成概念妥当性，基準関連妥当性），時間による変化をどれくらい検出できているかをあらわす**反応性**の3領域に分類している[3]．構成概念妥当性は，さらに構造的妥当性，仮説検証，異文化間妥当性から構成される．解釈可能性は評価尺度の特性ではないが，重要な側面として位置づけられている．COSMINは評価尺度の特性を整理して共通した基準で評価するための指針となる．ただし，評価尺度の開発過程は複雑で，統計解析は特殊なものが多く，すべての項目を理解するのは困難である．臨床で使用するうえでは信頼

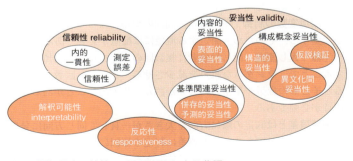

図1 評価尺度の特性のCOSMINによる分類
文献4）より翻訳して転載

性と反応性，妥当性のうち仮説検証と異文化間妥当性を知っておくとよいと考える．信頼性を知ることで評価を高い精度で実施し，反応性を知ることで測定値の解釈を容易にし，妥当性を知ることで本人や家族への説明が根拠を持ったものとなる．それは子どもや家族，他職種とのコミュニケーションを強化し，チーム間での情報共有を強化する．つまり家族を中心としたリハビリテーションを促進してくれる[5]．

評価尺度の実施：信頼性

信頼性とは，評価尺度の安定性のことである[6]．信頼性のある評価尺度では，変化していない対象者を複数の条件下で繰り返し評価しても同じ結果が得られる．すなわち評価尺度の精度のことであり，発達による変化や介入の効果を評価するためには欠かせない．

また，真の値と測定値の間の差を測定誤差といい（測定値＝真の値±測定誤差），**偶然誤差**と**系統誤差**がある．

偶然誤差は，予測や制御が困難な誤差で，方向や大きさは測定のたびにランダムに変わり，子どものモチベーション，注意力，測定方法の理解度などによって生じる．偶然誤差の影響を最小限にするために以下の4点に注意が必要である．

①**評価手順の遵守**：評価の方法や注意事項を十分に理解することが必須である．単純なミスによる偶然誤差を減少させることができる．

②**測定方法のトレーニング**：適切なトレーニングを受け，測定技術を向上させることで，誤差を減少させる．対象の年齢に適した測定方法を事前に想定してトレーニングしておくことが重要である．

③**環境変数の制御**：子どもは，周囲の環境によって容易に注意力が変動する．そのため，測定する環境には配慮が必要である．

④**繰り返し測定**：同じ対象者に複数回の測定を行い平均値を使用することで，ランダムな誤差を減少させる．しかし，回数が多くなると子どもの疲労や集中力の欠如が誤差を生み出すことがあるので注意が必要である．

系統誤差とは測定の際に方向や大きさが一貫して同じ方向に発生する誤差のことである．この誤差は特定の原因に基づいており，一度その原因を特定すれば補正が可能である．

評価尺度の信頼性は次の3つに分類される[7]．

①**評価者間信頼性**：状態が同じ対象者を同じ条件で複数の評価者が評価しても評価結果に安定性があること.

②**評価者内信頼性**：状態が同じ対象者を同じ条件で1人の評価者が評価しても評価結果に安定性があること.

③**再テスト信頼性**：状態が同じ対象者に同じ評価尺度で間隔をおいた2つの時点で評価すること. 質問紙式の評価尺度の信頼性のことであり, 評価者内信頼性と本質的に同じである.

信頼性の判定には信頼性係数を用いる. 信頼性係数は0.00から1.00の間の数値で表され, 0.00はまったく信頼性がなく, 1.00は完璧な信頼性がある. どのくらいの信頼性係数があれば信頼性が高い（低い）といえるか, 根拠のある基準は存在しないが, おおむね0.5より小さければ信頼性に乏しい, 0.5から0.75であれば普通, 0.75以上であれば信頼性に優れているとされている[7]. Nunnally[8]は研究で使用する場合は0.7, 臨床で使用する場合には0.9であることが望ましいとしている. 評価の内容によって信頼性が多少小さくても問題ないことはあるが, 低いことが受け入れられない場合があることに注意する. 評価尺度を使用する対象によって変わるかもしれない. 評価の目的に応じて信頼性係数を判断できることが重要である.

角度や長さなど, 間隔尺度の場合は**級内相関係数（ICC）**, ［陽性, 陰性］,［あり, なし］のような名義尺度の場合は**カッパKappa係数**,「まったくない, ときどきある, いつもある」のような順序尺度の場合は**重みづけカッパ係数**を用いる. 順序尺度の場合, ICCとカッパ係数はほぼ一致する. どちらを使用しても間違いとは言い切れず, Streinerらは計算の簡単なほうを選択すればよいと述べている[6].

信頼性において重要なのは, 統計学的有意差（いわゆるp値）ではなく, 信頼性係数の大きさである. 信頼性係数の95%信頼区間の下限が信頼性の最低限より大きいことを確認することが重要である.

評価結果の解釈：反応性

反応性とは, 時間による変化を検出する評価尺度の特性であり, 変化得点における妥当性のことである[7]. 反応性を知ることで変化を適切に解釈できる. 発達や介入効果の検証のためには変化を正確にとらえることが重要である. その際, 測定誤差なのか, 真の変化なのかを明確にすることは信頼性の問題であり, **最小可検変化量**

（MDC）で判断する．また，変化は子どもにとって意味があるのかどうかを判断するのは妥当性の問題であり，**臨床的意味のある最小変化量（MCID）**で判断する（図2）．

① 最小可検変化量（MDC）

真の違いを反映するために越えなければならない差のことである．「測定誤差＜MDC＜測定誤差以上の差」の関係にある．ICCの値が小さいとMDCが大きくなる．

② 臨床的意味のある最小変化量（MCID）

重要な差を意味する測定値の最小の差のことである．概念的にはカットオフ値を設定することであり，臨床的に有用な変化とそうでない変化の線引きのことである．MCIDの算出には，標準偏差や測定の標準誤差といった標本分布から統計学的に求める方法であるdistribution-based methodと，構成概念が類似している概念の尺度をアンカーにして測定し，その関連から求める方法であるanchor-based methodがある．臨床で使用する際，どの方法で算出されたMCIDなのか把握しておくことは，測定値を解釈するうえで重要である．

評価結果の考察：妥当性

妥当性とは，その評価尺度が評価したいものを正確に評価できているか，その程度のことである[6]．

① 仮説検証

構成概念妥当性の下位分類である仮説検証とは，目に見えないもの（構成概念，例：健康関連QOL）を正確に測定できていることを裏づけるため，評価尺度開発の段階でいくつかの仮説を立て，その

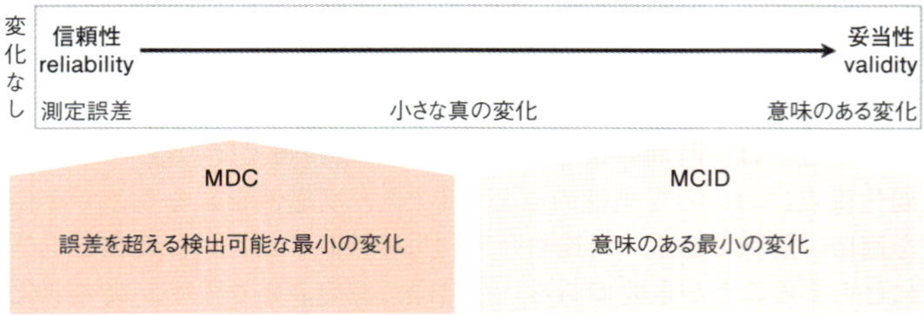

図2 MDC，MCIDと，信頼性・妥当性の関係
文献7）より翻訳して転載

仮説が証明されることによって正確に測定できている根拠としている．評価尺度の開発過程で，たとえば他の尺度の得点との関係や関連するグループ間の差異など，事前に設定した複数の仮説とどれくらい一致しているか，相関，一致度，差などで検証する．たとえばMPOCでは子どもが受けている医療サービスへの満足度と正の相関がある，医療サービスに通うことに対する親のストレスと負の相関がある，との事前の仮説を立証することでその構成概念妥当性を検証している．これらの情報は妥当性研究論文に記載されており，臨床での評価結果がもつ意味を考察するうえで役立つ．

② 異文化間妥当性

子どものリハビリテーションで使用する評価尺度は多くが欧米で開発された英語版であり，日本で使用するためには日本語に翻訳し，日本の子どもたちを対象として，あらためて信頼性と妥当性を検証する必要がある．なぜかというと，評価尺度に「絶対的」な信頼性・妥当性というものが存在しないからである．信頼性係数や妥当性の結果はその研究を行った対象者に依存する．すなわち評価尺度の特性は相対的なものである．評価尺度の特性とは，その尺度に固有の不変の特性ではなく，尺度とそれに回答する集団，尺度が用いられる状況の相互関係のなかで決まる．したがって，ある集団のある状況下で信頼性や妥当性が高かった評価尺度が，状況の異なる別の集団においても同じ程度の信頼性と妥当性を示すとは限らず，それは厳密な手続きで検証されなければならない．

一方で尺度を用いるたびに評価尺度の特性を再評価するのは非現実的であり，必要でない場合もある．たとえば，ある評価尺度の信頼性が10歳の脳性麻痺児の群で確認されている場合，9歳の脳性麻痺児でも同じ程度の信頼性があると仮定することは可能と考える．しかし，2歳の子どもや40歳の脳性麻痺者，GMFCSレベルが明らかに異なる，別の言語や文化の集団では信頼性が異なる可能性が高い．信頼性・妥当性が確認された集団と，自分が測定しようとする集団が似ているかどうかは臨床家，研究者の判断に依存する．

【文献】

https://www.igaku-shoin.co.jp/prd/05775/0104.pdf

5 治療に向けて，子どもの将来を見える化，予測するために

　子どもの体力テストや学力，さまざまな検査の値が，平均値より「高い」「低い」と，親御さんは気になるものである．最も重要なことは，物事が上達する過程や成長・発達の過程でどのように値が推移するのかを把握することである．すべてのことを数値化する必要はないが，必要な時に，必要に応じて数値化できるような準備をしておくことが，現代の医療や福祉の分野では求められている．普段，数値化しないものを数値化していくことの重要性を，本項を通じて再認識していただければ幸いである．

定性評価と定量評価を組み合わせよう

　患者や家族とのかかわりのなかで，評価には，①問題点を抽出し，課題の優先順位を付けて，②目標を設定し具体的なかかわりを通じて，③効果判定をする，というように大きく3つの役割がある．

　「できなかったことができるようになった」「できたことができなくなった」ということは，患者や家族，専門職にとって理解しやすい．説明を行う際には，特に，「できた」の記録だけでなく「○○のようにできた」のような定性的な記述，評価はとても重要になる．しかし，家族中心的なかかわり（FCS）の実践のためには，このように一人称の時系列変化を提示するだけでは不十分である．子ども本人の時系列変化に加えて，同年代の子どもと比較してどうか，同様の疾患をもつ子どもと比べてどうかなど，より広い視点での比較が目標設定には欠かせない．定性的な評価に加えて，定量的な情報を記録し，本人や家族に説明する，現状や変化を見える化していく作業が必要になる．

FCS と SDM

　FCS とは，患者や家族と継続的かつ効果的にコミュニケーションをとりながら，当事者がよりよい意思決定ができるように支援していくことであり，リハビリテーションにおけるベストプラクティスである[1〜3]．エビデンス（科学的な根拠）レベルの高い治療を行う際

は，インフォームドコンセントを実施し，治療を行えばよい．しかし，リハビリテーション分野では，特に子ども分野では，介入の内容や頻度，負荷量が明確に提唱されているものはきわめて少なく，痙性治療や装具療法の可否なども，同様にケースバイケースでの対応が求められる．そのため，FCS の実践のためには，評価内容を対象に合わせて解釈，説明する力が必要になる．

共同意思決定（共有意思決定：SDM）とは，患者・家族と医療者・療育者がエビデンスを共有して一緒に治療方針を決定していく意思決定支援方法の１つで[4]，FCS の実践のために重要な考え方である．SDM には，①当事者・家族と医療者・療育者が情報を共有し，②両者が選択肢の存在とそれらの詳細を承知すること，③両者がその都度，意思決定基準を共有しながら決定の合意をすることが求められる[5]．生活上の困りごとは，基礎疾患や子どもの特性，生活環境によって変わりうる．そのため，目標設定の際には，SDM の各ステップの実践を心がけること，**第6章2家族を中心としたかかわり（MPOC）**（→200 ページ参照）の項目を意識した情報提供を心がけることが大切である．熟練者であるからこそ，医療者・療育者からの一方通行の提案にならないように注意が必要である．

評価をして経過を追おう

測定した値が平均値や中央値より高い，周りと比べて優れていると嬉しい気持ちになったり，発達が順調と感じることは，当然のことである．しかし，平均値より高いか低いかが重要なのではない．F-words に Future の概念が入るように，現時点の状態が，3 か月後，半年後に変化がないか，向上しているか，低下しているかを，説明できることが最も大切である．時系列的に変化したのであれば，より積極的なかかわりの必要性が増すし，一方で，変化がないもしくは誤差の範囲内なのであれば，経過観察することの意義を説明することができる．本書には，各評価の平均値や標準偏差，最小可検変化量などの情報が記載されている．ぜひ，現場で使用する際は，記載されている情報を参考に，SDM の実践に活かしていただきたい．

GMFM や PEDI は，国際的に実施されているゴールドスタンダードな評価である．このような評価は，運動レベルごとの成長曲線（**図1**）や[6]，痙性治療後の変化（**図2**）が描かれており[7]，視覚的にも理

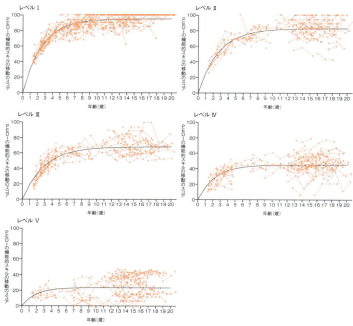

図1 PEDIの運動レベルごとの成長曲線
文献6)より翻訳して転載

解しやすく，説明に活用できる．また，アイテムマップ（図3）が作成されているため[8]，評価した際に予後予測が部分的に可能であり，目標設定にも有用である．今後，本書に記載されている多くの評価に関して，治療に向けて子どもの将来を見える化，予測するためには，読者の皆様からの基礎データや縦断的な変化に関する情報発信が求められる．

【文献】
https://www.igaku-shoin.co.jp/prd/05775/0105.pdf

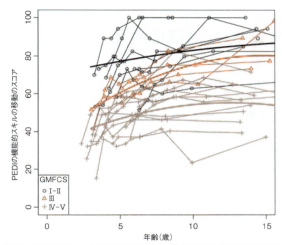

図2 GMFCSレベル別の痙性治療後のPEDIスコアの変化
文献7)より翻訳して転載

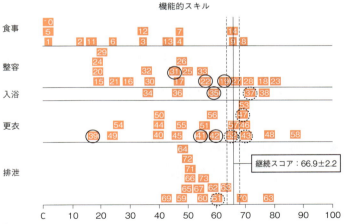

図3 PEDIのアイテムマップ
文献8)より翻訳して転載

痙性治療の考え方

痙性治療を行える医師,施設が限られているため,都道府県によってその考え方に偏りがあり,治療を受けられる環境が大きく異なる.子どもと家族が安心して治療を受けられるように,治療前後の情報共有や後療法の環境整備が求められている.特に生活の場でかかわる学校や放課後等デイサービス,定期的にリハビリテーションを実施する施設では,治療目的に沿ったかかわりが一定期間求められている.詳細な評価は,SDMの実践につながり,よりよいリハビリテーション介入が可能となる.対象児が,痙性治療を行う場合,積極的に評価を行い,FCSの実践へとつなげていきたい.

痙性治療の概要

痙性は上位運動ニューロンの障害から反射弓の活動が亢進し,筋活動が本来減弱すべきタイミングで力が入り続ける病態である[1].痙性治療では,反射弓のどこを抑制しているかを知ると,評価に活かすことができる.中枢性筋弛緩薬の内服やITB療法は,脊髄での多・単シナプス反射を抑制することで痙性の減弱を図る.末梢神経ブロックや末梢神経縮小術は,末梢神経で反射弓を遮断し,SDRは脊髄後根部分での反射弓を切断する.末梢性筋弛緩薬の内服やボツリヌス療法,モーターポイントブロックは,神経筋接合部に対して遮断する.

表1 痙性治療と拘縮管理の考え方[2,3]

	治療効果	作用部位	関節変形への効果	反射弓の抑制部位
服薬	短い	全身	なし	脊髄(中枢性筋弛緩薬) 神経筋接合部(末梢性筋弛緩薬)
ボツリヌス療法	短い	局所的	なし	神経筋接合部
選択的脊髄後根切除術	長い	全身	なし(部分的に効果あり)	脊髄後根部分
バクロフェン髄腔内投与療法	短い	全身	なし	脊髄
整形外科的手術	長い	局所的	あり	(結果的に)筋紡錘に作用

筋解離や腱延長などの整形外科的手術は，伸張反射の引き金となっている筋紡錘の信号を抑制して局所の痙性を抑制する．また，整形外科的手術は，痙性や不動，拘縮によって生じた筋や骨のアライメント不良に対する治療として行うことで，アライメントが整い，拮抗筋の活動や深部の単関節筋の活動が促され，結果として痙性が抑制されることもある．

痙性治療前後の評価の必要性

小児疾患では，成長や加齢により痙性の程度が変化し，疼痛が出現，各変形が進行することがある．また，痙性の影響により，成長に伴う筋と骨の成長の不一致や，不動，定型化した動作によって変形が増悪する．さらに，定型化した動作が続くことで，全身に筋出力の左右差や筋の伸張性低下が起こり，姿勢アライメントが崩れる．リハビリテーションの限界を把握し，痙性治療とのかかわりを知る必要がある．

各痙性治療の効果は施術後すぐにみられるが，観血的治療の術後に身体の変化が安定するのは，運動レベルによって異なる．GMFCS レベル I 〜 III の者は術後 6 か月ほどで安定するが，レベル IV・V の者は術後 6〜12 か月ほどかかることがある．痙性治療後は，新たに動くようになった関節可動域の筋出力は弱く，不安定なことが多い．そのため，施術後リハビリテーションでは，新たに獲得した関節可動域内での動作を安定させる必要があり，筋出力の向上や動作練習を実施するため[4,5]，継続的な評価が重要となる．

痙性治療前後の評価項目

股関節に対する施術により運動戦略が変わり，足関節の筋活動が変化することや，足関節に対する施術により股関節の筋活動が変化することがある．また，足関節への施術後には足部の荷重部位が変化することで，踵骨隆起や距腿関節・距舟関節などに新たな疼痛が発生することがある．経過を予測した評価を心がける必要がある[6]．

① 服薬

日中や夜間の全身性の筋緊張の程度や，筋緊張が姿勢保持や種々の運動，食事や呼吸，咳き込み時にどのように影響しているかなどを記録し，服薬後の変化を確認する．薬の効果が過度ではないか，

不十分ではないか，副作用の程度はどうかなどを確認する．姿勢保持具を使用している場合，全身性の筋緊張が変化することでクッションの位置や設定角度を変更することがある．姿勢の保持や各種課題・運動が行いやすい設定を考える．

② ボツリヌス療法

筋注する部位によって評価する内容が変わるが，下肢であれば対象筋とその拮抗筋の筋緊張評価（MAS，MTS）と自動と他動での関節可動域の評価を行い，痙性の程度と可動域制限の状態を把握する．

また，徒手筋力計による筋力測定や下肢随意性の評価のSCALEなどを実施する．そのうえで，ADLで欠かせない床上動作や歩行時の変化を把握する．ビデオによる質的な分析だけでなく，歩容の評価（EVGS）や初期接地の状態の評価（Foot Contact Scale）など定量的な評価も合わせて実施する．

③ 選択的脊髄後根切除術（SDR）

痙性の評価や関節可動域測定，画像，筋力，下肢随意性，運動機能の評価，GMFM，ADL評価としてWeeFIMやPEDIが行われる[7~9]．また，症例によって座位姿勢や上肢機能の改善が確認されているため，症例に合わせて必要な評価を実施する．

④ バクロフェン髄注療法（ITB療法）

術後は痙性の低下に伴い随意性の改善が期待できるため，分離運動や巧緻動作，筋出力，移乗動作や歩行など，術後介入につながるように術前評価を行う．術前評価では，痙性の評価や関節可動域測定，運動機能評価を行う必要がある．測定可能な者は筋力や下肢随意性を合わせて測定し，術後経過を追う．退院後は1~3か月ごとに外来で薬液の補充や投与量の調整が行われるため，筋緊張の評価，本人や家族，介護者を含めたQOLの評価などを総合的に行う[10]．

薬の過量投与では，脱力感や眠気，呼吸困難感が，過少投与では，痙性の悪化などが起こるため，適宜，状態を確認する．

⑤ 整形外科的手術

関節ごとに手術を行うが，術後のアライメント変化や成長による姿勢アライメントの変化を予測して，患部のみの評価にならないように注意する．手術目的は，変形や脱臼の改善，疼痛の軽減，運動機能の改善など多岐にわたるため，目的に合わせて痙性の評価や関節可動域の測定，画像，筋力，下肢随意性，歩行，運動機能，

ADL の評価などを適宜実施する[4].

　術後は，単関節筋の活動を促し，成長や不動による 2 次的な再変形を予防する必要があるため，術前に侵襲筋と拮抗筋の随意性や筋出力と，侵襲筋と拮抗筋の協調性を確認する．

隣接する関節，全身を評価しよう！

　歩行時に動的な尖足を強めて歩く子どもが，ボツリヌス療法やSDR を行い，踵接地がみられるようになること，歩行時に足関節の関節可動域が増えることが多くある．歩行時の IC や LR では，前脛骨筋の遠心性収縮や腓腹筋やヒラメ筋の伸張性が求められる．痙性の改善により，立脚期における腓腹筋やヒラメ筋の他動的な伸張性が改善することで，歩行時に足関節の関節可動域が増えたと考えられる．MTS を確認しておくことで，治療後の動作の変化をしっかり推論することができる．このように評価と評価の内容を統合して解釈することをクリニカルリーズニングと言い，日々の臨床を深めていくうえで，とても重要な思考過程である．

　足関節に可動域制限がある子どもの場合，整形外科的手術を行うと関節可動域の拡大や痙性の低下により，同様の効果が期待できる．ただし，新たに獲得した可動範囲での筋出力は非常に弱いため，痙性治療の前後から，継続的に新たに獲得する（した）可動域でのトレーニングを出力に応じて実施することが重要である．

　股関節の整形外科的手術を行うと，歩行時の IC がつま先接地だった児が足底全接地になったり，足底全接地だった児が踵接地するなど，歩容が改善することが多くある[4,11]．そのため，痙性治療の部位以外にも，頭部や体幹など他部位の使い方にも影響が出るため，全身の評価を意識していきたい．

【文献】

https://www.igaku-shoin.co.jp/prd/05775/0106.pdf

7 一般の子ども(いわゆる障害児でない)のリハビリテーションで大切なこと

　一般の子どものリハビリテーションでは,骨折などの外傷やスポーツ障害のリハビリテーションを担当することが多い.成長期の身体的特徴,運動習慣,制限・許可の共有,丁寧な聴取と指導に留意しながらリハビリテーションを行っていきたい.

ポイント

　日本スポーツ振興センターによる,学校の管理下の災害[令和4年度版]では,負傷・疾病における種類別発生割合では小学校で骨折26.2%,捻挫18.2%,挫傷・打撲31.5%が多く,中学校では骨折31.7%,捻挫23.5%,挫傷・打撲25.4%が多い[1].

　つまり,一般の子ども(いわゆる障害児でない)のリハビリテーションの対象となる疾患もそれに準ずる.日本理学療法士協会による小児リハビリテーション実態調査報告書[2]では,小児患者の対象疾患で最も多いのは,「骨・関節疾患」(43.4%)であり,そのなかには骨折,先天性内反足,Blount病,オリエール病,ペルテス病などの骨関節疾患,スポーツ障害が含まれている可能性が報告されている.これらの疾患のリハビリテーションにおいて大切なことをまとめる.

身体的特徴

　この年代で一番大切なことは,成長期特有の身体的特徴を把握することである.長管骨は骨端,成長軟骨板,骨膜で成長し,身長の増加に直接的にかかわる.成長期の骨端核と成長軟骨板は力学的に弱く,繰り返しの負荷により,骨端症や疲労骨折,剥離骨折へつながる可能性が高くなる.

　筋は骨の成長よりも遅れるため,成長期では一時的に柔軟性が相対的に低下する.筋の柔軟性低下により骨への付着部に牽引ストレスがかかりやすくなる.

　同じ年齢でも発育に差があり,発育年齢を推定するために成長速度曲線を参考にする.体重の増加率にも注意が必要である.体重は

スポーツ傷害発症のリスクとなることがある.

運動不足と運動しすぎ

今日の子どもの運動機能の問題として，運動習慣のない子どもと，過剰な運動負荷がかかっている運動しすぎの二極化がある．それぞれで疾患の要因が大きく異なるため，普段の運動習慣にあったリハビリテーション評価，治療を検討する必要がある．

制限・許可の共有

病態の認識不足や疼痛への耐性から，運動や荷重の制限の厳守は難しいこともある．症例が置かれる立場も，学校，家庭，チームなど幅広く，それぞれの生活や役割においての留意点を共有することが必要である．通学や体育への参加方法・内容についても指導を行う．

丁寧な聴取と指導

幼児，小学生・中学生年代では，自身の身体の状況や受傷機転，経過について詳細に説明することは難しい．各年代にあった用語を選択し，症例の訴えをより明確にする必要がある．保護者，指導者（学校教諭やコーチ・監督）からの情報収集も必要になることも多い．可能な限り症例自身の言葉を聞き取るようにしたい．

動作の分析，指導では，本人のイメージを確認し，写真や動画で共有することも有効である．運動メニューの提示の際にも画像を含んだ紙面での指導が必要である．丁寧な聴取と指導により，自身の身体への興味をもたせ，運動のイメージを高めることができる．

幼児・小学生年代では，アドヒアランスを高めるために，遊びの要素を入れたプログラムを行ったり，自主トレーニングの成果を目で見てわかるように記録したりするなどの工夫も必要である．

【文献】
https://www.igaku-shoin.co.jp/prd/05775/0107.pdf

8 社会福祉制度

　国民の「安心」や生活の「安定」を支えるセーフティネットが社会保障制度であり，社会福祉は「社会保険」「公的扶助」「保健医療・公衆衛生」と並ぶ4つの柱のうちの1つである．その内容は，障害児・者，高齢者，児童，生活困窮者など，社会生活を営むうえでハンディキャップのある対象者に対してQOLや社会参加を促進するために公的な支援を行う制度であり，国民全体を対象に，診療，治療，検査などを行う医療保険制度とは対象や提供されるサービスにおいての違いがある（表1）．

サービスの種類

　すべての子どもを対象とした支援（ポピュレーションアプローチ）として，出生後すぐから障害の早期発見，予防的対応が行われ，特別な支援が必要と判断された子どもは，児童福祉法にもとづいて通所支援，入所支援，相談支援の対象となる．また，成人期以降は障害者総合支援法にもとづき，生活・就労などの支援が行われる（巻末資料1→284ページ）．

サービス利用までの流れ

　サービスの利用を希望する場合は，市区町村の窓口に相談・申請を行う．その後，介護給付（訪問・日中活動・施設支援）のサービスに限り，面接の調査と医師の意見書による障害支援区分の認定が行われる．また，障害児入所支援サービスでは，児童相談所が調査

表1 社会福祉制度と医療保険制度の違い

	社会福祉制度	医療保険制度
対象	高齢者，障害者，児童，生活困窮者など	国民全体
根拠になる法令	児童福祉法，障害者総合支援法など	健康保険法，国民健康保険法，介護保険法など
提供されるサービス	生活支援，福祉施設の利用，介護サービスなど	診療，薬の処方，入院治療，検査，理学療法・作業療法・言語療法など

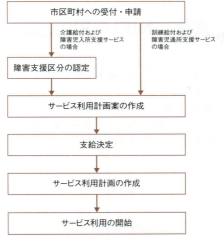

図1 社会福祉サービス利用開始までの流れ

を行う.認定は非該当,区分1〜6に分けられ,区分により受けられるサービスが異なる.介護給付は認定の後に,訓練等給付(居住支援,就労・訓練支援)および障害児通所支援サービスの場合は申請の後にサービス等利用計画案の提出が求められる.そのため,利用者はサービス等利用計画案を指定特定相談支援事業者で作成または利用者自身で作成する(セルフプラン)必要がある.提出されたサービス利用計画案や勘案すべき事項をふまえ市区町村は支給決定を行い,サービス利用計画が作成された後にサービスの利用が開始される(図1).

第2章 場面別に重要な評価の視点とそのみかた

1a 病院―NICU・PICU

新生児集中治療室（NICU）は，集中治療を必要とする新生児を対象とした医療施設である．

小児集中治療室（PICU）は，重篤な状態にある小児患者を専門的に治療するための医療施設であり，小児医療の専門家（小児科医，小児外科医，専門看護師など）が24時間体制で治療とケアを行う．

対象

NICUでは，高度の先天奇形，低体温，重症黄疸，低出生体重児，急性呼吸不全，急性心不全，ショック，重篤な代謝障害，大手術後，救急蘇生後などのような状態にある新生児が対象となる[1]．

PICUでは，意識障害または昏睡，急性呼吸不全または慢性呼吸不全の急性増悪，急性心不全，急性薬物中毒，ショック，重篤な代謝障害，広範囲熱傷，大手術後，救急蘇生後などのような状態にある15歳未満の患者が対象となる[1]．

役割

NICUでは，リスク管理のもと発達支援と退院支援（育児支援）を行うことがPT・OTの役割であり，PICUでは，呼吸管理，姿勢管理，発達支援が役割である．

評価・支援の特徴とポイント

NICUでは，生体モニターや人工呼吸器などで管理されていることが多いため，まず呼吸状態や循環状態をモニターで確認し，医師や看護師などと情報交換を行ったうえで，対象児の行動を観察・評価する必要がある．評価としては，GMsの評価，NIDCAPによる行動観察，APIB，NBAS，HNNEなどが用いられている．また，それらの評価をもとに自律神経系（呼吸，循環，内臓系），運動系（姿勢，緊張），状態系（覚醒状態），注意相互作用系，自己調整系の安定を図ることを目的に，光や音の環境調整や呼吸理学療法，ポジショニング，Stateの調整，経口哺乳評価・練習，赤ちゃん体操などで

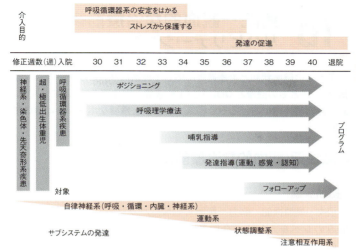

図1 早産児・低出生体重児に対する介入の流れ
文献3）p154 より改変して転載

発達支援を行う（図1）[2]．また，退院前には，看護師などと協力して家族にもあやし方やケアの方法などの指導を行う．また，医療的ケアが必要な場合には，ケアの指導，移動の練習なども行う．

PICU でも NICU と同様に，呼吸や循環状態など，その日の状態を評価し把握する必要がある．排痰などの呼吸管理とともに，ポジショニングなどの姿勢管理と児の状態の回復に合わせて，運動面，認知面についても発達支援の視点でかかわりをもつ必要がある．

> **実践のコツ・ポイント，留意点など**
>
> NICU において，特に低出生体重児では，早期の介入はかなりのストレスを与えることになるため，介入のタイミングや方法，頻度などに注意する必要がある．介入自体が子どもにストレスを与え，発達を阻害してしまわないように，今その介入が必要であるかしっかり検討する必要がある．

【文献】
https://www.igaku-shoin.co.jp/prd/05775/0201a.pdf

1b 病院―観血的な治療前後，外来リハビリテーション

　子どもの健康状態と治療過程に応じて最適なリハビリテーションを提供し，子どもの健康とQOLの向上や家族支援に寄与する．ここでは，急性期と維持期におけるセラピストの役割と重要なポイントについて解説する．

急性期（観血的な治療前後）

初期評価

　姿勢・運動機能，筋力，関節可動域，バランス，バイタルサイン，痛みのレベル，ADL，介助者の介助負担，住環境，術後の目標などの総合的な評価を実施する．

リスクマネジメント

　手術後の合併症のリスクを把握し，早期発見と予防を行う．また，転倒リスクの低減や再損傷の防止を図り，動作指導を行う．

リハビリテーション計画

　早期離床を通じて合併症を予防し，早期回復を促す．筋力強化，関節可動域の改善，痛みの管理を行い，ADLの回復を目指し，必要に応じた補装具などの環境調整を行う．

> **実践のコツ・ポイント，留意点など**
>
> - **痛み管理**：痛みを適切に評価し，適切な疼痛管理のもと，機能回復に努める．
> - **家族とのコミュニケーション**：リハビリテーションの重要性や進行状況を家族に説明し，家庭での支援方法を伝える．
> - **多職種連携**：医師，看護師，言語聴覚士，義肢装具士，教職員などと連携し，総合的なケアを提供する．

維持期(外来リハビリテーション)

継続的な定期評価

定期的な評価を通じて対象児の状態を確認し,リハビリテーション計画を見直す.

リスクマネジメント

長期的な健康状態の変化や二次障害のリスクを管理する.必要に応じて,使用している補装具の評価および調整を行う.

リハビリテーション計画

対象児と家族とともに現実的で達成可能な目標を設定し,個別のニーズに基づいた運動療法や機能訓練を提供する.

> **実践のコツ・ポイント,留意点など**
>
> - **モチベーションの維持**:モチベーションを高めるために,楽しいリハビリテーションの方法を取り入れる.また,実生活の中に治療的要素を取り入れることも重要である.
> - **自立支援**:できる限り自立して生活できるようサポートし,学校や家庭での適応を援助する.
> - **教育と指導**:リハビリテーションの目的や方法,継続的なサポートの重要性を伝える.
> - **退院支援と連携**:医療機関や支援サービス,福祉・教育機関などと連携し[1],対象児と家族が安心して暮らせるように,ライフステージの変化に伴う環境変化を視野に入れた継続的なケアを提供することが重要である.

【文献】
https://www.igaku-shoin.co.jp/prd/05775/0201b.pdf

2 訪問事業所

　子どもたちの在宅生活を支える訪問サービスの1つに訪問リハビリテーションがある．その活動拠点は，訪問看護ステーション・訪問リハビリテーション事業所が想定されるが，サービス提供時間などの軽微な差異があるものの，目的や内容に大きな違いはない．訪問リハビリテーションは，心身機能の獲得を目指す従来型の医学モデルにとどまってはならない．地域包括ケアが深化する時代において，活動・参加レベルを見据えた社会モデルを併用し提供される必要がある．

訪問リハビリテーションを取り巻く情勢

　わが国では，NICUを代表とする周産期医療の進歩により，新生児死亡率や乳児死亡率が低下している．その一方で，長期入院した後に人工呼吸器や胃ろうなどを使用し，痰の吸引や経管栄養などの医療的ケアが日常的に必要な児童，いわゆる医療的ケア児[1]が増えている（図1）．

　NICUでは深刻な満床の問題を抱えており，在宅生活への移行が望まれているが，在宅生活を支えるためには医療サービスだけでなく福祉や行政，教育など支援体制の充実が不可欠である．そのような状況のなかで，訪問リハビリテーションを担うPT，OTへの期待も高まっている．

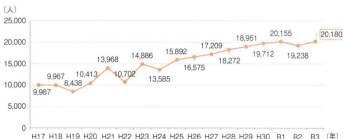

図1 在宅の医療的ケア児の推計値（0〜19歳）[1]

ライフステージとリハビリテーション

子どもに対するリハビリテーションは，発達・成長だけでなく，家族の状況や生活の場（家庭や学校など）によって変化していくため，変わりゆくニーズに応じて展開されなければならない．

① 乳児期

出生後，何らかの理由で訪問リハビリテーションが処方される子どもは，生体機能が不安定であることが多い．そうした場合，適切な睡眠，呼吸や嚥下などへの介入が優先的に実施される．一方で，子どもと療育者の愛着形成も重要な発達課題であり，療育者への働きかけも忘れてはならない．

② 幼児期

通園施設や公共施設など生活の範囲が広がる時期であり，基本的なADL（移動，食事，排泄など）の獲得が求められる．対人交流も二者関係から三者関係（あるいは集団）へと変化するため，心身機能・活動・参加それぞれの視野を広げ，幅広い治療・支援を心がける．

③ 学童期

学校（特別支援学校や小学校）に通うことが可能な場合は，ADLだけでなく，学習に必要なアカデミックスキル（着席する，聞く，話す，書くなど）の習得が求められる．医療的ケア児においては自宅での訪問学級を余儀なくされることが少なくない．訪問学級を担当する教員は医学的知識に限りがあることが多く，連携・協業のための積極的な関係づくりが求められる．

④ 思春期・成人期

この時期までに準備しておきたいことが移行支援と余暇活動である．「18歳の壁」と言われるように，高等学校あるいは特別支援学校の高等部を卒業した子どもたちの居場所の確保が困難となっている[2]．また，確保できたとしても学校や福祉的就労事業所のように活動やスケジュールが明確化されているとは限らない．卒業後の居場所を探し確保すること，一人で過ごすことのできる多様な余暇活動の獲得には，中・長期的な計画にもとづいた支援が不可欠である．

【文献】
https://www.igaku-shoin.co.jp/prd/05775/0202.pdf

児童発達支援事業所

地域の児童発達支援事業所には，未就学児が通う児童発達支援，就学後の子どもが放課後や休日に通う放課後等デイサービス，支援員が保育所や学校などに出向いて支援を行う保育所等訪問支援がある．

対象

障害名や手帳の有無にかかわらず，**身体，知的，精神のいずれかに障害があると自治体から認定を受けた児童**が対象であり，通所受給者証により，原則 1 割の負担で利用が可能である．

役割

児童発達支援，放課後等デイサービスの役割は，**①子ども本人への支援，②家族への支援，③社会参加を促すための子育て支援施策をバックアップする後方支援**が挙げられる．一方，保育所等訪問支援の役割は，保育所などの**①集団場面での課題の発見，②通所支援で身につけたスキルの集団場面への般化，③通所支援終了後のフォローアップ，④職員や保護者のサポート**が挙げられる．

評価・支援の特徴とポイント（表 1）

個別支援計画に則って支援が実施される．個別支援計画は，チームで収集した情報をもとに児童発達支援管理責任者が作成し，保護者から合意を得る．この計画は最低 6 か月に 1 回以上は見直さなければならない．**本人支援**と地域社会への参加・包容に向けた**移行支援，家族支援，地域支援**である．

リハビリテーション場面とは異なり，集団のなかで支援を行うことが多いため，PT，OT にも保育的な視点が求められる．評価も集団で実施することが多く，**標準化された評価バッテリーだけでなく，行動観察の記述で情報を収集することが重要である．**

また，医療専門職以外の職種とチームで支援を行うことや地域の関係機関と連携する機会が多く，他職種の理解を得るため，専門用語を用いずに伝えることが求められる．多様な職種と連携しながら

3 児童発達支援事業所 **41**

表1 児童発達支援事業所における支援内容と評価・行動観察項目例

	支援の内容	評価や行動観察項目の例
健康・生活	①健康状態の把握 ②健康の増進 ③リハビリテーションの実施 ④基本的生活スキルの獲得 ⑤構造化などにより生活環境を整える	・インテーク時などで保護者にヒヤリング ・来所時の健康状態の確認 ・新版K式発達検査などの発達検査 ・食事 ・トイレ ・整容，着替え
運動・感覚	①姿勢と運動・動作の基本的技能の向上 ②姿勢保持と運動・動作の補助的手段の活用 ③身体の移動能力の向上 ④保有する感覚の活用 ⑤感覚の補助および代行手段の活用 ⑥感覚の特性への対応	・新版K式発達検査などの発達検査 ・姿勢，動作の観察 ・感覚プロファイルなどの質問紙での情報収集 ・姿勢，歩行 ・三輪車や自転車を用いた移動 ・感覚特性
認知・行動	①感覚や認知の活用 ②知覚から行動への認知過程の発達 ③認知や行動の手がかりとなる概念の形成 ④数量，大小，色などの習得 ⑤認知の偏りへの対応 ⑥行動障害への予防および対応	・新版K式発達検査などの発達検査やWISCなどの知能検査 ・子どもの成果物（工作やプリントなど）の確認 ・数概念や図形，四則演算 ・起こった事実の認識や振り返り ・自己や他者の気持ち，思考の理解
言語・コミュニケーション	①言語の形成と活用 ②受容言語と表出言語の支援 ③人との相互作用によるコミュニケーション能力の獲得 ④指さしや身振りなどの活用 ⑤読み書き能力の向上のための支援 ⑥コミュニケーション機器の活用 ⑦手話，点字，音声，文字などのコミュニケーション手段の活用	・新版K式発達検査などの発達検査やWISCなどの知能検査 ・コミュニケーション場面の観察 ・話，指示の理解や質問応答 ・意思や疑問の表出，伝達 ・字の読み書き
人間関係・社会性	①アタッチメントの形成 ②模倣行動の支援 ③感覚遊びから象徴遊びへの支援 ④一人遊びから協同遊びへの支援 ⑤自己の理解とコントロールのための支援 ⑥集団への参加への支援	・新版K式発達検査などの発達検査 ・集団場面での行動観察 ・SDQなどの質問紙での情報収集 ・活動や遊びのルール，手順の理解 ・集団活動への参加と役割の理解と遂行 ・場面に合わせた伝え方

地域社会への参加を支援していくことが本事業の特徴である．

4 療育センター

「療育センター」は，障害のある子どもに対して療育（肢体不自由のある子どもを対象として始まり，医学モデルの体系から子どもの育ちの保障，育児支援の役割も含めた生活モデルへ転換し，「発達支援」という概念が使われるようになった[1]）を行う場所である．

法律や制度で厳密に規定されていないため，明確な定義はなく，指し示す施設もさまざまとなり，各施設で支援内容や対象となる年齢，障害なども異なる．

対象

障害名や手帳などの有無にかかわらず，身体・知的・精神面などにおいて**生活するうえで困難さを抱えている（障害）**と自治体や医師から判断された子ども．

役割

「療育センター」は各地域の中核的な役割を担い，その支援内容は，主に以下に分けられる．

入所系：医療型・福祉型障害児入所施設
通所系：児童発達支援，放課後等デイサービスなど
訪問系：居宅訪問型児童発達支援，保育所等訪問など
相談系：計画相談，障害児相談など

「生活上の困難さ（障害）」に対して，「その子らしさ」を尊重しながら，より豊かな生活を送れるように多職種が連携し，子どもやその家族，関係機関を支援する．

評価・支援の特徴とポイント

「療育センター」が対象とする子どもは年齢，障害などさまざまとなるが，「その子らしさ」を尊重した生活支援，成人期の自立（社会の中に依存先を増やすこと）[2]した地域生活を念頭に置いた支援が重要となる点はすべての子どもに共通する．

「生活」という言葉には，2つの「いきる」が含まれている[3]．

生きる：今ある命を大切にいきる
活きる：自分らしくありのままにいきる＝本来もっている能力が発揮される

　2つの「いきる」において困難さを抱える子どもたちに対して「**できないことをできるようにする**」支援は，「**その子らしさ**」**が失われる可能性**があるため，子どもたちの視点から必要な支援内容を丁寧に考え，「**こうすればできる**」支援が重要となる．また「**障害**」を改善することに重点を置くのではなく，「**健康**」を増進する方向性を重視[4]することも大切である．「健康」とは単に病気がないだけでなく**生活機能全体が高い水準**にあることであるため，2つの「生(活)きる」への支援が重要となる．

　さらに「健康」は人と環境とのかかわり合いのなかで育まれる．興味・関心・社会とのかかわり，人生経験によって影響[5]するため，子どもたちにかかわる医療従事者の視点・かかわり方も環境要因に含まれる．

　支援においては，**経験と自己選択する機会**が重要となる．「この子にはできない」という先入観をなくし，いろいろなことに挑戦し，経験を促すことで子どもたちの自己選択の幅が広がり，姿勢・動作・遊びなどにおいてさまざまなバリエーションの獲得につながる．

　また，実際の生活に着目した評価・支援も重要となる．療育センターでの経験や自己選択した機会を実際の生活で活かせるような環境調整，社会資源の提案・活用も大切となる．そのうえで地域の社会資源との役割分担をしていく視点も必要となる．

　地域の中核を担っている療育センターは，地域において「その子らしさ」を尊重した支援とともに「障害」「自立」についての考え方，社会などの環境要因への取り組みも期待される．

【文献】

https://www.igaku-shoin.co.jp/prd/05775/0204.pdf

5 就学支援

 未就学児の就学先としては，通常の学級（通常級），通級による指導，特別支援学級，特別支援学校がある．就学先ついては，市区町村教育委員会が決定するが，本人・保護者の意向が最大限尊重される．

就学先決定の流れ

 小学校に入学する際の就学決定の流れは，**巻末資料 2 の就学支援のフローチャート**を参照されたい．特別な支援が必要な子どもの場合，5 歳児（年長）の春に**就学相談**に申し込むところから始まる．その後，希望の就学先の見学や体験入学，あるいは，知能検査や発達検査などから情報を集めていく．医師の意見書が必要な場合もある．

 秋頃に**教育支援委員会**で就学先が決定するものの絶対ではなく，本人・保護者の意向が最大限尊重され，教育的ニーズと必要な支援について合意形成が行われた後に最終決定となる．なお，知能検査や発達検査の実施は夏頃に行われるのが理想的だが，検査が実施できる医療機関などは混み合うため，早めに予約するよう促していく必要がある．

教育現場における合理的配慮

 令和 6 年 4 月，障害者差別解消法の改正により，公立の学校はもちろんのこと，私立の学校にも**合理的配慮**の提供が義務づけられた．また，令和 3 年 6 月に「**医療的ケア児及びその家族に対する支援に関する法律**」が成立し，国および地方公共団体などは，医療的ケア児に対して教育を行う体制の拡充などを図ることが求められている．

 これらの法律に加え，ICF が示す**インクルーシブ教育**を推進していこうという流れもある．障害をもった子どもが，合理的配慮を受けながら通常級のなかで過ごせることが理想なのかもしれないが，実際の教育現場では環境や制度が整っていないところが多い．支援者は，本人や保護者のニーズとともに時代の流れや地域の状況も把握したうえで，保護者がその子にとってよい教育環境を選択できるよう情報を提供していくことが望まれる．

就学後の学びの場の見直し

「一度支援学校や支援学級に入ってしまうと二度と通常級にはいけない」というのは誤解で，小学校に入学した後も**就学先の変更は可能**である．ただし，支援学校や支援学級の教育課程は，通常級の教育課程と異なるため，支援学校や支援学級から通常級に変更する場合，変更後に学習面でついていけるかがポイントとなる．

幼児期に過ごした環境と異なる小学校という「学びの場のシステム」に順応し，小学校3年生までの基礎学力を定着させ，自尊感情を低下させずに土台を固めることが，その後の人生に大きくかかわってくる．「ただいる」だけではなく，主体性をもって学校生活に参加するためには，どの学級が適しているのか考える必要がある．

> **実践のコツ・ポイント，留意点など**
>
> - わが子に障害があると判断され，そのことがはじめて伝えられたとき，多くの保護者は動揺を見せ，障害の理解や受容にかなりの時間を要する．支援者は，このような保護者の心情や，子どもの治療・育児歴，保護者を取り巻く環境などを傾聴し，共感的理解に努め，保護者との信頼関係を築くことが求められる．加えて，子どものできないことばかりではなく，できるようになったことや得意なことを保護者と一緒に見つけ，保護者が行っている育児を専門的知識で理論的に意味づけすることで，保護者の不安を和らげ，エンパワーしていくことが大切である．
> - 支援者は，その子どもが療育手帳の対象なのかや，将来の雇用形態を予測して支援していく必要がある．特に境界知能の子どもの場合には配慮が必要で，中学校で支援学級在籍だと普通高校の進学は難しい反面，療育手帳や医師の診断記録がないと特別支援学校高等部の入学も認められない．また，特別支援学校高等部を卒業しても「高卒」とはならないため，仕事の幅が狭まってしまう．支援者は現状だけではなく，考えられる将来像を保護者に伝え，就学先決定の一助にしてもらうことが望まれる．

【文献】

https://www.igaku-shoin.co.jp/prd/05775/0205.pdf

学校

　医療的ケアを必要とする子どもや発達障害特性のある子どもの増加など,子どもの障害の重度化・重複化・多様化により,学校が抱える課題は複雑化・困難化してきている[1].インクルーシブ教育の推進,特別支援教育の充実のために,医療的ケアに対応できる看護師やリハビリテーション専門職(PT・OT・ST)など医療や福祉の専門家との連携が学校に求められている(チームとしての学校[2]).リハビリテーション専門職が学校と連携するケースには,専門職として学校に常勤するケース(内部専門家)と,病院や福祉事業所など学校の外で働く専門職の立場で連携するケース(外部専門家)がある.

役割

　多職種間の連携では,お互いがそれぞれの目的や専門性の違い,理念・価値観などを理解して,補完的かつ相乗的に協働することが重要である.そのうえで,学校との連携においてリハビリテーション専門職には,評価で得た情報や考察した内容をもとに,子どもを中心において,教師の思考の整理や子どもの変容につながる助言をすることが求められる.リハビリテーション専門職は医学的な知見を生かして,次のような役割をもって,チーム学校の一端を担っている[2〜5].

- 子どもの教育的ニーズを整理するための医学的側面からの助言
- すべての子どもがわかりやすく学ぶためのユニバーサルデザインについての助言
- 通常の学級での合理的配慮や指導の工夫など,個の障害特性に応じた助言
- より個に焦点をあてた特別な指導(自立活動や通級による指導など)における助言
- リスクマネジメントについての助言
- 教師の専門性の向上のための支援
- 就学前から学齢期,社会参加までの切れ目ない支援
- 特別支援学校のセンター的機能

・障害の早期発見，予防（医師の指示のもと運動器検診のサポートなど）

自立活動

　障害のある子どもは，学習や生活においてさまざまなつまずきや困難が生じることがある．そこで彼らの生きる力を育むために，特別支援学校や特別支援学級には，国語や音楽など各教科の学習に加えて，個に焦点をあてた特別の指導である自立活動が設けられている．通級による指導も自立活動である．自立活動は，子どもが障害による学習上・生活上の困難を改善・克服し，自立を図るための指導の領域であり，学校が一人ひとりに個別の指導計画を作成して指導を行う教育活動である[6]．

　教師が自立活動の個別の指導計画を作成する際，実態把握や困難さの背景にある原因の考察，適切な指導目標や指導内容の検討において，医師やリハビリテーション専門職の医学的な知見が参考になる．ただし理学療法・作業療法・言語聴覚療法などの理論や方法はいずれも自立活動の観点から成り立っているわけではないため，教育活動である自立活動の参考になるよう，リハビリテーション専門職には適切な評価・助言をすることが求められる．

　なお学校では，リハビリテーション専門職が情報収集のために行う評価のことを実態把握といい，学習状況や結果のアセスメントのことを評価という．

リハビリテーション専門職の評価を生かすポイント（例）

・自立活動では，障害の状態，発達や経験の程度，興味・関心，生活環境や学習環境など，一人ひとりの目的に合った範囲と内容の実態把握を行う．リハビリテーション専門職は，医学的な視点から自立活動6区分27項目や学習上・生活上の困難さなどを見て，目的や対象に合った評価バッテリーや行動観察，動作分析による情報収集，教師と教育的な視点の情報交換などを行い，自立活動の指導目標や指導内容の検討につながる評価を行う[6,7]．
・自立活動は，子どもが主体的によりよく生きていこうとすることを目的としているため，主体的に取り組む態度や，自分らしくありたいという気持ち，自らが叶えたいことを評価することが大事

である（ICF の個人因子）．

・障害による困難さのみに注目するのではなく，個人の長所や得意なことにも注目して評価を行う（ICF の個人因子）．

・子どもの心身の評価だけでなく，姿勢や動作，運動機能や感覚機能が，学習や生活にどうつながるかにも目を向けて評価を行う（ICF の心身機能・身体構造，活動，参加）．

・用具（机，教具，車椅子，補装具，補助具，支援機器など）の必要性やフィッティング，教室や校内といった学習環境や生活環境などの評価を行う（ICF の環境因子）．

・これまでの成長過程や将来の可能性を見通して，長期的な視点でこの先どうなるのか予測するための評価を行う．

・気づきやすい困難さ（姿勢，運動，移動，生活動作，筆記など）だけでなく，気づきにくい困難さ（見えにくさ，聞こえにくさなど）や関連する二次的な障害も評価し，それらの背景にある原因を考察して，支援や助言を考えた理由を教師にわかりやすく説明する．

・達成可能あるいは少し頑張ったらできる指導目標，効果が期待できる指導内容の検討につながる評価を行う．

・転倒や骨折，問題事象など，指導上リスクが起こりそうなことについて評価しておく．

・リハビリテーション専門職と教師が，お互いの専門用語を共通言語にしたり，医学用語をわかりやすい表現や学校で使われる言葉に換えたりして，評価した内容を教師にわかりやすく伝える．

・必要に応じて写真や映像を用いて，評価した内容を教師と見える形で共有し残しておく．

・子どもの変容の有無，学習状況や結果を適宜評価して，個別の指導計画の見直しにつながる助言をする．

・リハビリテーション専門職の評価は個に焦点をあてたものになりやすい．自立活動など特別な指導につながる評価だけでなく，グループでの学習や，障害のある子どもが通常の学級で学ぶための合理的配慮，すべての子どもに必要なユニバーサルデザインの視点で評価をすることも，インクルーシブ教育を推進するためには重要である．

リハビリテーション専門職の専門性を生かせる学校場面例

① PT
・呼吸や姿勢など，健康面の課題に対する支援
・姿勢，運動，移動など，身体面の課題に対する支援
・体育や机上学習で見られる不器用さに対する支援
・医師の指示のもと運動器検診のサポート

② OT
・着替え，排泄，食事，教具の扱いなど，学習や生活に必要な基本動作
・作業を円滑にするために必要な手指の操作
・学習や生活で必要となる補助具や教具の工夫
・感覚や認知の特性についての助言

③ ST
・発語や発音の評価や学習
・摂食機能の評価や学習
・補聴器や人工内耳を装着した子どもの聞こえの評価や学習

実践のコツ・ポイント，留意点など

　自立活動6区分27項目（健康の保持5項目，心理的な安定3項目，人間関係の形成4項目，環境の把握5項目，身体の動き5項目，コミュニケーション5項目）は，「人間としての基本的な行動を遂行するために必要な要素」と「障害による学習上又は生活上の困難を改善・克服するために必要な要素」で構成されている．前者は，食べること，視覚や聴覚を活用すること，歩くことなど，生活を営むために基本となる行動に関する要素であり，ICFの生活機能に相当する．後者は，視覚障害ゆえの見えにくさを改善する方法を身につけること・病気の進行を予防するための自己管理の仕方を学ぶことなど，ICFが示す障害の状態を改善・克服するための要素に相当する．

【文献】
https://www.igaku-shoin.co.jp/prd/05775/0206.pdf

7 就労支援

人はさまざまな活動を行う．ある活動がその人にとって価値や意味があるとき，その活動は"作業（occupation）"となる．作業は余暇活動や休息など人の営みに応じたあらゆる場面に存在するが，"働く"ことは社会参加や自立生活の獲得のために重要な課題と言える．

就労に必要なスキル（図1）

① ハードスキル

離職したクライエントから「指示された作業ができなかった」「仕事が遅いと言われた」との話をよく耳にする．作業に求められている能力のことを職業リハビリテーションでは**ハードスキル**と呼んでいる．ハードスキルは作業工程を可視化する

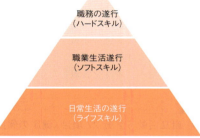

図1 ハードスキル，ソフトスキルとライフスキルの関連
文献1）より転載

など，学習あるいは調整することが可能であり，OTなどの専門的な介入によって可能となる場合が多い．

② ソフトスキル

身だしなみや時間の管理，対人関係（挨拶やコミュニケーション）など就労生活に間接的に関連するスキルのことを**ソフトスキル**と呼ぶ．ASD児（者）の離職はソフトスキルの問題が原因で生じやすいことが指摘されている[1]．このソフトスキルは後述するBWAP 2（→236ページ）で概説する．

③ ライフスキル

ソフトスキルの基盤となるのが，日常生活で必要となるスキル，いわゆる**ライフスキル**である．ライフスキルは，幼児期，学齢期，思春期など，ライフステージによって変化する．成人期では衣・食・

住を維持するために完成度の高いスキルが求められる．金銭管理，ご近所付き合いなども含まれる．

就労支援を行う際の心構え

上記のすべてのスキルに対して指導または支援が必要である．指導の過程で対象者が自身の特性（強みや障害）に対する「気づき」が要求されることが多く，慎重さが必要である．対象者の障害受容は他者が強要するものであってはならない．障害を受容するか否か，いつ受容するかは対象者自身が自己決定するものである．支援者には気づくきっかけを提供するという謙虚な姿勢が求められる．

もちろん，対象者への働きかけだけでは不十分である．就労先（上司・同僚）や家族など周囲の協力を得るための介入が必要となる．そのためには，ジョブコーチなど専門家へのアクセスが不可欠である．参考までに**巻末資料に支援メニューと相談窓口**を提示する．

発達領域における今後の就労支援

わが国では合計特殊出生率は低下し，出生数も減少傾向にある．こうしたなか，特別支援教育を受ける児童・生徒は増加している．特に顕著に増加しているのが，特別支援学級と通級による指導を受けている児童・生徒であり，2倍を超える増加傾向を示している．疾患別にみるとADHDやSLD，ASDなどの神経発達症が多くを占めている．

一般的に，在学中の生徒が就労移行支援事業所を利用することは難しいとされている．したがって，就学中の子どもたちの就労支援は，高等学校（特別支援学校では高等部）または放課後等デイサービスなどが期待されるが，その活動は限定的である．人生で最も長いとされる就労期にソフトランディングするためにも切れ目のない支援が求められている．

【文献】
https://www.igaku-shoin.co.jp/prd/05775/0207.pdf

第3章　子どもの心身の評価と測定値―基本編

1 身長, 体重, BMI (カウプ指数, ローレル指数)

身長

　身長は，体格や発育を表す指標で最も使用され，BMIや呼吸機能などの推定値にも使用される．裸足になってから以下の手順で測定する．
①踵をそろえて直立姿勢となり，両つま先は約30度ひらく．
②踵とお尻，背中，頭が身長計や壁につくように背筋を伸ばし立つ．
③その際，頭部は耳たぶの上縁と眼球下縁 (眼窩下縁) とを結ぶ線が水平になるように保つ (耳眼水平位).
④単位はcmとし，小数第2位は四捨五入し0.1 cm単位で記録する．
　ポイント：測定者は自分の目の高さと目盛りの高さを合わせる．継続的に測る場合は，日内変動を考慮し，同じ時間帯に計測を行う．

現場での使い方

・対象児の年齢における実測値を**表1**[2)]の一覧の平均値やSDと比較し，時系列で変化を追う．
・体重とともに発育の状況を確認する．
・ターナー (Turner) 症候群やヌーナン (Noonan) 症候群などの染色体異常症では，疾患ごとの身長や体重の一覧と，一般的な基準値とを照らし合わせる．

体重 (表2)

　体重は，身長と同様に格格や発育を表し，栄養や運動などの生活習慣の影響を受ける健康状態の指標である．排尿を済ませ，極力薄着になってから以下の手順で測定する．
　単位はkgとし，小数点第2位は四捨五入し0.1 kg単位で記録する．衣服の重さは測定値から差し引く．体重計の設置場所は水平な床にする．薄着になるため，室内温度に注意する．

1 身長，体重，BMI（カウプ指数，ローレル指数）　53

表1 年齢別の身長の平均値と標準偏差[2]（単位：cm）

	年齢（歳）	男		女	
		平均値	標準偏差	平均値	標準偏差
幼稚園	5	111.0	4.87	110.1	4.86
小学校	6	116.7	4.92	115.8	4.98
	7	122.6	5.22	121.8	5.22
	8	128.3	5.48	127.6	5.68
	9	133.8	5.76	134.1	6.40
	10	139.3	6.37	140.9	6.83
	11	145.9	7.27	147.3	6.47
中学校	12	153.6	7.94	152.1	5.78
	13	160.6	7.34	155.0	5.35
	14	165.7	6.47	156.5	5.34
高等学校	15	168.6	5.93	157.3	5.36
	16	169.8	5.88	157.7	5.46
	17	170.8	5.90	158.0	5.39

表2 年齢別の体重の平均値と標準偏差[2]（単位：kg）

	年齢（歳）	男		女	
		平均値	標準偏差	平均値	標準偏差
幼稚園	5	19.3	2.79	19.0	2.74
小学校	6	21.7	3.50	21.2	3.33
	7	24.5	4.38	23.9	4.08
	8	27.7	5.48	27.0	5.03
	9	31.3	6.63	30.6	6.07
	10	35.1	7.82	35.0	7.20
	11	39.6	8.98	39.8	7.78
中学校	12	45.2	10.17	44.4	8.01
	13	50.0	10.31	47.6	7.62
	14	54.7	10.36	50.0	7.67
高等学校	15	59.0	11.00	51.3	7.79
	16	60.5	10.54	52.3	7.77
	17	62.4	10.45	52.5	7.70

現場での使い方

・早産児では修正月例と暦年齢の両方を確認し時系列で変化を追う．
・身長とともに発育の状況を確認する．

BMI(Body Mass Index)（表3）

BMIは，体格を表す指数であり，以下の式で算出する〔BMI（kg/m²）=体重（kg）÷身長の二乗（m²）〕.

出生から乳児期後半まで急速に増加し，幼児期後半から6歳前後で低値となり，その後は成長の終了まで増加していく．急激な増減がないか経過を追うことが重要である．

表3 BMIの幼児・学童用判定基準[4]

BMI	判定
20 以上	肥満
18〜20 未満	肥満ぎみ
15〜18 未満	正常
13〜15 未満	やせぎみ
13 未満	やせ

現場での使い方

・時系列変化を追いながら，**表3**[4]の判定基準を参考にしていく．
・カウプ指数（Kaup index）は，幼児の肥満度を評価するための指数として用いられ，計算式は下記の通りで，BMIと同じである．

$$カウプ指数 = 10 \times 体重（g）÷身長の二乗（cm）^2$$
$$= 10 \times 〔体重（kg）\times 1,000〕÷〔身長（m）\times 100〕^2$$
$$= 体重（kg）÷身長の二乗（m）^2 = BMI$$

・ローレル指数（Rohrer index）は，学童期の肥満度を評価する際に使用し，130が標準とされ，上下15%程度が標準の範囲となる．

$$ローレル指数 = 体重（kg）÷身長（m）^3 \times 10 = 体重（kg）÷身長（cm）^3 \times 10^7$$

肥満傾向児・痩身傾向児の判定方法（表4，5）

標準体重に対する実測体重の増減（%）を以下の式より算出する．
①標準体重（kg）= a × 身長（cm）− b
②肥満度（%）=〔体重（kg）− 標準体重（kg）〕÷ 標準体重（kg）× 100

標準体重の算出式はいくつか報告されているため，作成背景を考慮して使用する．痩せている児と肥満児の割合（**表6**）を把握しておくことは，運動指導を行ううえで必要である．

現場での使い方

対象児の肥満度（%）を時系列に追い，年齢ごとの痩身傾向児と

1 身長, 体重, BMI (カウプ指数, ローレル指数)

表4 標準体重を求める係数

年齢(歳)	男 a	男 b	女 a	女 b
5	0.386	23.699	0.377	22.75
6	0.461	32.382	0.458	32.079
7	0.513	38.878	0.508	38.367
8	0.592	48.804	0.561	45.006
9	0.687	61.39	0.652	56.992
10	0.752	70.461	0.73	68.091
11	0.782	75.106	0.803	78.846
12	0.783	75.642	0.796	76.934
13	0.815	81.348	0.655	54.234
14	0.832	83.695	0.594	43.264
15	0.766	70.989	0.56	37.002
16	0.656	51.822	0.578	39.057
17	0.672	53.642	0.598	42.339

表5 判定基準

肥満度	判定
50%以上	高度肥満
30〜49.9%	中等度肥満
20〜29.9%	軽度肥満
−19.9〜19.9%	正常
−29.9〜−20%	やせ
−30%以下	高度やせ

表6 痩せ型と肥満児の男女別割合（単位：%）

年齢(歳)	男 痩身傾向児	男 肥満傾向児	女 痩身傾向児	女 肥満傾向児
5	0.24	2.68	0.44	2.44
6	0.45	4.35	0.40	4.24
7	0.41	5.74	0.64	5.18
8	1.16	7.65	1.07	6.63
9	1.48	9.41	1.86	7.17
10	2.49	10.01	2.99	7.86
11	2.94	10.08	2.99	8.31
12	2.75	10.42	4.29	8.57
13	2.04	8.28	3.47	7.46
14	1.84	8.04	2.67	7.70
15	3.07	10.95	2.30	8.46
16	2.25	9.43	1.84	7.36
17	2.21	10.64	1.51	7.95

肥満傾向児の割合を確認する．

【文献】
https://www.igaku-shoin.co.jp/prd/05775/0301.pdf

足，アーチ，母趾角

足は体重を支えるだけではなく，バランス維持や衝撃吸収の役割も担う．アーチには歩行時の衝撃吸収や着地時のバランスを維持する役割がある．母趾角の計測は外反母趾の評価に利用されている．

代表的な評価法

足の検査には，足関節の背屈可動域（表1）の測定，フットプリントによる浮き趾の頻度の評価（表2），アーチの評価がある．アーチの評価は，立位で行われる内側縦アーチ指数や舟状骨高（表3）がある．また，母趾角の評価には外反母趾角がある．どの評価も5〜10分程度で測定可能であり，全年齢層を対象として実施できる．

表1 足関節背屈可動域〔岡崎市運動器健診に参加した小中学生572名のデータ[1]〕

	6〜7歳	8〜9歳	10〜11歳	12〜15歳
膝関節屈曲（°）	27.6（7.3）	24.8（6.1）	24.8（6.7）	23.7（8.1）
膝関節伸展（°）	16.6（6.6）	13.9（7.4）	13.0（5.9）	10.8（6.3）

平均値（標準偏差）

表2 浮き趾の頻度[2,3]

幼児：3〜5歳（198名）	小学生：9〜11歳（635名）
87.7〜98.7%	40.3%

表3 Navicular height（舟状骨高）[4]

6歳 （428名）	7歳 （1,140名）	8歳 （1,226名）	9歳 （1,245名）	10歳 （1,271名）
25.5（4.3）	26.7（4.6）	27.5（5.0）	28.9（5.1）	30.2（5.3）

11歳 （1,336名）	12歳 （1,046名）	13歳 （830名）	14歳 （654名）	15歳 （305名）
31.9（6.1）	34.8（6.4）	37.9（6.4）	39.2（6.3）	40.1（6.5）

平均値（標準偏差），単位：mm

概要および測定方法

① 足関節背屈可動域

足関節背屈可動域は,成人同様に距腿関節の可動域を測定し,腓腹筋やヒラメ筋の短縮および拘縮の程度を評価するものである.足関節背屈可動域の測定は,腓腹筋とヒラメ筋の短縮の鑑別をするために膝・屈曲位および伸展位で足関節角度を測定する(**図1**).距骨下関節での外がえしにより,見かけ上の背屈角度が強くなることがあることや,横足根関節の過可動による影響を受けることがあるため,内反位で距骨下関節を固定して測定し,踵骨底面を運動軸として捉えるとよい.

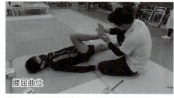 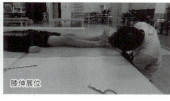

膝屈曲位　　　　　　　　　　　膝伸展位

図1 足関節背屈可動域の測定

② 浮き趾

浮き趾は,つま先が床面に十分接地していない状態を指し,歩行中に体重がつま先に移動しにくい状態と定義されている.浮き趾の評価は,簡便に測定す

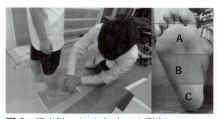

図2 浮き趾・Arch index の測定

る場合は,インクレス・フットプリンターなどを使用するとよい.測定手順は,正面を向いた静止立位の状態で,採取する足の踵からフットプリントに乗ってもらい,静止立位を再度保持してもらい,その間に足の外縁をなぞりつま先から足部を挙げフットプリントから離す(**図2**).

③ アーチ

アーチは,内側縦アーチの高さ,Navicular index,TMT サインなどにより測定を行う.内側縦アーチ(**図3**)の評価は複数ある.まず Arch index は,フットプリントで記録された第2趾先端と踵の

最突出部を結ぶ直線を引き，直線に対して足趾部を除いた第2趾の付け根にあたる点，踵の差突出部を通る垂直線を引き，第2趾の付け根と踵の最突出部間を直線と定義し，この直線を三等分した後に，定義された直線に対して垂直線を2本引き，プリントされた面積部分を前足部より3つの区画に分ける（**図2**）[5]．

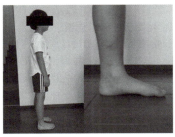

図3 内側縦アーチ

Navicular indexは，足長と舟状骨結節の高さを測定し，足長÷舟状骨結節の高さ＝扁平足率を算出する．Navicular heightは，静止立位の状態で，床面−舟状骨粗面の最下端部を測定する[4]．TMTサイン（**図4**）は，扁平足の確認をするために，足部を後方から覗き込むようにして観察することで確認ができる．

④ 母趾角

母趾角は，外反母趾角を測定する．外反母趾角（**図5**）は，第1中足骨と第1基節骨のなす角度を測定し15°までを正常とする．

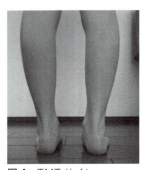

図4 TMTサイン

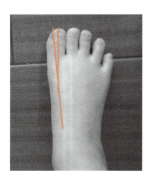

図5 外反母趾角

評価値の意味

膝屈曲位で足関節背屈可動域に制限が認められた場合は，ヒラメ筋の短縮および拘縮，膝伸展位で制限が認められた場合は腓腹筋の

短縮および拘縮を疑う．背屈制限は，歩行や走行だけでなく運動などにも影響が生じる．このため，靴の補高が必要になる．

小児の浮き趾が多い理由は明らかになっていないが，浮き趾は7〜8歳児の場合立位姿勢での安定に影響はなく病的なものではないといわれている[6]．ただし，浮き趾になると，歩行中に体重がつま先に移動しにくい状態になりやすいため，靴の選択が重要になる．また，浮き趾の対策として5〜10 mm余裕のある靴を選択するとよい．

各々のアーチの評価は扁平足の指標となる．足部は歩行の衝撃吸収や前方推進の役割があり，アーチの低下はこれらの機能を十分に発揮できなくなる．このことから，扁平足にはインソールとハイカットシューズを選択するとよい．

母趾角は，外反母趾の指標であり，幅の狭い靴やヒールの高い靴で変形を増強させるため，インソールやサイズの合った靴を選択する必要がある．

実践のコツ・ポイント，留意点など

足部の評価を臨床で行うことは，靴の選択において重要であり一つひとつの評価を丁寧に実施することで，子どもに最適な靴やインソールを選択できる．また，現在履いている靴を必ず確認することが重要である．

足関節背屈制限がある場合の補高は，踵から中足趾節関節までを補高し荷重しやすくする．浮き趾は，外側足趾で発生率が高いことがわかっており，見落とさないようにする．扁平足は，足関節の可動域制限があるかないかを確認することが重要である．また，インソールやハイカットシューズを選択すれば，歩行中の衝撃吸収や前方推進の補助ができる．

外反母趾の場合は，子どもの足に適切なサイズと足趾を自由に動かすことのできる靴を選択することが重要である．

【文献】

https://www.igaku-shoin.co.jp/prd/05775/0302.pdf

基礎的なバランス

 バランスとは,静的および動的な場面で支持基底面内に身体質量中心を制御する能力を指す[1].小児ではさまざまな疾患でバランスが障害されるため,臨床で簡便に評価することが重要である.本項では,基礎的なバランスの評価として片脚立位[2],TUG[3,4]を概説する.

片脚立位

 片脚立位は,バランスを評価する簡便な方法として広く用いられている.しかし,子どもを対象とした片足立ちの基準値や信頼性(表1)に関する情報は少ない.

 足を肩幅に開いて,リラックスして立った状態から両手を腰に当

表1 痙直型片麻痺児と定型発達児の片足立ちの持続時間(秒)〔平均値(標準偏差)〕[5]

痙直型片麻痺児 (n=10)	定型発達児 (n=15)
2.9(1.6)	10.7(2.9)

てて,片足を上げる.ストップウォッチを用いて一方の足を床から離した瞬間から再度接地するまでの時間を測定する.支持脚がずれたり,支持脚以外の体の一部が触れたりした場合は不可とする.

評価値の意味

 高齢者では,片脚立位が5秒以上保てない場合,怪我を伴う転倒のリスクが高いとされている[6].痙直型片麻痺児では,歩行中の立脚時間と0.60,GMFMのD領域と0.39,E領域と0.59の相関関係がある[7].

TUG(Timed Up & Go Test)

 TUG(表2〜4)は,小児のバランス能力や機能的な歩行能力を評価する優れた評価法であり[8],特別な器具を必要としない簡便な評価として推奨されている[9].また,定型発達児における研究から以下の回帰式が報告され,TUGを予測することができる[10]:TUG(秒)

$= 6.837 - 〔年齢（歳）\times 0.166〕+〔体重（kg）\times 0.014〕\ (R^2 = 0.25)$．

表2 定型発達児の年齢別TUG（秒）〔平均値（標準偏差）〕

3〜5歳 (n=74)	6〜9歳 (n=130)	10〜13歳 (n=129)	14〜18歳 (n=126)	全年齢 (n=459)
6.59 (1.36)	5.69 (0.83)	5.57 (0.75)	4.99 (0.87)	5.61 (1.06)

表3 脳性麻痺児のGMFCSレベル別TUG（秒）〔平均値（標準偏差）〕

I (n=8)	II (n=8)	III (n=10)	全体 (n=26)
8.4 (1.2)	13.2 (4.6)	50.3 (38.4)	26.0 (30.4)

表4 TUGの信頼性

再テスト信頼性	MDC	MCID
0.98〜0.99[4,11-13]	1.40〜8.74[14]	0.22〜5.31[14]

ストップウォッチと椅子（背もたれあり，肘掛けなし）を用意する．座面の高さは足を床に着けて，股・膝関節が90°屈曲する高さとする．椅子から立ち上がり，3m先の壁に貼ってある絵を触って，再び椅子に座るまでの時間を測定する．練習を1回，本番を2回行い，測定値は本番2回の平均とする．

評価値の意味

構成概念妥当性としてGMFCSレベルによる違いが報告されている[4,11]．また，基準関連妥当性としてGMFMと0.50-0.89[4,11,15]，歩行速度と0.93[11]，FRTと0.77[11]，BBSと0.88の相関関係がある[11]．

> 💡 **実践のコツ・ポイント，留意点など**
>
> バランスの評価は転倒に注意して行う．また，秒数だけでなく，アライメントやバランス戦略など質的な部分の評価も重要である．

【文献】
https://www.igaku-shoin.co.jp/prd/05775/0303.pdf

筋緊張と関節弛緩性

脳性麻痺などの神経疾患を有する児が筋緊張の更新を呈することが多く，神経発達症群，ダウン症などを有する児が筋緊張の低下から関節弛緩性を呈することが多い．この分野の評価尺度は日本語版が作成されておらず，信頼性の課題があるため使用時には注意が必要である．

代表的な評価法

筋緊張亢進の簡便な評価尺度として MAS が広く知られている．しかし，他動運動の範囲や速度，測定肢位が規定されていないという欠点がある．本項では，MAS に比べて信頼性の高い MTS を紹介する[1〜4]．

全身関節弛緩性の評価にはさまざまな尺度があるが，国際的に最もよく使用されているのは BS である．また，下肢の関節弛緩性を詳細に評価する LLAS がある．

MTS(Modified Tardieu Scale)

MTS（**表 1，2**）[1〜4]では，反射性要素と非反射性要素に分けて評価する．筋の反応の質(QMR)を評価する．

表1　MTS[1〜4]

伸張速度	関節角度
V1：できるだけゆっくり V2：肢が重力で落下する速度 V3：できるだけ速く	R1：V3で筋を伸張したとき，最初に引っかかり(catch)が生じる角度 R2：V2で筋を伸張したときの関節角度
筋の反応の質 (Quality of Muscle Reaction：QMR)	

0：他動運動中の抵抗なし
1：他動運動中のわずかな抵抗を感じるが明らかな引っかかりはない
2：他動運動に対する明らかな引っかかりがある
3：10秒未満のクローヌスがある
4：10秒以上持続するクローヌスがある

4　筋緊張と関節弛緩性　63

表2　MTS の信頼性

	検者間信頼性	検者内信頼性
R2−R1	0.55〜0.74[1]/0.72[2]	0.67〜0.91[3]
QMR	0.74[2]	−

測定方法

　四肢の筋に対して V1 および V3 のように速度を変えて他動的に伸張し，R1 と R2 をゴニオメーターで測定した後，R2 と R1 の差を算出する．同時に QMR について評価する．

評価値の意味

　R2 と R1 の差は痙性を意味する．R2 と R1 の差が大きい場合は痙縮が強いことが，小さい場合は筋や関節の拘縮があることが示唆される．

BS(The Beighton Score)

　BS（表3，4）[5〜7]は Carter 法を応用して作られた．後に BS を応用して Hospital del Mar criteria などが作られるが，項目数が多いことで定着しにくく，現在も BS が関節弛緩性を評価する尺度として国際的に最もよく使用されている[7]．

　この評価の欠点は，簡便に評価可能な尺度にするため上肢の割合が多くなったことと，各項目 0 点もしくは 1 点の採点であるため関節弛緩性の有無は評価できるが重症度を評価できないことである．

表3　BS[5〜7]

		右	左
1	第 5 中手指節（MC）関節が 90°以上背屈する	1	1
2	母指掌側屈曲・手関節掌屈し母指が前腕につく	1	1
3	肘関節が 10°以上過伸展する	1	1
4	膝関節が 10°以上過伸展する	1	1
5	膝関節伸展位で立位体前屈し両手掌が床に完全につく	1	

表4 BS の信頼性

検者間信頼性	検者内信頼性
0.72[5]／κ0.59〜0.64[6]	0.76[5]

測定方法

5か所（9項目）について関節可動域を評価し，0〜9点で採点する．

評価値の意味

値が大きいほど関節可動性が大きいことを示す．
6〜12歳の子どもにおけるカットオフ値は5点とされている[8]．

LLAS(Lower Limb Assessment Score)

概要

過剰な関節可動域により生じる筋骨格系の障害は下肢に多いが，

表5 LLAS[9]

股関節屈曲	背臥位，中等度以下の力でルーズなエンドフィールを伴い腹部に大腿前面が容易に触れる
股関節外転	背臥位，股関節・膝関節屈曲位で股関節外転すると，最小の力で両膝がベッド上に着く
膝過伸展	背臥位，大腿部はベッド上に着いた状態で最小の力で踵を挙上すると，ベッドから2横指以上踵が挙上される
膝前方引き出し	股関節屈曲位，膝関節90°屈曲位，足部を固定し脛骨を前方に引き出すと，明確に前方に引き出される
膝関節回旋	股関節膝関節屈曲90°，脛骨内外果と足関節を固定し，脛骨が2 cm以上内外側に回旋する
足関節背屈	背臥位，膝関節45°屈曲，中等度から強度の力で足関節が15°以上背屈する
足前方引き出し	背臥位，膝関節45°屈曲位，強度の力で足関節を前方に引き出すと，距骨と踵骨の前方への動きがある
距骨下関節内返し	端座位，弱い力で距骨下関節の内返しが可能か，45°以上内返し可能
横足根関節内返し	中等度以下の力で足底面（中足骨頭）が45°以上内返し可能
横足根関節内外転・底背屈	後足部を固定し前足部を動かすと，弱い力で1 cm以上の内外転・底背屈方向の動きがある
中足趾節関節の動き	最小〜中等度の力で母趾を背屈させると，中足骨に対して90°以上容易に背屈できる
過剰な距骨下関節の回内	足踏みをして停止した際にアーチの低下がみられる

BSは下肢の評価項目が少ないためLLAS（表5）[9]が作成された．LLASの検者間信頼性は0.84である．

測定方法

下肢の12か所について関節可動域やエンドフィールを評価し，0～12点で採点する．評価に慣れると15分程度で評価可能である[9]．

評価値の意味

値が大きいほど関節可動性が大きいことを示す．
6～12歳の子どもにおけるカットオフ値は7点とされている[9]．

> **実践のコツ・ポイント，留意点など**
>
> 各評価は信頼性の課題があるため，評価前に評価技術の熟練が必要である．関節弛緩性は人種，年齢，性別により異なることから，カットオフ値の使用には注意が必要である．

【文献】

https://www.igaku-shoin.co.jp/prd/05775/0304.pdf

5 原始反射

新生児期からみられる反射を原始反射(primitive reflex)といい，これらは脊髄や脳幹(橋)に反射中枢をもつ反射を指すことが多い．それぞれの反射の発生学的・神経学的な意味は必ずしも明らかではないが，その欠如と消失の遅延は，神経系の障害を表していることがある．

概要および評価方法

原始反射(表1)は，立ち直り反応が優位になる生後6か月頃までに，その多くが抑制(統合)されて消失する．原始反射が生後6か月を過ぎても残存する場合(陽性徴候)や，出現すべき時期に欠如している場合(陰性徴候)，左右差がある場合などは中枢神経系の異常・障害が疑われる．

表1　原始反射の誘発手技と出現・消失時期

反射・反応	誘発手技	出現時期	消失時期
交差伸展反射	膝を固定して一側下肢を伸展させ，同側の足底を刺激すると対側下肢が，屈曲した後，刺激を与えている手を払いのけるように伸展する	新生児期	2か月
口唇反射	指で唇の一部を刺激すると，口と顔を刺激された方向に向け，指をしゃぶろうとする	新生児期	3か月
Moro(モロー)反射	背臥位で後頭部を支えてもち上げ急に落下させると，両上肢が伸展・外転した後，ゆっくりと抱え込むように屈曲・内転する	新生児期	4〜6か月
Galant(ギャラント)反射	背部を上から下へ，こするように刺激すると，刺激を受けた側が凹に屈曲する	新生児期	2か月(Landau反射が2〜3相になると消失する)
把握反射	検者の指を尺側から入れ，手掌を圧迫すると，手指が屈曲し，検者の手を握りしめる	新生児期	3〜6か月
非対称性緊張性頸反射 asymmetrical tonic neck reflex (ATNR)	背臥位にした児の頭を他動的に回旋させるか，一方へ追視させると，回旋した顔面側の上下肢が伸展し，後頭側の上下肢が屈曲する	新生児期	4〜6か月

(次頁につづく)

表 1 （つづき）原始反射の誘発手技と出現・消失時期

反射・反応	誘発手技	出現時期	消失時期
対称性緊張性頸反射 symmetrical tonic neck reflex（STNR）	腹臥位で胸を支え，児の頭を他動的に前屈すると上肢が屈曲し，背屈すると下肢が屈曲する	新生児期	4～6か月
緊張性迷路反射 tonic labyrinthine reflex（TLR）	腹臥位をとらせると四肢が屈曲傾向となり，背臥位をとらせると四肢が伸展傾向となる	新生児期	立ち直り反応が出現すると急速に減弱する
Landau（ランドウ）反射 第 1 相 第 2 相 第 3 相	腹部を手の平で支えて水平抱きにする．頸部・体幹・四肢ともに軽度屈曲（第 1 相），頸部水平，体幹・四肢が軽度屈曲（第 2 相），頸部伸展挙上，体幹伸展，四肢も伸展傾向（第 3 相）	新生児期 7 週 6 か月	6 週 3～4 か月
陽性支持反応	腋窩を垂直に支え，身体を上下させ，足底が床に触れると，起立する	新生児期	4 か月ごろ一時消退，その後再出現する
台乗せ反応 placing reaction	児を抱きかかえて，一方の大腿を押さえ，他方の足背を机の端などにこすりつけると下肢が屈曲，またいで足をつく	新生児期	12 か月
頸からの立ち直り反応	背臥位で頭を一方に向けると肩，体幹，腰部が順にその方向に回転する	新生児期	5～6 か月
視性立ち直り反応 （座位）	座位で腰を支え体を前後左右に傾けると頸部が垂直に立ち直る	6～7 か月	
パラシュート反応	抱き上げて体を支え前方に落下させると，両手を伸ばし，手を開いて体を支えようとする	生後 8 か月ごろ	

（文献 1 より引用）

評価の信頼性・妥当性

5 か月齢以降の交差性伸展反射の残存，6～8 か月齢以降の非対称性緊張性頸反射の残存，8 か月齢以降の Galant 反射の残存，7 か月齢までの足趾把握反射の未出現などは，脳性麻痺を疑う所見であるが[2]，特異度は低いとされている．姿勢反射・反応などの評価にもとづく脳性麻痺の予測では，4 か月齢よりも 8 か月齢時点での評価がよいと報告されている[3]．

【文献】

https://www.igaku-shoin.co.jp/prd/05775/0305.pdf

血圧，脈拍（心拍）

小児において血圧測定は省略されることが多いが，高血圧は，小児肥満との関係や，合併症（臓器障害），成人本態性高血圧への移行の点で注意が必要である[1]．脈拍（心拍）は，不整脈とともに心疾患の予測につながり，不快，不安，筋緊張のサインとして捉えることもできる．

測定方法および評価値の意味

血圧：座位で右上腕の血圧を測定する．表1に適切なカフのサイズを示す．年齢に比して体格が大きいもしくは小さい場合は，ゴム囊の幅が上腕周囲長の40％を超え，長さが上腕周囲を80％以上取り囲むものを選ぶ．3回以上連続して測定し，安定した2つの測定値の平均値を採用する．

表1 小児の血圧測定における適切なカフのサイズ[2]

年齢	幅
3か月未満	3 cm
3か月〜3歳未満	5 cm
3〜6歳未満	7 cm幅
6〜9歳未満	9 cm幅
9歳以上	12 cm幅（成人用）

心拍・脈拍：橈骨動脈を触知する．新生児，乳児は胸部聴診で測定する．酸素飽和度モニターにより簡便に把握できるが，不整脈では数値が乱れることがある．一時的な徐脈は不整脈を疑う．

バイタルサイン（表2）と高血圧（表3）の基準値を示す．

表2 年齢により異なるバイタルサインの基準値[2]

	新生児	乳児（新生児を除く）	幼児 3歳未満	幼児 3歳以上	学童	成人
脈拍数（/分）	90〜180	80〜160	75〜130	70〜110	60〜90	12〜20
血圧（mmHg）※	70/40	90/60	100/60	100/60	110/60	130/85
呼吸数（/分）	30〜60	25〜45	20〜30	16〜24	14〜20	12〜20
体温（℃）	直腸温　36.0〜38.5		直腸温　36.0〜38.5 腋窩温　35.4〜37.9		36.0〜37.0	
SpO₂（％）	95以上（ただし，出生直後は90以上，早産児は85〜95）					

※おおまかな目安

表3 基礎疾患のない小児の年代別，性別　高血圧基準

年齢	収縮期血圧 (mmHg)	拡張期血圧 (mmHg)
幼児	≧120	≧70
小学校 低学年	≧130	≧80
小学校 高学年	≧135	≧80
中学校 男子	≧140	≧85
中学校 女子	≧135	≧80
高等学校	≧140	≧85

　重症心身障害などの場合で長期臥床を呈する場合，安静睡眠時には収縮期血圧が低下することがある．収縮期血圧 60 mmHg 台は治療が必要である．血圧が低下する原因は以下の通りである．

　①起立性低血圧（急な上体挙上，長時間の立位姿勢で起きる），②食後低血圧〔経管栄養で急速に注入した場合や，経口摂取でも高浸透圧流動物を大量に摂取した際に起こる（早期ダンピング症候群〕，③排便時低血圧（大量に排便した際に起こる），④血管拡張性低血圧〔暑い環境に長時間いると血管が拡張し血圧低下する（同じ子どもでも夏場は冬場よりも血圧は 10～20 mmHg 程度低い）〕．

　また，脈拍数が上昇する原因は以下の通りである．体温上昇，循環血液量低下（脱水），循環血液偏在（栄養注入・上体挙上），酸素需要増加（運動・筋緊張亢進），交感神経刺激（痛み・ストレス）．

 小児の高血圧の問題点

　中学生時代の血圧と 20 年後の血圧を比較した本邦の報告では，中学生のとき高血圧だった者の 20.9％が依然高血圧であり，中学生のときに正常血圧でも肥満があった者は 20 年後には高血圧になっていた[1]．

【文献】
https://www.igaku-shoin.co.jp/prd/05775/0306.pdf

睡眠

人の睡眠には，睡眠前半に多く認められるノンレム睡眠（深い眠りで成長ホルモンが集中して分泌）と睡眠後半に出現するレム睡眠（浅い睡眠で明瞭な夢があり，記憶の定着が促進され，学習と関係）がある．

子どもの睡眠障害

睡眠障害は発達障害と併発しやすく，なかでも ASD が最も多く，60〜86％に睡眠障害を併存すると報告されている．代表的な症状を以下に概説する．

睡眠中の異常行動：覚醒障害によって起こる行動異常であり，数分〜30 分程度で，寝言や大声を伴うことがある．錯乱性覚醒や睡眠時驚愕症などがある．

概日リズム睡眠・覚醒障害：約 1 日（24 時間）周期で繰り返される生体リズム（概日リズム）が，社会生活上，望ましい時刻からずれて，決まった時刻に入眠・覚醒できない状態である．

レストレスレッグス症候群：むずむず足症状とも呼ばれ，睡眠時に足を摩るなどの運動，足が熱くなるなどの感覚異常を示す．

閉塞性睡眠時無呼吸：激しいいびきや数十秒に及ぶ呼吸停止などを呈する．小児の閉塞性睡眠時無呼吸は 2〜8 歳で，男児に多い．

睡眠の評価方法

① フォーマルな評価

国内で作成された「子どもの眠りの質問票」には，幼児版（3〜6 歳）と小学生版がある[1]．レストレスレッグス症候群など睡眠障害のサブタイプが評価でき，それぞれにカットオフ値が設定されている．

② インフォーマルな評価

睡眠表/日誌は睡眠・覚醒パターンの把握に有用であり，さまざまな様式が Web 上で公開されている．1〜3 週間の睡眠・覚醒状況の記録により，短眠型や不規則型，休日補填型を自己評価できる．

子どもの睡眠障害への対応

睡眠障害が疑われる場合，睡眠外来などの専門の医療機関を受診する必要がある．睡眠障害ではないものの，寝不足や不適切な睡眠習慣などが認められた場合，適切な睡眠の獲得のために睡眠教育を薦める必要がある．学校での睡眠教育の取り組みに"みんいく"がある[2]．"みんいく"はインフォーマルな睡眠表（睡眠朝食調査），睡眠に関する知識を教える授業，個別支援の必要な児童に対する面談で構成されており，睡眠障害の予防にも有用と考える．

睡眠と感覚処理特性および問題行動について

一般的に子どもの問題行動は外向尺度（攻撃的行動など）と内向尺度（うつや不安など）に分類される．子どもの睡眠障害は問題行動（第6章）を引き起こす要因として明確なエビデンスがある．さらに，子どもの睡眠障害は感覚過敏などの感覚処理特性（第4章20項）との関連性も指摘されている．子どもの問題行動に対処する際には睡眠と感覚処理特性の評価が必須である（図1）．

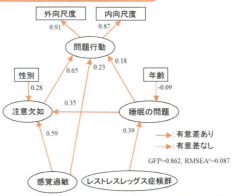

図1 睡眠と感覚処理特性および問題行動の構造モデル
文献2）より翻訳して転載

 実践のコツ・ポイント，留意点など

子どもにとって睡眠習慣は重要なライフスキルであり，作業療法士など，リハビリテーションスタッフは睡眠教育に関する支援技術を習得する必要がある．

【文献】

https://www.igaku-shoin.co.jp/prd/05775/0307.pdf

8 食事，栄養

「低栄養」による痩せ，「過栄養」による肥満を防止するには，定期的な栄養評価が必要となるが，子どもの栄養評価は，臨床現場では過小診断・評価されがちである[1]．医療従事者のなかでも子どもたちの身体に直接触れる時間が長い職種だからこそ，栄養の視点が重要となる．

筋肉と骨の構成要素は①重力と運動，②太陽の光，③栄養であり[2]，特に子どもは大人になるうえで基礎となる「からだ」や「こころ」を育む大切な期間であるため，「栄養」は重要な視点となる．

「食事」は，生活リズムをつくり，社会生活を提供してくれる，心から楽しい出来事[3]となるため，どれほど障害が重度で，経口摂取が難しく，経管栄養であっても食べることを楽しめる配慮も大切である．

代表的な評価値とその意味

食事・栄養評価は多様な視点から評価，分析が必要である（表1）．すなわち，食事状況，身体計測指標，血液生化学的指標などであり，特に身体計測は子どもの成長と栄養状態に関する重要な情報を提供する[4]．各指標に含まれる項目とその意味を表2に示す．また，表3に重症心身障害児のエネルギー消費別の臨床的特徴を示す．

表1　食事・栄養評価

食事状況	大まかな量と内容の確認 （経管栄養剤の種類） 食べ終わるまでの時間 ムセの有無 脱水傾向の有無 （水分摂取量の確認） 胃食道逆流の有無 服薬内容	身体計測 指標	身長，体重，BMI，W/H，H/A 上腕周囲長 上腕筋面積 上腕三頭筋部皮下脂肪厚 下腿周囲長 血圧
活動状況	1日の大まかな活動量の確認 筋緊張 呼吸状態	血液生化学的指標	血清総蛋白 アルブミン 総コレステロール 総リンパ球数 血糖 中性脂肪 微量元素（鉄・亜鉛など）

測定方法

H/A，W/H は身長，体重と成長曲線から算出する（**図 1**）．すなわち，H/A＝身長÷標準身長×100，W/H＝体重÷標準身長における平均体重×100 である．上腕周囲長，上腕三頭筋皮下脂肪厚，下腿周囲長は**図 2** のとおりである．

表 2 主な評価値とその意味

身体計測指標	
身長・体重	**成長曲線**：日本小児内分泌学会の Web サイトで資料を取得可能[5]．低出生体重児は従来の成長曲線には適応できないが，修正月齢の基準値がある[6]．日本人のデータはないが，脳性麻痺の GMFCS のレベル別の成長曲線もある[7]．ダウン症では本邦の成長曲線が明らかになっている[8]．年齢に応じた**BMI パーセンタイル曲線**を用いた評価方法にも注目されている[9]
	BMI：計算式は，体重 kg÷身長 m^2．一般的には 18.5 未満が低体重，22 が標準値，25 以上肥満．**脳性麻痺痙直型は18，アテトーゼ型は 16 を標準値としている**[10]
	W/H：急性栄養障害の指標．**80％以上が望ましく，70％以下では褥瘡，感染症リスクが高まりやすい**[6]
上腕周囲長	**体脂肪量と筋肉量を合わせた指標**
上腕三頭筋部皮下脂肪厚	身体全体の脂肪量と比例し，**エネルギー貯蔵量の指標**．**7 mm 未満は低栄養**[11]
下腿周囲長	**下腿筋量の指標**，成人領域では BMI との相関あり[12]
血液生化学的指標	
アルブミン	一般的な栄養評価として挙げられるが，**炎症所見があると低下しやすく，注意が必要**（ASPEN（米国静脈経腸栄養学会）では，アルブミン，プレアルブミンは栄養指標として適切ではないと報告[13]）
微量元素 小児は体重当たりの需要量が多く，体内貯蔵量も少ないため欠乏状態に陥りやすい．主に鉄，亜鉛，セレン，ヨウ素などが挙げられる	**鉄**：血清鉄・ヘモグロビン・フェリチンを確認 **亜鉛**：60 μg/dL 未満：欠乏・60〜80 μg/dL 未満：潜在性欠乏[14]．先進国の中で，**日本人は潜在的な欠乏状態である割合が高く（10〜30％）**[15]，神経未発達症児は健常児と比較して有意に低い[16]．**亜鉛欠乏は舌の味細胞の新生・交代周期延長を招きやすく，味覚閾値を上昇させるため嚥下機能に影響し**[17]，低栄養状態となりやすい **セレン**：経管栄養剤のみの栄養摂取時に不足しやすい．年齢ごとに基準が異なる[18] **ヨウ素**：経管栄養剤のみの栄養摂取時に不足しやすい **カルニチン**：経管栄養・抗てんかん薬を使用している場合，不足しやすい

（次頁につづく）

表2 （つづき）主な評価値とその意味

食事状況	
摂取内容の確認	**偏食の有無**：偏食（特定の種類や食感の食物を拒否すること[19]）を含む摂食障害は，ASD児などの46〜72％にみられる[20]．ASD児は新しい食べ物や食べ物に関する新しいルールに適応することが難しく[21]，果物，野菜，全粒穀物を拒否しやすい[22] **経腸栄養剤の種類**：経管栄養剤のみの栄養摂時，1種類の栄養剤では過不足が生じやすい[23]ため食品タイプの栄養剤の併用を検討する．
必要摂取量の計算	重症心身障害児・者の場合の計算式は，栄養必要量＝体重×基礎体重基準値×R値＋エネルギー蓄積量[24]．R値は**表3**を参照して計算する

表3 重症心身障害児のエネルギー消費別の臨床的特徴

高エネルギー消費群（R≧2）	低エネルギー消費群（R≦1）	中間群（1<R<2）
・筋緊張の変動が激しい ・不随意運動あり ・皮下脂肪が薄く筋肉量が多い ・刺激に対する反応性が高い ・移動能力がある ・努力性の呼吸あり ・咳き込みが多い	・筋緊張の変動が少ない ・動きが少ない ・皮下脂肪が厚く筋肉量が少ない ・移動しない ・刺激に対する反応が少ない ・気管切開，人工呼吸器使用 ・呼吸に努力を要しない	(1<R<1.5) ・経管栄養 ・高エネルギー消費群の特徴にいくつか該当 (1.5<R<2) ・経口摂取 ・低エネルギー消費群の特徴にいくつか該当

Rは1〜2の範囲で設定．現体重が痩せすぎの場合はRを少し大きく，太り気味の場合はやや小さく設定．経管栄養使用の場合は，経口摂取に比べてRをやや小さく設定する．

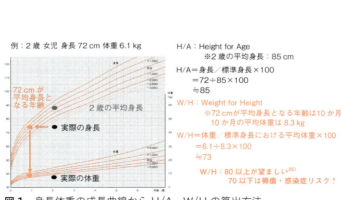

図1 身長体重の成長曲線からH/A，W/Hの算出方法

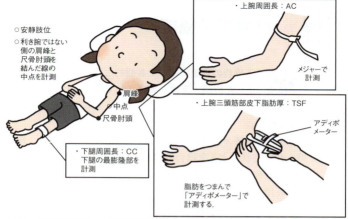

図 2 上腕周囲長，上腕三頭筋皮下脂肪厚，下腿周囲長の測定方法

実践のコツ・ポイント，留意点など

　食事・栄養評価は定期的なモニタリングが重要となる．低栄養状態や不適切な栄養管理のもとでリハビリテーションを行うと，不足したエネルギーを作り出すために筋肉が分解され，筋肉量が減少する報告[25]があるため，成長発達過程にある小児へのリハビリテーションでは，よりいっそう「栄養」の視点が求められる．「**リハビリテーションの前にまず栄養評価**[26]」とあるように適切な栄養評価により，小さな不調や変化に気づきやすくなるだけでなく，リハビリテーションによる過負荷を防ぐことも可能となる．

　低栄養状態だから単に栄養摂取量を増やすのではなく，エネルギー消費量についても目を向けるべきであり，**栄養の In（摂取量・摂取内容）と Out（消費量・消費内容）の双方から考える必要がある**．

【文献】

https://www.igaku-shoin.co.jp/prd/05775/0308.pdf

摂食嚥下機能

子どもの摂食嚥下機能の評価において客観的な指標は少なく,口腔機能の発達段階に応じた評価・支援が実施されていることが多い.

代表的な評価法

口腔機能(口唇閉鎖・舌運動機能・顎運動)および環境要因(食形態・姿勢・介助方法など)を総合的に評価していることが多く,必要に応じて画像検査(嚥下内視鏡検査,嚥下造影検査など)を行い,嚥下障害の評価を実施している.

客観的な評価方法として海外では,固形食(液体以外のもの)を摂取する生後6か月から7歳まで使用可能なスクリーニング質問用紙(Pedi EAT)[1~3]や実際の食事場面の観察から評価し,GMFM-66と相関関係[4]のある評価スケール(DDS),録画映像を分析する評価スケール(SOMA),摂食・嚥下能力分類システム(EDACS)がある.

概要・評価

障害のある子どもたちの摂食嚥下機能は,口腔だけの局所運動ではなく,**姿勢保持や呼吸を含めた全身運動**となり,運動機能だけでなく認知機能や高次脳機能などの影響も受ける.さらに,さまざまな疾患や障害の影響を受けながらも,**子どもたちは生活環境に適応しながら自分なりの方法を選択し成長・発達するため,複雑で多様な障害像を呈しやすい**.そのため,さまざまな項目を総合的に評価する必要がある(表1).

9 摂食嚥下機能

表1 摂食嚥下機能評価の実践のコツ・ポイント，留意点など

①形態	・高口蓋，狭口蓋の有無 ・脊柱側弯や胸郭変形に伴う咽喉頭や食道の変形の有無
②感覚	・口腔領域の過敏や鈍麻の有無 ・指しゃぶり，玩具舐めなどの有無
③呼吸	・嚥下時には呼吸の安定および調整が重要なため呼吸状態の評価（呼吸数や呼吸パターン，呼気・吸気のタイミング，喘鳴・努力性・異常呼吸の有無） ・**嚥下に関与する筋は呼吸や姿勢保持に作用する筋もあるため，呼吸や姿勢が不安定な状態では嚥下運動は不十分となりやすい．**
④口腔・頭頸部の運動機能	・頭頸部の可動性，舌骨および喉頭の位置，周囲筋群の評価（頸部筋活動や頭頸部アライメントは下顎や嚥下運動と関連[5]している．特に後頸部が短縮すると胸鎖乳突筋の過剰収縮，嚥下に関与する舌骨上筋群，舌骨下筋群の機能不全を引き起こし，嚥下時に喉頭が挙上しにくくなり，誤嚥を招きやすい） ・丸飲み込み，舌挺出，舌突出，過開口，緊張性咬反射などの有無 ・むせの有無
⑤粗大運動機能	・頭頸部，体幹の安定性（舌と顎が随意的に動くために重要） ・座位姿勢の安定性（肩甲帯・骨盤のアライメント，足底接地の有無など）
⑥経験不足	・経管栄養が主となり，経口摂取経験が少ないと口腔咽頭領域の動きが改善しても嚥下障害を呈することがある． ・経管に固執して経口摂取を拒否する「経管依存症」を招くことがある
⑦薬の影響	・抗てんかん薬や筋弛緩薬の服用有無（副作用の覚醒低下により，嚥下機能低下を招く場合がある）
⑧栄養状態	・嚥下機能は低栄養と密接なかかわりがあるため栄養状態の評価が重要 ・低栄養状態は嚥下筋（オトガイ舌骨筋）[6]・呼吸筋[7]の筋量減少につながる
⑨消化器症状	・胃食道逆流症や胃内容排出遅延，慢性便秘などがあると食事中の不快感につながりやすい
⑩環境要因	・食事場面における椅子などの評価，介助者の姿勢などの負担感についても確認． ・食形態，水分のトロミの有無，スプーンの大きさや提供速度なども評価

【文献】

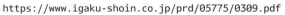

https://www.igaku-shoin.co.jp/prd/05775/0309.pdf

注意機能

 小児における注意機能の問題は,神経発達症の1つである注意欠如・多動症(ADHD)において中核的な問題として位置づけられている.本項では,注意機能の評価に加えて,ADHDの注意機能の問題(不注意)を評価する代表的な評価スケールを解説する.

代表的な評価法

 注意機能の評価として,DN-CAS[1]日本語版における「注意」の項目が参考になる.注意機能の問題を有するADHDの評価としてADHD-RS-5[2]とConners 3日本語版[3]がある.これらは,不注意のほかに多動性・衝動性などのADHDの症状を総合的に評価できる質問紙である.本項では,医療現場で使用される頻度が高いと想定されるADHD-RS-5を紹介する.

ADHD-RS(Attention-Deficit/Hyperactivity Disorder Rating Scale)

 ADHD-RSは,Dupaul[4]が開発したADHDの代表的評価尺度である.米国精神医学会が作成しているDSMに準拠する形で発刊されており,2024年6月現在はADHD-RS-5まで発刊されている[2].親や教師を対象とした質問紙評価であり,質問は全部で18項目あり,9項目が「不注意」の領域,9項目が「多動性・衝動性」の領域で構成されている.10分程度で実施可能な検査である.対象年齢は5〜17歳である.
 再検査信頼性は,各領域において強い相関($r=0.62〜0.93$)があり,基準関連妥当性に関して,Conners Teacher Rating Scaleとの間に中等度〜強い相関($r=0.46〜0.89$)が示されている.

測定方法

 保護者が回答する場合は「家庭版」を,教師が回答する場合は「学校版」を使用する.回答者は,対象児童の最近6か月の「不注意」「多

動性・衝動性」に関する行動を「まったくないか、めったにない：0」「ときどきある：1」「よくある：2」「とてもよくある：3」の4段階から選択する構成になっている．

また、「不注意」「多動性・衝動性」に関する行動による日常生活への影響も評価することができる．具体的には、①家族との関係、②他の子どもとの関係、③宿題をやり終えること/または提出すること、④学校の成績、⑤学校で自分の行動を抑えること、⑥自分への自信にどれくらい支障をきたすかを「問題なし：0」「少し問題あり：1」「いくらか問題あり：2」「とても問題あり：3」の4段階から選択する構成になっている．

質問紙の詳細な項目内容は、ADHD-RS-5の書籍[2]に記載されており、私的な使用、対象児への使用を目的とする書籍購入者は、質問紙を複写して使用することが承諾されている．

評価値の意味

質問紙に回答することで得られた合計点を、パーセンタイル値に変換できる表が用意されている．その換算表を用いることで、同年齢と比べてどの程度の「不注意」「多動性・衝動性」を有するのかを評価することができる．

カットオフ値は、年齢、性別、回答者（家庭版による保護者か、学校版により教師か）により大きく異なる．医師がADHDの診断に用いる場合は、これらの評価結果と日常生活での困難度も含めた総合的な評価を行う．

実践のコツ・ポイント、留意点など

ADHD-RS-5は、医師がADHDの診断を行うために活用されることが主である．PT・OTとしては、質問紙の各項目内容を熟知しておくことが重要である．なぜならADHD-RS-5に示される質問項目は、「不注意」「多動性・衝動性」に関する厳選された内容であり、「家庭」や「学校」における、特徴的な様子が具体的に示されているからである．

【文献】
https://www.igaku-shoin.co.jp/prd/05775/0310.pdf

視機能

 視機能とは,「視力を得るために必要な目の働き」と定義され,屈折異常の有無,瞳孔の働き,網膜の働き,眼球運動,両眼視,調節などの機能を総称する[1].本項では,PT・OTが評価する機会が多い「眼球運動」に焦点をあてて解説する.

代表的な評価法

 眼球運動の評価は,DEM[2],NSUCO[3],臨床観察[4]などがある.ここでは,臨床現場で使用頻度が高いと想定されるDEMを紹介する.

DEM(Developmental Eye Movement Test)

 DEMは,眼球運動の正確性・流暢性を評価する検査である.数字列の音読課題であり,Test A・B・Cの3種類から構成されている.Test AとTest Bは等間隔に並んだ40字の数字列を縦方向に音読する課題で,Test Cはランダムな間隔で並んだ80字の数字列を横方向に音読する課題である.米国で広く使用されている眼球運動検査で,奥村ら[1]によって邦訳された.所要時間は約5分.対象年齢は6歳～13歳11か月である.

 再検査信頼性は,「Time 1(Test A + Test B)」と「Time 2(Test C)」は強い相関(それぞれ$r=0.89$・$r=0.86$),「比率」は中等度の相関($r=0.57$),「間違い数」は相関しないこと($r=0.07$)が示されている[2].

測定方法

 子どもは,机に向かって椅子座位をとる.検査者は,机の中央にDEM検査用紙を置く.子どもにPretest,Test A・B・Cを「できるだけ速く間違えないように」音読するように指示し,所要時間と間違い数を測定する.

表1 DEMの日本人による年齢別のスコア〔平均値（標準偏差）〕[1]

年齢	Time 1 (秒)	Time 2 (秒)	比率	総間違い数（個数）
6歳	69.7 (24.0)	88.1 (29.3)	1.27 (0.11)	6.00 (6.6)
7歳	42.3 (8.5)	62.5 (14.4)	1.50 (0.31)	5.72 (6.2)
8歳	38.2 (7.1)	54.2 (10.9)	1.43 (0.23)	2.21 (3.7)
9歳	36.4 (6.4)	47.3 (9.5)	1.32 (0.21)	2.29 (2.7)
10歳	32.8 (6.0)	40.3 (7.7)	1.26 (0.18)	0.97 (2.1)
11歳	29.7 (6.1)	36.1 (6.8)	1.23 (0.14)	1.26 (3.8)
12歳	28.4 (6.5)	32.9 (7.6)	1.16 (0.11)	1.15 (2.7)
13歳	26.5 (4.3)	31.4 (5.6)	1.19 (0.14)	0.95 (2.1)
14歳	25.6 (4.7)	28.9 (5.7)	1.13 (0.11)	0.51 (1.4)

評価値の意味

日本人による年齢別の平均値と標準偏差を**表1**に示す．所要時間は眼球運動の流暢性を，間違い数は眼球運動の正確性を評価している．また，衝動性眼球運動の正確性は，Test Cの調整タイム（Time 2）をTest A・Bの合計タイムで割った比率により評価する．眼球運動が不正確になればなるほど，文字間のスペースが妨げになるため，Test Cでタイムロスが増え，比率は高くなると想定される．

実践のコツ・ポイント，留意点など

DEMは，数字の羅列を読む検査であり，眼球運動の正確性と流暢性を簡便に評価できることが特徴である．一方で，眼球運動の質を評価するには，NSUCOや臨床観察のような直接評価を併用することが望ましい．これらの評価は，視線を動かす方向（縦/横）に困難さの違いはあるのか，衝動性眼球運動を行う際に追い足し/追い越しがあるのか，輻輳-開散運動に困難さはあるのかなど，より詳細な情報を得ることが可能である．

【文献】

https://www.igaku-shoin.co.jp/prd/05775/0311.pdf

12 視覚情報処理機能

視覚情報処理機能とは,網膜で受け取った光情報を,対象の意味・関係性を付与していく高次な処理過程であり,視知覚,視覚認知を総称する[1]。

代表的な評価法

視覚情報処理機能の評価として,視覚関連機能を広範囲に評価できるWAVES[2],視知覚機能を評価できるDTVP-Ⅱ[3],視覚性記憶を評価できるRey-Osterrieth複雑図形検査[4]などがある.本項では,日本で開発されたWAVESに焦点をあてて紹介する.

注)海外ではDTVP-Ⅲが開発・使用されている.日本においても,奥村らを中心にDTVP-Ⅲ日本語版の作成に向けた取り組みが進んでおり,間もなく出版される見通しである(2024年12月現在).

WAVES(Wide-range Assessment of Visual-relation Essential Skills)

WAVESは,2014年に奥村ら[2]によって開発された検査である.検査名に含まれるとおり,視覚関連スキルを広範囲(Wide-range)に評価できることが特徴である.表1に下位検査の項目と関連する視覚スキルを示す.所要時間は60~70分.対象年齢は小学校1~6年生である.

表1 WAVESの下位検査とスキル

	下位検査	関連する視覚スキル
基本検査	線なぞり	目と手の協応
	形なぞり	目と手の協応
	数字みくらべ	視覚的注意/眼球運動
	形あわせ	視知覚(弁別)
	形さがし	視知覚(図と地)
	形づくり	視知覚(形態完成)
	形みきわめ	視知覚(複雑な弁別)
	形おぼえ	視覚性記憶
	形うつし	図形構成
補助検査	大きさ・長さ 位置・傾き	要素的視覚分析

再検査信頼性は,下位検査,指数を含めて中等度~高い相関がみられている($r=0.55~0.85$)[2].基準関連妥当性は,Rey-Osterrieth

複雑図形検査の3種類の検査（模写・即時再生・遅延再生）との間に中等度の相関（r＝0.25〜0.6）[2]が，またDTVP-Ⅲとの間にも中等度の相関（r＝0.67）[5]が示されている．

測定方法

個別，集団の両形態で実施可能である．検査の実施にあたり，①鉛筆はHBで芯の先が尖ったものを使用すること，②消しゴムは使用しないことに注意が必要である．実施方法は，各課題のマニュアルに沿って実施する．小学校1〜2年生の通常学級で実施する際は，指示通りに実施できない児童も出てくる可能性があるため，必要に応じて検査補助員を配置する．

評価値の意味

下位検査の結果（粗点）を入力することで，評価点，パーセンタイル，テスト年齢の算出が可能である．また，視覚関連スキルの指数（視知覚指数，目と手の協応全般指数，目と手の協応正確性指数，視知覚＋目と手の協応指数）を自動算出でき，症例の特徴を把握できるようになっている．これらからプロフィール表を自動生成するプログラムは以下よりダウンロード可能である．

https://gakkokyoiku.gakken.co.jp/

実践のコツ・ポイント，留意点など

WAVESは，全検査を実施する必要はなく，対象児の臨床像に合わせて優先順位をつけて下位検査を実施できる．そのため，対象児の困り感とその背景要因を理解しておくことが重要となる．たとえば，「書字を行うときに，乱雑で読みにくい文字になる」という相談であれば，「線なぞり」「形なぞり」を，「読字の際に読み飛ばしが多い」という相談であれば「数字見くらべ」を，「似た形の文字（め/ぬ）を読み間違える」であれば，「形みきわめ」を実施するなど，対象児のどのような視覚スキルを評価したいかを明確にしたうえで検査を実施することが重要である．

【文献】

https://www.igaku-shoin.co.jp/prd/05775/0312.pdf

知能検査

知能検査とは，個人の知的能力を科学的・客観的に測定するための検査．その人の得意分野，不得意分野を分析することで，発達支援や学習指導の方向性を検討することを目的としている．

知能検査の種別

知能検査には，検査者と受検者の1対1で行う**個別式**と集団で一斉に行う**集団式**がある．集団式知能検査は，就学時健康診断などの健診で，知能や発達に遅れや偏りがあるかスクリーニングする目的で実施され，遅れや偏りがみられた場合に個別式検査を案内する自治体もある．

代表的な個別式知能検査

ウェクスラー式	WPPSI Wechsler Preschool and Primary Scale of Intelligence	幼児用（2歳6か月～7歳3か月） 2歳6か月～3歳11か月では，全検査IQ・言語理解指標・知覚推理指標・語い総合得点を算出 4歳0か月～7歳3か月では，全検査IQ・言語理解指標・知覚推理指標・処理速度指標・語い総合得点を算出
	WISC Wechsler Intelligence Scale for Children	児童用（5歳0か月～16歳11か月） 「全検査IQ」「主要指標」「補助指標」の3つの指標レベルの結果から，知能を測定
	WAIS Wechsler Adult Intelligence Scale	成人用（16歳～90歳11か月） 言語理解指標・知覚推理指標・ワーキングメモリー指標・処理速度指標と，全検査IQを算出
ビネー式	田中ビネー 知能検査	2歳～成人に適応 14歳未満は知能指数（IQ）を，14歳以上は偏差知能指数（DIQ）を算出
	鈴木ビネー 知能検査	2歳～18歳11か月に適応 偏差知能指数を算出しない（13歳2か月以上は，修正生活年齢表を用いる）
その他	KABC-Ⅱ	2歳6か月～18歳11か月に適応 認知能力に加え，基礎学力も測定可
	DN-CAS 認知評価システム	5歳～17歳11か月に適応 4つの認知機能領域，プランニング・注意・同時処理・継次処理を測定

知能の表示方法

知能の表示にはいくつかあるが，代表的なものは以下のとおり．

知能指数（IQ）は，知的能力がその年齢相当であることを示す**精神年齢**（MA）÷実際の年齢である**生活年齢**（CA）×100という計算によって求められる．主に田中ビネー式知能検査Ⅴで用いられていたが，田中ビネー式知能検査Ⅵやウェクスラー式知能検査では，**偏差知能指数**（DIQ）が用いられている．

$$IQ = \frac{MA}{CA} \times 100$$

$$偏差知能指数（DIQ） = 15 \times \frac{（個人の得点 - 個人が属する年齢集団の得点平均）}{年齢集団の得点の標準偏差} + 100$$

DIQに，個人が属する年齢集団の得点平均に比べて，どのくらい高いか低いかを表す表示方法．**平均は100**，標準偏差が15である．

ウェクスラー（wechsler）式知能検査

本項では，子どもの就学先を決める際や学習指導の方向性を決める際に用いられることが多い「WISC-Ⅴ」を紹介する．

WISC-Ⅴの概要

- 適応年齢：5歳0か月〜16歳11か月
- 実施時間：60〜90分程度
- 得られる情報：全般的な知的能力を示す合成得点（FSIQ）のほか，特定の認知領域の知能機能を表す下位検査評価点と合成得点（主要指標得点と補助指標得点）
- 主要指標：言語理解（VCI），視空間（VSI），流動性推理（FRI），ワーキングメモリー（WMI），処理速度（PSI）
- 補助指標：量的推理（QRI），非言語性能力（NVI），認知習熟度（CPI），一般知能能力（GAI），聴覚ワーキングメモリー（AWMI）
- 指標を構成する下位検査：主要下位検査10，二次下位検査6
- 準拠する理論：CHC理論

※主要指標得点の間に15以上の差がある場合，発達に凸凹があるとされ，生活に困難が出やすい．また，主要指標得点の間に23

以上の差がある場合，全検査 IQ が平均域だとしても困り感は大きいため，全検査 IQ を参考にしてはならない．一般的に合成得点が 85 を下回ると，通常級での授業についていくには困難を感じると言われている．

ビネー式知能検査

ここでは，療育手帳の判定などに用いられることが多い「田中ビネー知能検査Ⅵ」を紹介する．

田中ビネー知能検査Ⅵの概要

・適応年齢：2 歳〜成人
・実施時間：60〜90 分程度
・1 歳級〜13 歳級までの年齢尺度にもとづいた年齢級ごとの問題配列
・知能の発達の指標の 1 つとして精神年齢が算出される
・知能指数 IQ については，知能の発達状態を集団の中での相対的な位置づけとして示す「偏差知能指数 DIQ」を主な指標とする
・日本人の文化や生活様式に即した内容が特徴で，子どもが興味をもてるように，検査に使われる道具も工夫されている
※問題が○歳級と年齢尺度で構成されているため通常の発達レベルと比較しやすい，各年齢級で達成度がわかり得意な領域や苦手な領域が推測しやすい，実施の手順がわかりやすく簡単なため子どもにとって精神的・身体的負担が少ないといったポイントがある．

KABC-Ⅱ（心理教育アセスメントバッテリー）

本項では，学習困難のある子どもの背景を探る際などに用いる「KABC-Ⅱ」を紹介する．

KABC-Ⅱ（心理教育アセスメントバッテリー）の概要

・適応年齢：2 歳 6 か月〜18 歳 11 か月
・実施時間：30 分〜120 分程度
・2 つの総合尺度（認知総合尺度，習得総合尺度），20（11 ＋ 9）の検査
・8 つの下位尺度
　認知総合尺度：継次尺度，同時尺度，計画尺度，学習尺度
　習得総合尺度：語彙尺度，読み尺度，書き尺度，算数尺度
・2 つの解釈モデル：カウフマンモデル（ルリア理論），CHC 理論

※認知総合尺度と習得総合尺度の間に15以上の差がある場合，本来の知的能力に対して妥当な学力水準ではない可能性が考えられる．

認知総合尺度＞習得総合尺度の場合は，本来の知的能力に対して学力水準が低く，SLD，不登校や被虐待児などの学習機会の喪失，モチベーションの課題などの可能性がある．

習得総合尺度＞認知総合尺度の場合は，本来の知的能力より学力水準が高く，本人のレベルに対して学習量が過剰，知識に対する興味関心の偏りなどの可能性がある．

実践のコツ・ポイント，留意点など

- 子どもの実態に合わせた適切な知能検査を実施することで，同世代集団内での相対的な子どもの位置（個人間差）や，1人の子どもの能力の凸凹（個人内差）を知ることができる．ただ，検査時の体調不良など，数値が正しく測定できていない可能性もあるため，行動観察や日常の学習状況の聞き取りをしっかりと行ったうえで，検査結果を解釈していくことが重要である．
- 単独の検査だけでは対象のすべてを評価できないため，できるだけ多くの情報を得るために，テストバッテリーを組む必要がある．子どもの場合，長時間の検査は負担が大きく，正確な数値が測定できないことも考えられるため，保護者や教員が回答する質問紙タイプの検査と組み合わせるなどの工夫が求められる．

【文献】
https://www.igaku-shoin.co.jp/prd/05775/0313.pdf

14 発達検査

　発達検査とは，知的能力に限定せず，運動発達をはじめ，社会性やコミュニケーションを含む発達全般を科学的・客観的に測定する検査である．対象者は主に未就学児であり，発達指数（DQ）を算出することで，定型発達と比較して早いか遅いかを判断することができる．

代表的な発達検査

新版 K 式発達検査 （0 歳 3 か月～成人）	工夫して実施することで，知的障害，肢体不自由，言語障害，発達障害などの障害をもつ方，軽度から重度の方にまで適用できる．検査項目は，姿勢・運動領域，認知・適応領域，言語・社会領域の三領域に分けて配列してあり，領域別および全領域総合の発達年齢（DA）と発達指数（DQ）を算出できる．検査用紙上に直接プロフィールを書くことにより，多面的に発達の様相を捉えることができる．
遠城寺式乳幼児分析的発達検査表 （0 か月～4 歳 7，8 か月）	移動運動，手の運動，基本的習慣，対人関係，発語，言語理解の 6 領域からなる．保護者への聴取内容と子どもの反応・回答を評価し，発達指数を算出する．脳性麻痺，知的障害などのスクリーニングに有用とされる．
津守式乳幼児精神発達診断法 （0 歳版，1～3 歳版，3～7 歳版）	運動，探索・操作，社会，食事・排泄・生活習慣，理解・言語の 5 領域からなる．保護者に質問し，検査者が○×△でチェックし発達輪郭表（発達プロフィール）を作成．
Bayley-III 乳幼児発達検査 （生後 16 日～42 か月）	個別面談による評価だけでなく，養育者が評定する質問紙尺度で，社会性や適応行動に関する評価も可能．また，運動評価の項目も充実している．
S-M 社会生活能力検査 （1 歳～13 歳）	身辺自立，移動，作業，意志交換，集団参加，自己統制の 6 領域からなる．保護者が回答し，社会生活年齢と社会生活指数を算出する．
KIDS 乳幼児発達スケール （Kinder Infant Development Scale） （0 歳 1 か月～6 歳 11 か月）	運動，操作，理解（言語），表出（言語），概念，対子ども（社会性），対成人（社会性），しつけ，食事の 9 領域からなる．面接者が保護者（主たる養育者）に質問して記入，保護者が直接記入，保育士などが直接記入の 3 通りの方法が用いられる．発達年齢，発達指数を算出する．領域ごとの得点を発達プロフィールに転記しグラフ化する．

評価の表示方法

　発達指数（DQ）は，日常生活や対人関係などにおける子どもの発達の基準を数値として表したものである．それぞれの領域における発達がその年齢相当であることを示す**発達年齢**（DA）÷実際の年齢である**生活年齢**（CA）×100 という計算によって求められる．発達

指数の値は，標準を100として，それより高いか低いかを基準として評価する．たとえば，4歳の子どもが発達年齢2歳の場合，発達指数は50となる．

$$DQ = \frac{DA}{CA} \times 100$$

発達プロフィール

　発達プロフィールは，検査項目と月年齢を軸にし，折れ線グラフのように表記され，発達の全般的な遅れや障害の特徴を把握できるものである．発達に遅れのある子どもには，発達プロフィールに一定のパターンがみられる傾向があるため，診断の参考として使用されることもある．発達プロフィールが作成される検査は，遠城寺式乳幼児精神発達検査，津守式乳幼児精神発達診断法，KIDS乳幼児発達スケールなどがある．

発達検査が受けられる場所

　子どもの発達検査は，主に次の機関で受けられる．
・医療機関（児童精神科，小児神経科，小児科，総合病院の発達外来，発達に関する診療を行っているクリニック）
・児童発達支援センター
・発達障害者支援センター，療育センター
・児童相談所，子育て支援センター
・保健センター
・自治体の子育て相談窓口

　機関によって，発達検査を受けるための費用は異なる．また，発達検査の結果（数値）や今後のかかわり方などをまとめた「検査報告書」をもらう場合にも別途費用が必要（公的な児童発達支援センターなどでは，費用がかからないことが多い）である．

新版K式発達検査

　ここでは，日本で使用されることが多い「新版K式発達検査2020」を紹介する．
新版K式発達検査2020
・適応年齢：生後100日後〜成人

・実施時間：30分程度
・形式：1対1（検査者と被検者）の個別式
・年齢において一般的と考えられる行動や反応と，対象児の行動や反応が合致するかどうかを評価する検査
・「姿勢・運動（P-M）」「認知・適応（C-A）」「言語・社会（L-S）」の3領域について評価される
・姿勢・運動領域は53項目，認知・適応領域は166項目，言語・社会領域は120項目，合計339項目あるが，すべての項目は行わない．検査者は子どもの状態に合わせて，実施する項目の順番や数を臨機応変に対応する
・検査結果としては，各領域の「発達指数」と「発達年齢」がわかる
※乳幼児向けの検査用具には，おもちゃなどの乳幼児にとってなじみのある物が使われているため，遊びに近い形で子どもの自然な行動が観察しやすい検査となっている．発語のない子どもでも検査が可能である．
※課題提示の順番は，検査者の自由となっているため，検査者の実力が子どもの反応や検査結果に反映されやすい．

KIDS 乳幼児発達スケール

　ここでは，発達障害のスクリーニングの際に補助的に用いられることの多い「KIDS乳幼児発達スケール」を紹介する．

KIDS乳幼児発達スケール

・適応年齢：0歳1か月～6歳11か月の乳幼児
・実施時間：15分程度
・検査方法：保護者など対象児の日頃の行動を観察している人が約130項目の質問に○×で回答．○の数を集計し手引きの換算表から簡単に発達年齢を求めることができる
・検査領域：①運動：体全体の大きな動き
　　　　　　②操作：手指などの意図的な動き
　　　　　　③理解言語：言葉の理解
　　　　　　④表出言語：話すことのできる言語
　　　　　　⑤概念：状況依存によらない言語的理解
　　　　　　⑥対子ども社会性：友達との協調関係
　　　　　　⑦対成人社会性：大人との関係，特に親子関係

⑧しつけ：社会生活における基本的なルール
　　　⑨食事：衛生感覚や食事の基本的なルール
・検査結果：①領域別発達プロフィール
　　　　　　②領域別発達年齢・総合発達年齢
　　　　　　③領域別発達指数・総合発達指数検査一式
・様式：タイプA　0歳1か月〜0歳11か月
　　　　タイプB　1歳0か月〜2歳11か月
　　　　タイプC　3歳0か月〜6歳11か月
　　　　タイプT　0歳〜6歳（発達遅滞傾向児向き）
※乳幼児の自然な行動全般から発達をとらえることができ，場所・時間の制限を受けずにどこでも短時間で診断できる．
※KIDSを用いた発達評価で明らかとなった児の苦手な発達領域に対し，具体的な支援へとつなげていきやすい．
※保護者が主な回答者となるため，わが子の発達を保護者がどのようにとらえているかを検査者が知ることが可能．他の発達検査と組み合わせ，保護者への支援にも活かしていくことができる．

💡 実践のコツ・ポイント，留意点など

　発達検査はあくまで効果的に情報を集めるための補助ツールであり，その子のおかれている環境や人的支援をみていくことが大切である．なお，子どもの状態を把握していくうえで，「感覚」の視点で行動をみると納得できることも多い．そこで活用したいのが「SP感覚プロファイル」である．本人にしかわからない感覚の特徴を客観的に知ることができ，日常で感じている困り感を把握し，支援方法を検討することができる．

【文献】
https://www.igaku-shoin.co.jp/prd/05775/0314.pdf

第4章 子どもの心身の評価と測定値―臨床編

General Movements(GMs)

　GMsは受精後8〜9週頃より出現し，発達に伴って変化する．生後も予定日後15〜20週まで観察される．新生児・乳児（受胎週数26週〜出産予定日後22週）の全身の自発的運動の質的特性を観察し，神経発達学的予後を早期から予測することが目的である．

概要

　GMsは，新生児・乳児の自発的な全身運動であり，その質的な特性から，神経学的な障害の早期予測を行う[1]．GMsは受精後8〜9週頃より出現し，発達に伴ってWMsからFMsへと変化していく．FMsは生後も予定日後15〜20週まで観察され，その後，随意運動の出現とともに消失していく．特にWMsからFMsへの質的変化の特徴が神経学的予後を予測する指標になるとされる[2〜4]．

評価方法

　ビデオカメラで自然な覚醒状態における背臥位での自発的な全身運動を撮影する．全身性の運動が起こってから止むまでを1回のGMsとし，これを3回程度撮影する．撮影した動画を複数の評価者で観察して評定するが，このときゲシュタルト視知覚（要素の寄せ集めでない全体としてその特性をそのまま把握し，その本質をとらえる）を用いた観察・評価が重要となる．

評価の意味

　GMsの正常と異常のパターンは，表1のようにそれぞれ区別されている．特にFMsの異常性は，神経学的予後との関連性が高いことが示され，近年では脳性麻痺などの運動障害だけでなく，発達障害（神経発達症）との関連についても報告されている[5, 6]．

評価の信頼性・妥当性

　検者間の一致は89〜93％，検者内信頼性は90〜96％，「正常」か「異常」かの判別についてのテスト-再テストの信頼性は100％など，高

表1 正常パターンのGMsと異常パターンのGMs

	WMsが出現する時期 （受精後8～9週頃から 出産予定日後6～9週頃）	FMsが出現する時期 （出産予定日後6～9週頃から 15～20週頃）
正常	Normal WMs：上下肢を含め全身を巻き込んだ粗大運動．振幅は小～中程度，個々の運動速度はゆっくり～中程度であるが，時に速くて大きな振幅の上肢の伸展運動がみられることもある．楕円を描くような運動が典型的で，もがく（writhing）ような印象を与える．	Normal FMs：頭部，体幹，四肢でみられるあらゆる方向に円を描く運動．振幅は小さく，速度は中程度でさまざまに加速する．乳児が何かに注意を向けているときや啼泣時を除き覚醒中は継続して観察される．四肢運動のみでも出現し，必ずしも体幹の回旋運動などを伴わない．
異常	PR：運動パターンが単調で複雑な様式で出現しない．CS：動きが硬くみえ，スムーズさや滑らかさに欠け，四肢および体幹の筋が概ね同時に収縮し弛緩する．Ch：振幅の大きい四肢の運動が，混とんとしており，突然出現する．	AF：正常のようだが，振幅や速度，びくつきが誇張されている．F-：FMsが観察されないが，他の運動は観察される．

い信頼性が報告されている[1,7～9].

 実践のコツ・ポイント，留意点など

　自発運動の撮影は，対象児をできるだけ裸に近い状態にして撮影する．視覚・聴覚的な刺激は児の興味をひくため，撮影中は避ける．児の覚醒レベル（ステート）が運動の質に大きく影響するため，ステートをしっかりと観察し，安定しているとき（Prechtlらの分類によるステート4）の自発運動を評価するようにする．啼泣時（ステート5）やおしゃぶりを口にしているときは評価しない．

　評価（撮影）時の修正週数がまだ若い早産児や，重度の脳障害が予想される児では，安定したステートを得ることが困難な場合が多いため，撮影の行いやすさ（ステートの安定性）も神経学的成熟度のチェックポイントとすることができる．また，GMsの観察を発達スクリーニングの一手段として行う場合，他の検査法（画像診断や神経学的行動評価など）と併用することによって，より精度の高い予後予測が可能となる[10,11].

【文献】

https://www.igaku-shoin.co.jp/prd/05775/0401.pdf

ブラゼルトン新生児行動評価 (NBAS)

NBASは，睡眠を維持する能力，原始反射，注意相互作用の検査を行い，自律神経系，運動系，状態調整系，注意相互作用系をふまえ，神経行動学的にベストパフォーマンスをもとに評価する方法である．

概要

NBASは，新生児の内的システム（神経行動の発達）と，外的システム（環境）にもとづいて，対象児の行動を観察して評価する方法である[1]．

NBASは，新生児行動における個性の相違を確認し記述することを目的としており，新生児の行動の機能を，自律神経系，運動系，状態調整系，注意相互作用系に分類し観察・評価するように作成されている．その評価結果をふまえることで，リハビリテーションに加えて，成長発達を促す環境設定や育児・ケアを考えることができる[2,3]．

測定方法

NBASの評価対象は，健康な満期産児（生後2か月まで）であるが，APIB評価の項目の一部が早産児の補足項目として追加されている．

NBASの評価項目は，行動評価に関する27項目と神経学的検査（反射項目）18項目からなる（表1）．検査はある覚醒状態（State）（表2）でしかできないものがあり，検査に約20〜30分を要する[4]．

検査は，哺乳と哺乳の中間の時間帯で，布団やブランケットで覆われた睡眠状態から開始する．静かな薄暗い部屋でState 2から開始されることが望ましい．検査開始にあたり2分間の状態観察の後，最初に漸減反応テストを行い，その後はStateに合わせて柔軟に検査を施行していくが，目覚めた敏活な状態（State 4）になったら順序を自由に変えて方位反応の項目を行う[4]．

評価値の意味

ほとんどの行動評価項目はそれぞれ9ポイントのスケールで評価

2 ブラゼルトン新生児行動評価（NBAS）

表1 NBAS 検査項目

行動項目	反射項目
・光に対する漸減反応 ・ガラガラの音に対する漸減反応 ・ベルの音に対する漸減反応 ・非生命的視覚刺激に対する方位反応 ・非生命的聴覚刺激に対する方位反応 ・非生命的視聴覚刺激に対する方位反応 ・生命的視覚刺激に対する方位反応 ・生命的聴覚刺激に対する方位反応 ・生命的視聴覚刺激に対する方位反応 ・敏活さ　　　　・全身的な緊張 ・運動の成熟性　・座位への引き起こし ・防御反応　　　・活動性 ・興奮の頂点　　・状態向上の迅速性 ・興奮性　　　　・状態の易変化性 ・抱擁　　　　　・なだめ ・自己鎮静行動　・手を口に持っていく行動 ・振戦　　　　　・皮膚の色の変化性 ・驚愕　　　　　・微笑み	・足底把握反射 ・Babinski 反射 ・足クローヌス ・探索反射 ・吸啜反射 ・眉間反射 ・他動運動に対する上肢の緊張 ・他動運動に対する下肢の緊張 ・手の把握反射 ・台乗せ反射 ・起立反射 ・自律歩行 ・匍匐反射 ・側弯反射 ・頭と目の緊張性偏位 ・眼振 ・緊張性頸反射 ・Moro 反射

される．一部の行動評価では，1点や9点が最高のものもあれば，5点で最高のものもある．つまりNBASは，意図的に1つの要約スコアの計算に適しているのではなく，個々の

表2 NBAS の睡眠覚醒状態（state）の分類

State 1	目を閉じ規則正しい呼吸での深い眠り
State 2	目を閉じた浅い眠り，急速な眼球運動
State 3	眠そうな半眠りの状態，なめらかな運動
State 4	輝きのある目つきをした敏活（alert）な状態，運動の活動性は最小
State 5	短くぐずって声を出す状態，目は開けかかりの運動の活動性がある
State 6	啼泣状態（刺激を受けつけないほどの啼泣）

表現型を把握することに焦点をあてており，それにより対象児に対する両親の理解を深めるのに役立つようになっている．しかし，クラスター法により，NBAS の主項目と反射を7つの群に分類し，各項目について高い点数が良い反応を示すように変換することで，各群の項目の点数を平均することでクラスター値を算出し研究などで利用する[2]．

【文献】

https://www.igaku-shoin.co.jp/prd/05775/0402.pdf

3 早産児行動評価(APIB)

睡眠を維持する能力,原始反射,注意相互作用の検査を行い,その反応をもとに,自律神経系,運動系,状態調整系,注意相互作用系,自己調節系をふまえて,神経行動学的に脆弱性を含めた特徴を評価し,弱みをサポートし,強みを促すケアやかかわり方を提案する.

概要

APIBは,ハイリスク児や正期産の新生児に適した神経行動学的評価法で,新生児の神経行動能力と発達状況を検査する手段の1つである.

早産児に対する操作は,NBASと同じような手順で行われるが,その評価の質に関してはSynactive Theoryにもとづいており,主な6つのシステムスコアについて評価をするという特徴がある[1].

測定方法

APIBの評価対象は,満期産児および早産児で,呼吸器などの医療的サポートが不要となり,外的環境に適応できる時期から,注意相互作用系が他のサブシステムと協調して,自由に外界を探索し始める時期(出産予定日から1か月程度)までが適応となる.

APIBは,NBASの検査項目を利用し,それらを6つのパッケージにグループ化している.評価は睡眠の項目から始まり,段階的に強い運動を要求する項目へと進み,注意/相互作用の項目で最高潮に達し,合計287項目がスコアされる.

評価値の意味

APIB評価では,それぞれのサブシステムは,評価項目全体を通じてシステムスコアとして評価される.各システムスコアの評価は1～9で,9は最も脆弱なパフォーマンスを示し,1は最もたくましく適切に組織化されていることを示す(**図1**)[1].

このシステムスコアは,早産児の場合,7～9の範囲にあることが多く正常新生児の場合は,4～6の範囲にあることが多い.

3 早産児行動評価（APIB）

図1 APIBの評価表の一部
文献2）より転載

> ### 💡 実践のコツ・ポイント，留意点など
>
> APIBは，早産児やその他の脆弱な児を対象として用いられるため，検査者は対象児の微妙な手がかりと反応に常に注意を払う必要がある．つまり，さまざまなシステムの変化の様子を適切に判断し，休憩を取り，対象児の新たなストレス信号の徴候を和らげ，必要であれば検査を中止する能力も必要とされる．
>
> このように対象児の行動に合わせて介入や刺激の方法や量を調節することは，まさに対象児に刺激を通して尋ね，対象児が行動で答えている会話であり[3]，APIBに限らず，対象児へのケアやリハビリテーションを実施するうえでも重要である．

【文献】

https://www.igaku-shoin.co.jp/prd/05775/0403.pdf

ハマースミス乳児神経学的検査 (HINE)

HINE は，HNNE をもとに，新生児以降の神経学的検査として開発されたものである[1]．

代表的な評価法

代表的な乳児の神経学的検査として，HINE と SINDA がある．現在，日本語で使用できるのは HINE のみである（文献[3]から日本語版のダウンロードが可能）．

概要

HINE は 3 つのセクション（①神経学的検査，②運動マイルストーン，③行動）から構成されるが，スコア化されるのは神経学的検査のみである．検査項目は 26 項目で，脳神経機能，姿勢，運動，筋緊張，反射と反応の 5 つのサブセクションに分かれている．一般に，HINE という場合，セクション 1 の神経学的検査を指す（表 1）．生後 2 か月から 2 歳未満の子どもが対象であり，専門知識が少ないスタッフでも簡単に評価できる[2]．

測定方法

HINE の評価は，子どもの覚醒状態を観察しながら行う．各項目の最大スコアは 3 点であり，全 26 項目の合計スコアは最大 78 点である．左右差がある項目は，非対称性を明記し，左右それぞれに最適な点数を付け，その平均点を算出する．スコアリングはあとで行うことが推奨される．

評価値の意味

HINE スコアは，脳性麻痺のリスクを早期に発見するために有用である．健康な正期産児の HINE スコアの中央値は，3 か月で 67 点，6 か月で 70 点，12 か月で 73 点である[4,5]．脳性麻痺と診断された 2 歳児では，修正 3〜6 か月時の HINE スコアは，重度の場合（GMFCS レベル Ⅲ〜Ⅴ）で 40 点以下，軽度から中等度の場合（GMFCS レベ

表1 HINE セクション1 神経学的検査の各項目[3]

脳神経機能の評価 (5項目)	筋緊張の評価 (8項目)
・表情	・スカーフ徴候
・眼の動き	・他動的肩挙上
・視角反応	・回内・回外
・聴覚反応	・股関節外転
・吸啜と嚥下	・膝窩角
姿勢の評価 (6項目)	・足関節背屈
・頭部	・座位への引き起こし
・体幹	・腹臥位懸垂
・上肢	反射と反応 (5項目)
・手指	・上肢保護
・下肢	・垂直懸垂
・足部	・側方傾斜
運動の評価 (2項目)	・前方パラシュート
・量的	・腱反射
・質的	

ルI〜II) で40〜60点とされている[2]. また, 満期産のハイリスク児を対象とし, 認知機能の発達の遅れを検出できることも明らかになっている[6].

実践のコツ・ポイント, 留意点など

HINEの評価は, 特定の順序で行う必要はなく, 子どもの機嫌に応じて柔軟に対応することが重要である. 自発的な動作を観察し, 反応が明確でない場合は記述する. 評価が困難な場合や子どもの機嫌が悪い場合は, 時間を置いて再評価を行うことが推奨されるが, 繰り返し過ぎないように注意が必要である.

【文献】

https://www.igaku-shoin.co.jp/prd/05775/0404.pdf

5 血液検査データ

基準範囲は施設によって若干異なるため，検査結果の解釈は，各々が所属する施設での基準範囲を確認して行う必要がある．

赤血球/ヘモグロビン/ヘマトクリット（表1）

貧血などの血液異常の診断および鑑別に欠かせない検査である．基準値よりも高値であれば赤血球増加症，低値であれば貧血を疑う．貧血の種類で最も多いのは，鉄欠乏性貧血である．がん治療の副作用（骨髄抑制）や，がんそのものによって低下する場合がある．

値が高いと多血症が疑われ，骨髄における造血異常により赤血球数が増加する「真性多血症」と，下痢や嘔吐などの脱水症状で血液成分が少なくなり，赤血球濃度が高くなった「相対的多血症」に分けられる．

表1 各項目の年齢別基準値[1]

年齢		赤血球数（×10^4/μL）下限	上限	ヘモグロビン (g/dL) 下限	上限	ヘマトクリット (%) 下限	上限
新生児		290	410	8.7	13.5	25.5	39.0
乳児		298〜380	440〜523	9.0〜10.0	13.5〜14.2	26.6〜30.0	40.0〜41.6
幼児	男	393〜405	535〜538	10.5〜11.0	14.1〜14.2	32.0〜33.5	42.4〜43.0
	女		530〜538	10.7〜11.1	14.1〜14.2	31.7〜33.0	42.4〜43.0
学童期	男	410	529	11.5	14.4	34.8	43.0
	女	407〜410	520〜530	11.5	14.4	34.5	43.0
青年期	男	415〜425	540〜560	12.2〜12.6	15.7〜16.5	35.8〜36.4	45.0〜48.0
	女	400〜407	510	11.8〜11.9	14.9	35.0	43.0〜43.6
成人	男	430	580	13.7	16.5	40.0	51.0
	女	380	490	11.5	14.6	35.0	44.0

新生児：0か月，乳児：1〜6か月，幼児：1〜3歳，学童期：6〜12歳，青年期：12〜15歳，成人：20歳

5　血液検査データ　**101**

白血球（表2）

　白血球には，免疫・生体防御機能が備わっており，炎症反応により血液中に増加する．正常であれば，1日につき約1,000億個産生されるといわれている．また，白血病などの造血器腫瘍では，未熟な白血球や異常な白血球が血液中に放出されることで増加する．がん治療の副作用（骨髄抑制）や，がんそのものによって低下する場合がある．

　白血球は，以下の5つの分画に分類され，それぞれが主な役割を担っている．①好中球：貪食・殺菌作用，②リンパ球：免疫作用，抗体産生，③単球：貪食作用，④好酸球：アレルギー反応に関与，寄生虫に反応，⑤好塩基球：アレルギー反応に関与

表2　年齢別白血球数と分画[3]

年齢	白血球数 (×10³/µL)		好中球			リンパ球		
	平均値	範囲	平均値	範囲	%	平均値	範囲	%
出生時	18.1	9〜30	11	6〜26	61	5.5	2〜11	31
6か月	11.9	6〜17.5	3.8	1〜8.5	32	7.3	4〜13.5	61
1歳	11.4	6〜17.5	3.5	1.5〜8.5	31	7	4〜10.5	61
4歳	9.1	5.5〜15.5	3.8	1.5〜8.5	42	4.5	2〜8	50
6歳	8.5	5〜14.5	4.3	1.5〜8	51	3.5	1.5〜7	42
10歳	8.1	4.5〜13.5	4.4	1.5〜8.5	54	3.1	1.5〜6.5	38
16歳	7.8	4.5〜13.0	4.4	1.8〜8	57	2.8	1.2〜5.2	35
21歳	7.4	4.5〜11.0	4.4	1.8〜7.7	59	2.5	1〜4.8	34

血小板（PLT）（表3）

　PLT は血管損傷に対する止血に重要な役割を果たし，PLT の寿命は約8日間とされ，脾臓や肝臓で処理される．

　PLT が減少する疾患には，産生能が低下したもの（先天性血小板減少症など）と破壊や消費が亢進するもの（特発性血小板減少性紫斑症，全身性エリテマトーデスなど）の大きく2群に分かれる．PLT が増加する疾患として，ウイルス感染症や川崎病のほかに，

慢性骨髄性白血病などの骨髄増殖性腫瘍がある．また，がん治療の副作用（骨髄抑制）や，がんそのものによって低下する場合がある．

表3 血小板の年齢別基準値
（×10^4/μL）[1]

年齢	下限	上限
乳児	22.0〜28.0	76.0〜91.0
幼児	16.8〜18.0	58.0〜65.0
学童期	18.0	44.0
青年期	17.0〜18.0	41.0〜44.0
成人	16.0	37.0

新生児：0か月，乳児：1〜6か月，幼児：1〜3歳，学童期：6〜12歳，青年期：12〜15歳，成人：20歳

凝固能①：PT/APTT（表4）

PTは，凝固系の外因系を反映する．APTTは，凝固系の内因系を反映する．

手術前のスクリーニング（出血傾向）としてよく用いられる．各凝固因子の欠乏やDICでも数値は延長する．

男性でAPTTのみ延長している場合は，血友病が疑われる．肝機能が低下すると，血液中の凝固因子が減少し，止血までに時間を要する．ワルファリンなどの抗凝固薬投与時のモニタリングとしてPT-INRが使用される．あくまでスクリーニング検査であり，確定診断にはこのほか，凝固因子活性や血小板機能，骨髄穿刺，FDP，D-ダイマーなどの検査が必要となる．

表4 各項目の基準値[4]

PT（秒）	INR	APTT（秒）
11〜13	0.75〜1.15	30〜45

正常対照を一緒に測定するため，成人と基準値が異なることはない

凝固能②：フィブリノゲン/FDP/D-ダイマー（表5）

フィブリノゲンは凝固第I因子であり，肝臓にて合成される．出血部位でトロンビンにより分解・活性化されてフィブリンを形成し

止血血栓をつくり，血小板凝集反応でも必要となり，凝固系の中心的役割を担う物質である．

フィブリノゲンは炎症性疾患や悪性疾患などで増加する一方，DICでは消費されて減少する．FDPおよびD-ダイマーは，DICまたは深部静脈血栓症や肺塞栓症などの血栓や塞栓症血栓溶解療法時には高値を示す．

表5 各項目の基準値[4]

フィブリノゲン (mg/dL)	FDP (μg/mL)	D-ダイマー (μg/mL)
200〜400	1〜10	0.15〜1.0

フィブリノゲンは，新生児ではさらに低値を示す
FDPおよびD-ダイマーは，検査法や試薬によって異なる

【文献】
https://www.igaku-shoin.co.jp/prd/05775/0405.pdf

6 生化学検査データ

基準範囲は施設によって若干異なるため,検査結果の解釈は,各々が所属する施設での基準範囲を確認して行う必要がある.

肝機能①:AST/ALT/LDH(表1)

- 肝臓は,①有害物質の解毒,②栄養素の合成・代謝・貯蔵,③胆汁の合成・代謝などを担う.
- AST と GOT は同義である.
- AST と ALT は,肝機能を示す重要な指標であり,広く用いられている.
- LDH は,体内の組織や臓器に広く分布しており,肝・心疾患だけでなく,悪性腫瘍や貧血のスクリーニング検査として用いられ,激しい運動や筋肉注射などのあとには上昇する.
- ステロイド製剤などで上昇し抗がん薬や免疫抑制薬では低下する.

表1 各項目の年齢別基準値[1]

| 年齢 || AST || ALT || LDH ||
		下限	上限	下限	上限	下限	上限
新生児		20	62	11	45	198	404
乳児		21〜25	64〜68	12〜13	50〜55	201〜211	405〜428
幼児	男	23〜24	38〜57	9	28〜38	190〜202	365〜437
	女	24			27〜38		
学童期	男	15〜24	31〜38		28〜32	145〜175	270〜320
	女		30〜38		27〜28		
青年期	男	14	30		35	130	250
	女	13	28		29		
成人	男	14	32		41	120	250
	女	12	27		32		

新生児:0 か月,乳児:1〜6 か月,幼児:1〜3 歳,学童期:6〜12 歳,青年期:12〜15 歳,成人:20 歳

肝機能②：γ-GTP/LAP/ALP/ChE（表2）

- γ-GTP，LAP，ALP はともに胆道系酵素であり，細胆管上皮細胞に存在している．
- γ-GTP が最も肝・胆管系疾患に特異性が高い．
- γ-GTP は，新生児であれば正常上限の5～6倍，新生児以降は徐々に低下し，生後5～6か月で成人レベルとなる．
- 小児期，特に成長の著しい時期は骨形成が盛んであるため，骨由来の ALP が上昇する．
- ChE は肝細胞で合成され，肝機能障害や栄養状態を反映する．

表2　各項目の年齢別基準値[1]

年齢		γ-GTP 下限	γ-GTP 上限	LAP Leucine amide 法	LAP Leucyl-p-nitroanilide 法	ALP 下限	ALP 上限	ChE 下限	ChE 上限
新生児		50	350			530	1,610	200	442
乳児		8～30	90～250			420～510	1,580～1,620	205～230	457～468
幼児	男	6	37～45	6～50	30～70	395～420	1,200～1339	250	480～485
幼児	女	6	37～45			395～420	1,130～1,289	250	480～485
学童期	男	7～8	20～37			440～455	1,230～1,500	235～250	460～480
学童期	女	7～8	20～34			300～460	1,250～1,380	235～250	460～480
青年期	男	9	48			270～455	1,200～1,500	220～235	445～460
青年期	女	9	41			155～300	900～1,380	220～235	445～460
成人	男	10	74			150	1,200	210	420
成人	女	10	52			120	340	210	420

新生児：0か月，乳児：1～6か月，幼児：1～3歳，学童期：6～12歳，青年期：12～15歳，成人：20歳

栄養状態：TP/Alb（表3）

- 栄養状態や肝・腎機能を評価するうえで重要な指標である.
- 血清中の主な蛋白は, Alb と免疫グロブリンであるが, その他計100種類以上の蛋白が存在し, その総和が TP として測定される.
- TP のうち, 約6割を Alb, 約2割をグロブリンが占めている.
- Alb は肝臓で産生され, 血液中の浸透圧を調整し体水分量バランスを維持したり, 脂肪やビタミンなどの栄養素の運搬を担ったりしている.
- 何らかの病的状態により蛋白の合成・分解のバランスが崩れて異常値を示す.
- 脱水症の場合, TP だけでなく Alb も高値を示すことが多い.
- 蛋白質の摂取不足による栄養障害や消化管における吸収障害, ネフローゼ症候群などによる漏出などで低値を示し, 浮腫や腹水, 易疲労性をきたす.
- TP は20歳台で最も高く, その後加齢とともに低下していく.
- アルブミン/グロブリン比は, 現在では各蛋白の測定が容易となったこともあり, 臨床で使用されることは非常に稀となった.

表3　各項目の年齢別基準値（g/dL）[1]

年齢	TP		Alb	
	下限	上限	下限	上限
新生児	4.7	6.4	3.0	4.1
乳児	4.9〜5.3	6.6〜7.2	3.1〜3.2	4.3〜4.8
幼児	5.7〜6.0	7.5〜7.7	3.4〜3.5	4.7〜4.8
学童期	6.2〜6.3	7.7〜7.8	3.6〜3.8	4.7
青年期	6.3	7.8	3.8	4.7〜4.8
成人	6.3	7.8	3.8	4.8

新生児：0か月, 乳児：1〜6か月, 幼児：1〜3歳, 学童期：6〜12歳, 青年期：12〜15歳, 成人：20歳

腎機能(表4,5)

- 腎臓は血液中の老廃物や不要物を濾過し，余分な水分とともに尿として排出する器官である．
- BUN，Cr，尿酸は，腎臓を中心に排泄される残余窒素である．
- 腎機能のスクリーニング検査では，BUN と Cr を同時に測定する．
- BUN は蛋白の代謝産物として体内に蓄積する有害なアンモニアから肝臓で合成される終末代謝産物であり，低下する原因として①腎前性，②腎性，③腎後性に分けられる．
- Cr は筋収縮のエネルギー源であるクレアチンの終末代謝産物であるため（骨格筋量に比例），外的要因の影響を受けずに腎機能を評価でき，推算糸球体濾過量を算出することができる．
- 尿酸は蛋白のなかでも特にプリン体の代謝産物であり，その異常は体内の UA の生成亢進と腎臓での排泄低下によるものである．
- 尿酸値が高い状態が続くと，結晶として関節に蓄積され関節痛を引き起こす（痛風発作）．
- いずれの指標も，激しい運動やトレーニングにより上昇する．

表4　各項目の年齢別基準値[1]

年齢		BUN		尿酸	
		下限	上限	下限	上限
新生児		3.7	15.5	1.8	5.3
乳児		2.3～2.8	14.5～15.0	2.0～2.5	5.9～6.2
幼児	男	3.7～5.5	18.6～19.3	2.6	6.4～6.5
	女			2.6	6.3～6.4
学童期	男	6.6～6.8	19.2～19.6	2.6～3.0	6.5～7.0
	女			2.6～2.9	6.1～6.3
青年期	男	6.8	18.8	3.6	7.6
	女			2.9	6.4
成人	男	6.8	18.6	3.9	7.8
	女			2.9	6.5

新生児：0 か月，乳児：1～6 か月，幼児：1～3 歳，学童期：6～12 歳，青年期：12～15 歳，成人：20 歳

表5 Cr の年齢別基準値（mg/dL）[2]

年齢		2.5% tile	50% tile	97.5% tile
3 か月〜12 歳未満（男女共通）				
3〜5 か月		0.12	0.2	0.27
6〜8 か月		0.13	0.21	0.33
9〜11 か月		0.14	0.23	0.35
1 歳		0.14	0.23	0.35
2 歳		0.17	0.24	0.45
3 歳		0.2	0.27	0.39
4 歳		0.2	0.3	0.41
5 歳		0.25	0.34	0.45
6 歳		0.25	0.34	0.48
7 歳		0.28	0.37	0.5
8 歳		0.27	0.4	0.53
9 歳		0.3	0.41	0.55
10 歳		0.3	0.4	0.61
11 歳		0.34	0.45	0.61
12〜17 歳未満（男女別）				
12 歳	男	0.39	0.53	0.62
	女	0.39	0.52	0.69
13 歳	男	0.4	0.59	0.81
	女	0.4	0.53	0.7
14 歳	男	0.54	0.65	1.05
	女	0.46	0.58	0.72
15 歳	男	0.47	0.68	0.93
	女	0.47	0.56	0.72

心筋逸脱酵素（表6）

・CK は骨格筋，心筋，平滑筋および脳で活性が高く，細胞が傷害されて血液内に逸脱する酵素であり，筋疾患，心疾患だけでなく中枢神経系疾患などで診断や臓器障害の程度を把握する.

・血清 CK は，小児期を通じて変動し，新生児・乳児は成人より高いことが多いため，注意を要する.

・CK は，クレアチン＋ATP⇔クレアチンリン酸＋ADP の反応を可逆的に触媒する転移酵素である.

表6　CK の年齢別基準値（IU/L)[1)]

年齢		下限	上限
新生児		44	310
乳児		42〜44	315〜321
幼児	男	39〜43	270〜299
	女	39〜43	270〜295
学童期	男	46〜51	230〜270
	女	45〜46	210〜230
青年期	男	50	275
	女	41	180
成人	男	48	240
	女	37	160

新生児：0 か月，乳児：1〜6 か月，幼児：1〜3 歳，学童期：6〜12 歳，青年期：12〜15 歳，成人：20 歳

血糖(表7)

・血糖値は，血液中の D-グルコースの濃度であり，食事や運動により変動する．

・HbA1c は，赤血球が血液中を循環し，グルコースと結合する糖化を利用した検査であり，過去 1～3 か月間の血糖値を反映し，糖尿病の診断や血糖コントロールの指標として最もよく用いられる．

・グリコアルブミンは，血清アルブミンの糖化産物で，半減期が約 17 日であることから，過去 1～2 週間の平均血糖値を反映している．

・グリコアルブミンは HbA1c に比べてより短期間の血糖変動状態をとらえるられる．

表7 空腹時血糖値および 75 g OGTT 2 時間値の判定基準（mg/dL）

	正常域	糖尿病域
空腹時値	<110	≧126
75 g OGTT 2 時間値	<140	≧200
75 g OGTT の判定	両者を満たすものを正常型とする	いずれかを満たすものを糖尿病型とする
	正常型にも糖尿病型にも属さないものを境界型とする	

随時血糖値 ≧ 200 mg/dL および HbA1c ≧ 6.5 %（基準値：4.6～6.2 %）の場合も糖尿病型とみなす

コレステロール(表8,9)

・コレステロールは，リン脂質や遊離脂肪酸などとともに血液中に存在する脂質成分であり，細胞膜・各種ホルモン・胆汁酸を産生する材料となる．

・脂肪酸と結びついたエステル型と遊離型を合わせて，総コレステロールという．

・蛋白質などと結合しリポ蛋白質として，体内の血管壁に貯留したコレステロールを肝臓に運ぶ役割をもつ HDL-C（善玉）と，肝臓のコレステロールを全身に運ぶ LDL-C（悪玉）に分けられる．

6　生化学検査データ　111

・両者のバランスが崩れて起こる脂質異常症や動脈硬化症の評価に有用である.

表8　総コレステロールの年齢別基準値（mg/dL）[1]

年齢	下限	上限
新生児	109	218
乳児	113〜124	225〜238
幼児	125〜126	247
学童期	125	230
青年期	127	230
成人	130	230

新生児：0か月，乳児：1〜6か月，幼児：1〜3歳，学童期：6〜12歳，青年期：12〜15歳，成人：20歳

表9　各項目と異常値（mg/dL）[3]

検査項目	異常値
TC	≧220
HDL-C	<40
LDL-C	≧140

いずれも直接法で測定された値である

中性脂肪（表10）

・中性脂肪は，動脈硬化の危険因子として測定される.
・運動には血液中の糖質が使用されるが，糖質が不足すると，蓄えられた中性脂肪が遊離脂肪酸に分解されて血液中に放出され，エネルギー源として使用される.
・中性脂肪値は前述した総コレステロール，LDL-C とともに動脈硬化病変と強く相関し，小児期より脂質異常症の指標として重要である.

表10　中性脂肪の年齢別基準値（mg/dL）[4]

年齢	男性	女性
臍帯血	34（14〜84）	34（14〜84）
1〜4歳	56（29〜99）	64（34〜112）
5〜9歳	52（28〜85）	64（32〜126）
10〜14歳	63（33〜111）	72（39〜120）
15〜19歳	78（38〜143）	73（36〜126）

中央値（5〜95th）で記載，12時間以上の絶食後の値となる

112　第4章　子どもの心身の評価と測定値―臨床編

ビリルビン（表11）

・肝・胆道疾患（特に黄疸）の診断に必要不可欠な検査である.
・体内で生成されるビリルビンの約8割が老廃赤血球のヘモグロビンに由来する.
・総ビリルビンは，直接ビリルビン（肝臓で無毒化したもの）と間接ビリルビン（肝細胞で処理される前）に分けられる.
・小児の総ビリルビン値は，生理的黄疸や母乳性黄疸を呈する新生児期以降は成人値とほぼ等しい.

表11　総ビリルビン（mg/dL）の年齢別基準値[1]

年齢	下限	上限
新生児	0.4	3.2
乳児	0.1〜0.3	0.6〜2.3
幼児	0.2〜0.3	0.7〜0.9
学童期	0.3	0.9〜1.1
青年期	0.3	1.3
成人	0.3	1.4

新生児：0か月，乳児：1〜6か月，幼児：1〜3歳，
学童期：6〜12歳，青年期：12〜15歳，成人：20歳

電解質①：Na/K/Cl（表12）

・電解質とは，血液中に溶けた物質が電子を帯びてイオンとなったもの.
・Naは，主に細胞外液に存在し，浸透圧を一定に保ち，水分量の調整や酸塩基平衡の維持に重要な役割を担っている.
・Kのほとんどが細胞内に存在し，神経や筋（特に心筋）などの興奮性細胞の機能に大きく影響し，蛋白，グリコーゲンの合成にも関与している.
・Clは，Naと同様，細胞外液中に塩化ナトリウム（NaCl）として存在し，水分平衡や浸透圧調整を担う.
・電解質の排泄のほとんどを腎臓が担うため，腎機能障害があると

異常値を示す.

- 腎以外の原因として，嘔吐や下痢による消化管からの喪失，食欲低下や偏食による摂取不足，さらには薬剤の作用によるものもある.

表 12　各項目の年齢別基準値（mEq/L）[1]

年齢	Na		K		Cl	
	下限	上限	下限	上限	下限	上限
新生児	135	143	4.1	6.0	101	111
乳児	135	143	4.0〜4.2	5.4〜5.9	101	110〜111
幼児	135〜136	143〜144	3.6	4.8〜5.1	101	110
学童期	137〜138	144	3.6	4.7	101〜102	109〜110
青年期	138	144	3.7	4.7	102	109
成人	138	144	3.7	4.7	102	109

新生児：0 か月，乳児：1〜6 か月，幼児：1〜3 歳，学童期：6〜12 歳，青年期：12〜15 歳，成人：20 歳

電解質②：Ca/P/Mg（表13）

- いずれの項目も，骨代謝異常や内分泌異常の診断に有用な項目である.
- Ca は，骨吸収と骨形成を通じて細胞外液濃度の恒常性維持に寄与しており，血清成分のなかでも，その濃度は厳密に調整されている.
- P は，ほとんどが骨または細胞内に Ca などと結合して存在している.
- Mg は，成人の生体内に約 20〜28％存在し，その 60〜70％が骨組織，30％が筋肉，肝臓などに分布していることから，血清 Mg 値のわずかな低下であっても，体内の総量としては大きく低下している可能性がある.
- いずれの値の異常も，他の電解質異常と併発していることが多く，医原性の場合も少なくない.

表13　各項目の年齢別基準値（mEq/L）[1]

年齢	Ca	P	Mg
新生児	8.8〜11.3	4.8〜7.4	1.8〜2.2
乳幼児	9.4〜10.8	4.5〜6.2	－
学童期	9.4〜10.3	3.6〜5.8	－
成人	8.8〜10.2	2.4〜4.5	－

新生児：0か月，乳幼児：1か月〜3歳，学童期：6〜12歳，成人：20歳としている

血液ガス（表14）

・わずかな血液採取で，呼吸，循環，代謝，酸塩基平衡の異常が検知可能である．

・動脈血 pH は，血液ガスの酸塩基平衡の評価に用いられ，基準値を上回るとアルカレミア，下回るとアシデミアといわれ，pH を下げようとする作用をアシドーシス，上げようとする作用をアルカローシスと呼び，それぞれ呼吸性と代謝性がある．

・PaO_2/CO_2，HCO_3^- の測定値と合わせて解釈する．

・酸塩基平衡は，肺における $PaCO_2$ の調整と，腎臓における HCO_3^- と H^+ の調節で維持されている．

・HCO_3^- は，血液 pH と $PaCO_2$ から算出される（Henderson-Hasselbach の式）．

表14　各項目の年齢別基準値[6]

年齢	pH	PaCO$_2$ (mmHg)	HCO$_3^-$ (mmol/L)
生後1週間（早産児）	7.34±0.06	31±3	17.2±1.2
生後6週間（早産児）	7.38±0.06	35±6	21.9±4.4
出生時（満期産児）	7.24±0.05	49±10	20.0±2.8
生後1時間（満期産児）	7.37±0.05	34±9	19.0±2.3
3〜6か月	7.39±0.03	36±3	22.0±1.9
21〜24か月	7.40±0.02	35±3	21.8±1.6
3.5〜5.4歳	7.39±0.04	37±4	22.5±1.3
5.5〜12歳	7.40±0.03	38±3	23.1±1.2
12.5〜17.4歳	7.38±0.03	41±3	24.0±1.0
成人男性	7.39±0.01	41±2	25.2±1.0

【文献】

https://www.igaku-shoin.co.jp/prd/05775/0406.pdf

免疫学的検査データ

 基準範囲は施設によって若干異なるため，検査結果の解釈は，おのおのが所属する施設での基準範囲を確認して行う必要がある．

急性期蛋白(表1)

- 急性期蛋白とは，感染症などの炎症性疾患や組織破壊の急性期において反応性に産生される血漿蛋白であり，一部がバイオマーカーとして臨床に使用されている．
- CRPは，感染症を含む炎症，組織破壊に広く反応し，比較的ゆっくりとした経過をたどる．
- CRPは，炎症性疾患発症後6時間後に上昇し始め，24時間以内に急増する．
- プロカルシトニンは，炎症，組織破壊に対する反応がより速く，敗血症の診断や経過をたどるうえで有用である．
- プレセプシンは，細菌感染，敗血症により特異的なマーカーで反応が速く，敗血症のより早期の診断および経過をたどるうえで有用である．
- プロカルシトニンとプレセプシンはより特異性に優れ，非感染性炎症では増加しないことが多く，細菌感染症の鑑別やその重症度判定に優れた検査項目である．

表1 各項目の基準値[1,2]

検査項目	基準値
CRP (mg/dL)	<0.2
プロカルシトニン (ng/mL)	<0.05
プレセプシン (pg/mL，全血，95% tile)	314

免疫グロブリン(Ig) (表2)

- Igは，蛋白に対する抗体であり，B細胞系細胞より産生される．
- 分子構造の違いにより，IgG, IgA, IgM, IgD, IgE の5つに分けられる．
- IgG は血液中の免疫グロブリンの約7割を占め，他と異なり胎盤通過性を有するため新生児の免疫能に寄与する．
- IgA は血液中の免疫グロブリンの約2割を占め，腸管，気道などの粘膜や初乳に多く存在し，局所で細菌やウイルス感染の予防に寄与する．
- IgM は血液中の免疫グロブリンの約1割を占め，何らかの感染症を発症した際に，初めに産生される抗体である．

表2 各項目の年齢別基準値[3]

年齢	IgG 平均	IgG ±2 SD	IgA 平均	IgA ±2 SD	IgM 平均	IgM ±2 SD
1か月	680	400〜1,030	10		47	21〜96
3か月	560	290〜960	14		66	30〜127
6か月	550	290〜950	21	8〜50	95	46〜176
1歳	785	465〜1,215	44	15〜113	151	69〜287
3歳	905	535〜1,340	67	24〜167	163	75〜306
6歳	1,050	640〜1,510	110	42〜248	176	82〜329
12歳	1,200	770〜1,700	164	67〜363	184	86〜343
15歳	1,230	795〜1,745	183	77〜405	179	83〜333

【文献】

https://www.igaku-shoin.co.jp/prd/05775/0407.pdf

8 内分泌学的検査データ

基準範囲は施設によって若干異なるため,検査結果の解釈は,おのおのが所属する施設での基準範囲を確認して行う必要がある.

成長ホルモン(GH)(表1,2)

- GHは,身体の成長を促通する作用があり,代謝を調節する役割を担っている.
- 肝臓に働き,IGF-1と呼ばれる成長因子に影響を与えるため,IGF-1も同時に測定される(間接的指標).
- 小児におけるGH基礎値の明確な基準値は存在しない.
- GH分泌不全症の診断には,GH分泌刺激試験を要し,各試験でのGH頂値を検討することで診断が可能となる.
- GH分泌不全性低身長症は,その他の下垂体ホルモンの分泌不全を伴っていることがあり(脳下垂体前葉機能低下症),器質性(頭蓋内腫瘍などの器質異常,仮死や黄疸遷延などの周産期異常,約10%)と特発性に分けられる.

表1 各GH分泌刺激試験と判定値(ng/mL)[1]

負荷試験名	正常判定	備考
インスリン,アルギニン,グルカゴン,クロニジン,L-ドーパ負荷試験	GH>6.0(負荷試験頂値)	GH分泌低下(GH分泌不全症)の診断に有用
成長ホルモン放出ペプチド-2負荷試験	GH>16.0(負荷試験頂値)	

表2 GH分泌抑制試験と判定値(ng/mL)[1]

負荷試験名	正常判定	備考
経口負荷試験(OGTT)	GH>0.4(負荷後120分以内のGH)	GH分泌過剰(下垂体巨人症)の診断に有用

性腺刺激ホルモン（表3）

・思春期前は LH，FSH の分泌は抑制されている．

・思春期年齢に達すると，上位中枢からの抑制が解除され，視床下部から性腺刺激ホルモン放出ホルモンが分泌され，下垂体前葉からの LH，FSH 分泌量が増加し，性腺の発育，性ホルモンが増加し，二次性徴に至る．

・乳児期早期（1〜3 か月）では，思春期に匹敵するほどの性腺ホルモンの分泌増加が起こるとされている．

・他の哺乳類と比べて，ヒトでは思春期前期が極端に長く，これは思春期発来以前に大脳皮質の発育/成熟を達成するためであると推測されている．

・前思春期に視床下部下垂体性の性腺機能低下症の診断を行うには，LH-RH 負荷試験が必要である．

・一般的に，二次性徴は遅くとも男性 15 歳，女性 12 歳で発来し，Tanner 2 度に到達するため，その年齢を超えて二次性徴の徴候が明らかでなく，LH/FSH の基礎値を下回った場合，視床下部下垂体性の性腺機能低下症を疑う．Tanner 分類は思春期における二次性徴の成熟度を評価する尺度である（男女とも 5 段階）．

・小児がん患者では，治療による晩期合併症の 1 つとして成長発達障害が問題となることがあり，長期にわたってフォローアップが行われている．

表3 男女別基準値（Tanner 分類別，mIU/mL）[2,3]

Tanner 分類	男性		女性	
	LH	FSH	LH	FSH
1 度	≦1.18	≦1.52	≦0.07	0.63〜4.05
2 度	≦1.18	≦2.98	≦2.34	0.27〜5.76
3 度	≦2.32	0.36〜6.24	≦7.34	0.10〜7.19
4 度	≦4.89	0.58〜5.05	0.32〜6.67	0.30〜6.95
5 度	0.61〜5.88	0.79〜7.19	0.4〜21.23	0.41〜8.59

測定法は，いずれも化学発光免疫測定（CLIA，2.5〜97.5 パーセンタイル）を示す

副腎皮質刺激ホルモン(ACTH) (表4)

- ACTH は，下垂体前葉で合成，分泌される 39 個のアミノ酸からなるポリペプチドであり，早朝安静時にピーク値を示し，日内変動があり，ストレスの影響も受けやすい．
- 副腎の機能不全が，副腎の問題なのか，下垂体ホルモンの問題なのかを鑑別するのに必要となる検査である．
- 脳下垂体前葉機能低下症をきたしている場合に出現しやすい症状として，易疲労性や低血圧，食欲減退による痩せ，低血糖，低 Na 血症，意識障害などがある．

表4 ACTH の年齢別基準値[4]

年齢	性別	基準値	年齢	性別	基準値
1 歳未満	男	23.8±11.2	8〜10 歳	男	17.5±7.8
	女	25.8±12.0		女	19.9±78.8
1〜2 歳	男	18.7±6.8	10〜14 歳	男	24.3±13.8
	女	18.4±7.4		女	22.0±16.8
2〜4 歳	男	18.2±9.2	14〜16 歳	男	22.9±6.2
	女	18.6±8.6		女	22.3±16.7
4〜8 歳	男	15.2±7.8	思春期以降	男	22.8±10.5
	女	14.9±7.2		女	23.2±16.8

甲状腺刺激ホルモン(TSH) (表5)

- TSH は，下垂体前葉で合成・分泌され，甲状腺ホルモンの分泌を調節している．
- 甲状腺ホルモンが低く，TSH が高い場合は，甲状腺機能の"低下"を疑う．
- 甲状腺ホルモンが高く，TSH が低い場合は，甲状腺機能の"亢進"を疑う．
- 甲状腺ホルモン，TSH ともに低い場合は，脳下垂体前葉機能の"低下"を疑う．
- 脳下垂体前葉機能低下症をきたしている場合に出現しやすい症状

8 内分泌学的検査データ 121

として，寒気や低体温，脱毛，皮膚の乾燥，徐脈，記憶・集中力
の低下などが挙げられる．

表5 TSH 年齢別基準値（IRMA 法）[5]

年齢		基準値（μU/mL）	年齢		基準値（μU/mL）
1か月		0.77〜7.3 (2.8)	9歳	男	0.46〜4.4 (1.5)
2か月		0.68〜6.5 (2.5)		女	0.33〜4.2 (1.4)
3か月		0.60〜5.8 (2.3)	10歳	男	0.46〜4.3 (1.5)
6か月		0.45〜4.5 (1.7)		女	0.34〜4.2 (1.4)
9か月		0.42〜4.3 (1.6)	11歳	男	0.46〜4.3 (1.5)
1歳	男	0.44〜4.1 (1.3)		女	0.33〜4.1 (1.4)
	女	0.31〜4.0 (1.4)	12歳	男	0.45〜4.2 (1.4)
2歳	男	0.43〜4.0 (1.3)		女	0.32〜4.0 (1.4)
	女	0.31〜4.0 (1.4)	13歳	男	0.45〜4.3 (1.4)
3歳	男	0.43〜4.0 (1.3)		女	0.31〜4.0 (1.4)
	女	0.31〜4.0 (1.4)	14歳	男	0.44〜4.1 (1.3)
4歳	男	0.43〜4.0 (1.3)		女	0.29〜3.8 (1.3)
	女	0.31〜3.9 (1.4)	15歳	男	0.42〜3.9 (1.2)
5歳	男	0.43〜4.0 (1.3)		女	0.28〜3.8 (1.3)
	女	0.31〜3.9 (1.4)	16歳	男	0.41〜3.7 (1.2)
6歳	男	0.43〜4.0 (1.3)		女	0.26〜3.5 (1.1)
	女	0.31〜4.0 (1.4)	17歳	男	0.40〜3.6 (1.1)
7歳	男	0.44〜4.1 (1.4)		女	0.24〜3.3 (1.1)
	女	0.32〜4.0 (1.4)	18歳	男	0.39〜3.5 (1.1)
8歳	男	0.46〜4.3 (1.5)	19歳	男	0.73〜3.3 (1.0)
	女	0.33〜4.1 (1.4)			

基準値は，2.5% tile から 97.5% tile を示し，（　）内は中央値を示す

副甲状腺ホルモン(PTH)（表6）

・副甲状腺から分泌される PTH の分泌状況を評価する．

・PTH は 84 個のアミノ酸からなるペプチドホルモンであり，血液
中のカルシウム濃度を維持するために働く．

・PTH の分泌は，副甲状腺細胞表面上にあるカルシウム感知受容
体によって調節される．

・PTH は血液中のカルシウム濃度を上昇させる働きをしているた

め，i-PTH が低下しているときは，副甲状腺機能低下症が疑われる．

表6　PTH の各基準値（pg/mL）[1]

項目	基準値	測定法
i-PTH	10〜65	ECLIA 法
Whole PTH	14.9〜56.9	ECLIA 法
	8.3〜38.7	CLEIA
高感度 PTH（PTH-HS）	160〜520	RIA2 抗体法

■ 性腺ホルモン（表7,8）

・テストステロンはアンドロゲンの一種で，黄体形成ホルモンの刺激により精巣や副腎で生成され，主に男児の性腺機能の評価に用いられる．
・エストラジオールはエストロゲンのなかで最も生物学的活性が高く，黄体形成ホルモンと卵胞刺激ホルモンの協同作用により卵巣で生成され，主に女児の性腺機能の評価に用いられる．
・年齢や性成熟段階によりその基準値は大きく異なるため注意が必要である．

表7　テストステロン（ng/dL）の年齢別基準値（左：男，右：女）[6,7]

年齢		年齢	
日齢 4〜6 か月未満	8.65〜298.85	日齢 4〜9 歳未満	1.15〜61.96
6 か月〜9 歳未満	感度未満〜35.73	9〜13 歳未満	感度未満〜28.24
9〜11 歳未満	感度未満〜23.34	13〜15 歳未満	10.37〜44.38
11〜14 歳未満	感度未満〜444.38	15〜19 歳未満	14.4〜120.2
14〜16 歳未満	36.02〜632.28	Tanner stage	
16〜19 歳未満	147.84〜793.95	1 度	感度未満〜19.31
Tanner stage		2 度	感度未満〜19.88
1 度	感度未満〜17.87	3 度	感度未満〜41.79
2 度	感度未満〜24.50	4 度	8.93〜41.50
3 度	感度未満〜543.23	5 度	3.75〜49.51
4 度	8.65〜636.31		
5 度	99.71〜759.65		

表8 エストラジオール（ng/dL）の年齢別基準値（左：男，右：女）[6,7]

年齢	
日齢15〜1歳未満	感度未満〜25
1〜11歳未満	感度未満〜13
11〜13未満	感度未満〜26
13〜15未満	感度未満〜28
15〜19未満	感度未満〜38
Tanner stage	
1度	感度未満〜19
2度	感度未満〜18
3度	感度未満〜21
4度	感度未満〜35
5度	17〜34

年齢	
日齢15〜1歳未満	感度未満〜25
1〜9歳未満	感度未満〜10
9〜11歳未満	感度未満〜48
11〜12歳未満	感度未満〜94
12〜14歳未満	11〜172
14〜19歳未満	感度未満〜255
Tanner stage	**Tanner stage**
1度	感度未満〜20
2度	感度未満〜26
3度	感度未満〜86
4度	13〜141
5度	19〜208

ナトリウム利尿ペプチド（表9）

- ナトリウム利尿ペプチドは，ANPとBNP，CNPの3種類の生理活性ペプチドから構成される．
- ANPとBNPは，心筋細胞（心房および心室）で産生され，血管平滑筋，心筋，腎尿細管上皮細胞に存在する受容体を介して，血管拡張作用や利尿作用を発揮し，体液や血圧調整に重要な役割を担う．
- ANPおよびBNP値は，小児心不全の重症度判定や予後を規定する有用なマーカーとして広く用いられている．
- CNPは中枢神経系や血管内皮などで産生され，血管内皮，骨，マクロファージや腎尿細管で作用する局所ホルモンと考えられている．
- 小児心不全症例では，腎機能の未熟さや先天性心疾患に伴う腎機能障害などにより，成人の基準とはやや異なっている．
- NT-proBNPは，血清での測定が可能となるため，より安定な測定結果が得られるため，用いられることが増えている．

表9 各項目の基準値[8,9]

検査項目	基準値
ANP (pg/mL)	<43.0
BNP (pg/mL)	<18.4
CNP (pg/mL)	<2.0
NT-proBNP (pg/mL)	<125

【文献】
https://www.igaku-shoin.co.jp/prd/05775/0408.pdf

9 呼吸

 上下気道，胸郭と肺，肺拡散能，呼吸ドライブを評価する．頻呼吸は肺炎の危険因子に挙げられる．現在臨床的に使用される呼吸評価は呼吸音や呼吸パターンである．近年デジタル聴診器の普及により標準化や客観性が高まりつつある．

代表的な評価法

 聴診，視診，触診による呼吸パターンや呼吸数の評価を行う．特殊な機器が必要な詳しい評価としてグラフィックモニターや生体モニター，$EtCO_2$ から肺コンプライアンスや気道抵抗の評価を行う．

概要および測定方法

 呼吸に関連した評価を組み合わせてアセスメントを行う．特に上気道の開通はどの評価においても必須事項である．
 上下気道は喘鳴の種類と部位を評価する．聴診器により呼吸音および副雑音を聴取し，視診で陥没呼吸の部位やタイミング，努力呼吸や代償呼吸，不穏状態などを評価する．

評価値の意味

 聴診器を用いない状態で，吸気時に乾性の喘鳴や吸気時間の延長を認め，視診で陥没呼吸を認める場合は，上気道の狭窄を疑う．湿性の喘鳴を認め，平手触診で左右の胸郭に振動がある場合は，上気道，気管または主気管支レベルの分泌物を疑い，左右で差がある場合は振動の大きい側に分泌物が存在することを疑う．
 通常の聴診では，気管・気管支上の呼吸音は吸気，呼気ともに聴取され，肺野では呼気が減弱している．
 肺聴診では無気肺や気胸などの肺の含気が低下した状態では，呼吸音の減弱や気管支呼吸音化するため，減弱側の無気肺や閉塞，気胸を疑う．その際，平手触診と視診で同部位の運動性の低下を認める．この場合，上気道を含めた中枢気道の分泌物音は，含気が高い側で大きくなる．一方で末梢気道の分泌物や肺病変がある場合には，

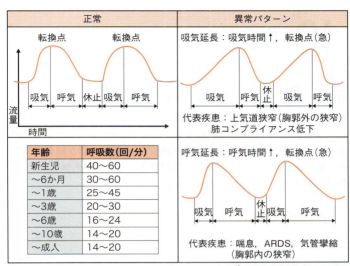

図1 自発呼吸の相の解釈と呼吸パターンの変化[1] および年齢ごとの呼吸数の基準値[2,3]

分泌物がある側のコースクラックルスが大きくなる．

呼気途絶や延長がある場合は，聴診所見と合わせ喘息などの下気道の炎症所見や気管・気管支軟化症を疑う．

> **実践のコツ・ポイント，留意点など**
>
> 小児は呼吸数が速く，視診と聴診の単一方法のみでは吸気と呼気の同定が難しい場合があり，正確な評価のためには複数の評価を組み合わせる必要がある．呼吸数は1分間の計測を行い，経時的に複数回の計測を行う．上気道狭窄がある場合では呼吸数が減少する．下顎の引き出しや姿勢調整により気道を開存し，その前後の呼吸数を計測することで，気道と肺野の状態を別々に評価できる．

【文献】

https://www.igaku-shoin.co.jp/prd/05775/0409.pdf

10 血液ガス

人体はpHを正常域に保つことで生命活動を維持しており,著しく逸脱した場合には生命活動が破綻する.血液ガス分析は,人体にどのような変化が起こっているかを推察するための重要なツールである.従来は動脈血ガス分析が主な検査手段であったが,動脈血と静脈血の疾患による相関関係が示されてきた点[1〜3],小児は血管が脆弱である点,動脈穿刺の侵襲性および動脈痙攣などの潜在的な危険性により,静脈血ガス分析で計測する場合がある.

代表的な評価法

静脈血ガス分析,動脈血ガス分析,毛細血管ガス分析がある.

概要および測定方法

pH,$PaCO_2$,PaO_2,BE,HCO_3^-,(AG)の結果から換気や代謝の状態を把握する.PaO_2以外は動脈血ガス分析と静脈血ガス分析,毛細血管ガス分析で相関がある.

各項目の基準値を表1に示す.また,動脈血に対する静脈血と毛細血管血の各指標の相関関係を表2に示す.

評価値の意味

酸塩基の変化と各代表的な疾患を表3に示す.

pHが低下している状態をアシドーシス,pHが上昇している状態をアルカローシスという.pHが7.35未満になったものをアシデミ

表1 動脈血および静脈血ガスの基準値[4〜6]

	動脈血	静脈血
pH	7.40±0.05	7.37
$PaCO_2$	40±5 mmHg	48
PaO_2	80〜100 mmHg	40
BE	0±2 mmol/L	2.0
HCO_3^-	24±2 mmol/L	26
SaO_2	97〜98%	75

表2 動脈血に対する相関係数[7]

	静脈血	毛細血管血
pH	0.907	0.823
$PaCO_2$	0.978	0.988
PaO_2	0.366	0.674
BE	0.972	0.991
HCO_3^-	0.976	0.991

ア，7.45よりも上昇した場合をアルカレミアという．

　pHを正常値に近づけるための代償作用として呼吸性の代償（肺）と代謝性の代償（腎臓）がある．呼吸性の代償は呼吸数の調節により血中のCO_2の値を調節し，腎性の代償はH^+を尿中に排泄し，HCO_3^-の再吸収により調節を行う．pHが崩れた原因が呼吸性であれば代謝性に代償（2〜3日）を行い，代謝性が原因であれば呼吸性に代償（数分）を行う．代償による緩衝作用ではpHを逆転するほどの作用は起こらない．

　代謝性アシドーシスの場合にはAGに着目し，AG正常型とAG開大型に分けて原因検索を行う必要がある．

表3 酸塩基の変化と各代表疾患　※（ ）内は代償性の変化

	アシドーシス	代表疾患	アルカローシス	代表疾患
呼吸性	$PaCO_2$　↑↑ （HCO_3^-　　↑）	呼吸器感染 慢性呼吸不全	$PaCO_2$　↓↓ （HCO_3^-　　↓）	過換気症候群
代謝性	HCO_3^-　↓↓ （$PaCO_2$　↓）	糖尿病 急性腎不全	HCO_3^-　↑↑ （$PaCO_2$　↑）	繰り返す嘔吐 利尿薬の使用

実践のコツ・ポイント，留意点など

　重症心身障害児や神経筋疾患で慢性的な呼吸不全を認める場合には，呼吸不全により高二酸化炭素血症を呈する場合がある．慢性的な場合にはpHを正常域に保つためHCO_3^-で代償される．その場合に，バッグバルブマスクなどを用い，過剰に換気補助を行うと，呼吸抑制が起こる場合があり注意が必要である．また，夜間に閉塞性あるいは中枢性の睡眠時無呼吸を認める例も多く，夜間の無呼吸・低呼吸の状態やバイタルサインに加えて，日中の覚醒度や不穏，てんかん発作の頻度などを家族に確認する必要がある．入院により評価し，必要に応じて非侵襲的陽圧換気療法などの導入を検討する．

【文献】

https://www.igaku-shoin.co.jp/prd/05775/0410.pdf

11 X線検査

X線検査は，子どものリハビリテーションにおいて，骨や関節の正確な評価を行うための重要なツールである．特に，股関節，膝関節，足関節の評価において，各種の角度や距離の測定が行われる．これらの評価法は，二次障害の早期発見や治療効果の判定に不可欠である．

代表的な評価法

股関節ではSharp角，MP，ARA，TDD，Shenton lineなどがあり，脊柱ではCobb角，Nash-Moe法，膝関節ではISI，足部では正面距踵角や側面距骨第一中足骨角などがある．

股関節—Sharp角

臼蓋形成不全の指標として用いる．両股関節前後像で，臼蓋外側縁と涙痕下端を結ぶ線と骨盤水平線のなす角度を測定する（**図1**）．正常値は40°以下で，45°以上の場合は臼蓋形成不全と判定する．

股関節—MP

股関節亜脱臼や脱臼の指標である．両股関節前後像で大腿骨頭の割合を測定する（**図1**）．33％以上は股関節亜脱臼，75％以上は股関節脱臼と診断する．2歳半時点で33％以上の場合は，5歳時に股関節に問題が生じる．

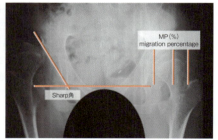

図1 Sharp角とMP

臼蓋外側縁傾斜角(ARA)

臼蓋形成不全の程度を表す．両股関節前後像で骨盤水平線と臼蓋外側縁の接線のなす角を測定する（図2）．骨盤水平線より下方がプラスの値となる．正常値は0°以上であり，骨盤水平線より上方は異常（マイナスの値）となる．

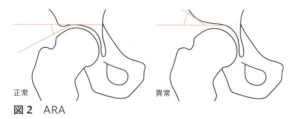

図2 ARA

骨頭-涙痕間距離(TDD)

股関節の側方化の指標である．涙痕外側縁と大腿骨骨幹端内側縁との距離を測定する（図3）．正常値は6か月～11歳で平均8.8±1.3 mmである．11 mm以上または健側と比べて2 mm以上開大している場合は関節液の貯留が示唆される．

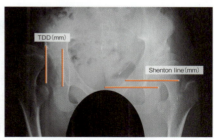

図3 TDDとShenton line

Shenton line

股関節亜脱臼，脱臼の上方偏位の指標である．骨盤閉鎖孔の上縁をなす曲線と大腿骨頸部内縁の曲線との差を測定する（図3）．正常値は0 mmである．

脊柱—Cobb角

脊柱側弯症の評価に使用する．脊柱のX線画像において，側弯の最上端および最下端の椎骨（終椎）の接線に対する垂線が交わる角度を求める（図4）．10°以上を側弯と判断する．成熟時にCobb角50°未満の場合は年に0.8°，Cobb角50°以上の場合は年に1.4°の割合で側弯が進行する

脊柱—Nash-Moe法

椎体の回旋を評価するために使用する．椎体脊椎の回転を5つの段階に分類する．椎体を縦方向に二等分し，次にそれぞれの半分をさらに三等分する．X線画像において，椎弓根の影が椎体の左右縁に対して対称であれば，椎体は回旋していないと判断でき，Grade 0とされる．椎体が回旋している場合は，椎弓根の影が左右非対称となり，回旋が著しい場合は凹側の椎弓根の影は消失する．正常はgrade 0である．

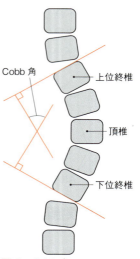

図4　Cobb角

膝関節—Insall-Salvati法(ISI)

膝蓋骨高位の指標である．膝関節30°屈曲位の側面像で膝蓋腱の長さ（LT）と膝蓋骨の長さ（LP）の比を求める（図5）．LT/LP比が1.2以上で膝蓋骨高位，0.8以下で膝蓋骨低位と判定する．

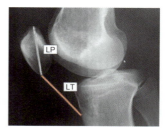

図5　ISI

足関節—正面距踵角(A-P TC角)

　内外反足の指標である．距骨長軸と踵骨長軸のなす角を計測する．荷重時の正常値は5歳以下で30〜50°，5歳以上で15〜30°，8歳以降では20〜30°と安定し，内反足では角度が小さくなる．

足関節—MTR角

　足関節の内外転の指標である．足部荷重時背底像で第二中足骨頭中心と距骨頭中心を結んだ線と内果・外果の先端を結んだ線のなす内側の角を計測する．正常値は94.5±0.4°で角度が小さくなると内転変形，大きくなると外転変形とする．

> 💡 **実践のコツ・ポイント，留意点など**
> - 撮影時の姿勢の統一：縦断的に画像を比較する際は，比較する画像が同様の測定姿位で撮影されているかを事前に確認することが重要である．
> - 線の引き方：X線画像の値は線の引き方で数°の誤差が出るため，測定方法の標準化が求められる．
> - 複数の評価指標の併用：股関節の評価では，Sharp角，MP，ARA，Shenton line，TDDなど複数の指標を併用することで，より正確な診断が可能となる．
> - 脊柱側弯は脊柱の弯曲とともに回旋が生じるため，Cobb角とNash-Moe法の両方で評価することが好ましい．

【文献】
https://www.igaku-shoin.co.jp/prd/05775/0411.pdf

脳画像

　脳画像は，脳の内部の状態を知るために必須の検査である．脳の構造的変化や病変部位の特定には，その目的に応じて CT，MRI，MRA が用いられる．他にも脳内の血流状態を知るための SPECT 検査，PET 検査などがある．脳画像で脳の状態を評価する際には，脳の構造や血液を供給する支配領域を理解しておくことが必要である（図1，2）．

CT

　CT 画像は，組織の X 線吸収の程度を画像に示したもので，白く映る部分は高吸収域，黒く映る部分は低吸収域と呼ばれる．脳脊髄液や梗塞巣は低吸収域として描出され，骨や石灰化部位，出血部位は高吸収域として描出される．検査時間が短く，体内に金属があっ

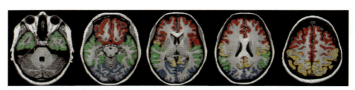

図1　大脳の区分け
赤：前頭葉，黄：頭頂葉，緑：側頭葉，青：後頭葉

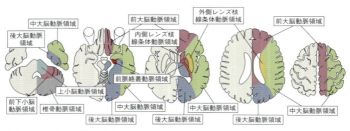

図2　脳動脈の支配領域

ても撮像できる利点があるが，放射線被曝があること，濃淡のコントラストがわかりにくいという欠点がある．頭部CTでは眼窩中央と外耳孔中央を結ぶOMラインを基準とした横断像が得られる．

小児では，放射線被曝の問題からCTよりもMRIを選択することが多いが，頭部外傷（図3）やV-pシャント後の水頭症などに適用される（図4）．

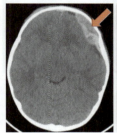
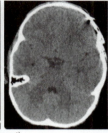
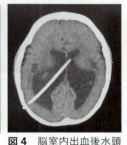

図3 頭部外傷のCT所見[1]
左：硬膜外血腫（矢印）が確認できる
右：手術後の画像
文献1）より転載

図4 脳室内出血後水頭症のCT所見
V-pシャントが確認できる

MRI

MRIは，強力な磁場を発生させて体内の水素原子からの電波信号を画像化する．MRI画像では，白く映る部分は高信号域，黒く映る部分は低信号域と呼ばれる．脳脊髄液や梗塞巣は低信号域，出血部位は高信号域として描出される．脳内をさまざまな方向から撮影でき，小さな病変を発見できるという利点があるが，検査時間が長いこと，検査中の音が大きいため乳幼児では鎮静が必要になること，体内に金属がある場合には検査できないという欠点がある．また，1歳未満では髄鞘化の程度によって信号強度が変化するため注意が必要である（図5）．頭部MRIは前交連と後交連を結ぶAC-PCライン，または鼻根部と橋-延髄移行部を結ぶ線を基準とした横断面が得られる．

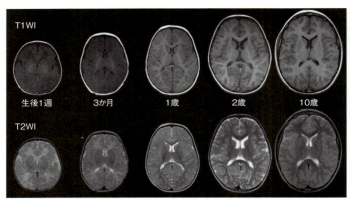

図5 頭部MRI画像（上段：T1強調画像，下段：T2強調画像）の発達変化

評価値の意味

T1強調画像では，脳脊髄液は黒く脂肪は白く描出されるため，組織の構造が明瞭に映りやすく，形態の異常を発見しやすい．

T2強調画像では，脳脊髄液と病変（腫瘍，炎症，浮腫，血腫など）が高信号に描出される（図6）．

FLAIR画像は，T2強調画像の脳脊髄液の信号を低信号にしたもので，脳脊髄液が黒く映るため，脳脊髄液と病変の区別，脳室と隣接した病変が明瞭に描出される（図7）．

拡散強調画像では，水分の動きが止まった部分が高信号に描出されるため，急性期脳梗塞を検出できる．拡散の程度をより正確に画像化したADCマップと呼ばれる画像も病変の検出に用いられる（図8左）．

$T2^*$強調画像は，出血性病変の検出に優れており，出血性病変は低信号域として確認される．

MRA

MRAは，電磁波を用いて造影剤を用いることなく脳血管を立体的に描出するもので，脳動脈の狭窄や脳動脈瘤などの有無を検査する．通常は頭部MRIと同時に撮像する（図8右）．

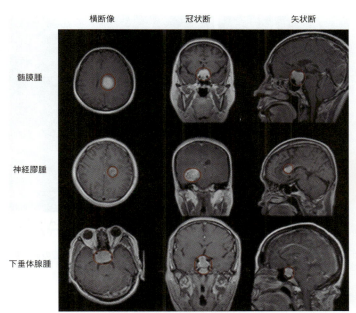

図6 脳腫瘍のMRI画像
文献2) より転載

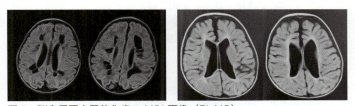

図7 脳室周囲白質軟化症のMRI画像（FLAIR）
左：新生児期の嚢胞性脳室周囲白質軟化症，右：3年後のend-stage PVL．脳室周囲の信号異常，壁不整，白質容量減少が認められる．

評価値の意味

　MRAでは，血流の有無や血管の形態が把握できる．血流のある血管が描出され，血流のない血管は描出されない．

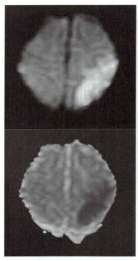
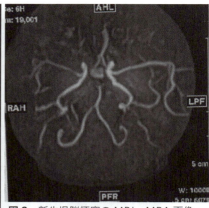

図8 新生児脳梗塞のMRI，MRA画像
左：MRI拡散強調画像，ADCマップで左後頭-頭頂葉に脳梗塞による信号異常あり．
右：MRAでは右中大脳動脈にも血管の信号低下が認められる．

SPECT

　脳内の血流動態を，造影剤を用いて可視化したもので，血流が低下している部位を評価できる．小児では，もやもや病や脳血管奇形などの脳血管障害の血行動態を評価する目的や，てんかん患者の焦点部位の診断のために用いられる（図9）[3]．

評価値の意味

　血流の多い部分は赤や黄色で示され，血流が低下している部分は，その範囲が狭く，緑〜青色で示される．正常のSPECT像では，ほぼ左右対称の分布となる．脳血流は神経細胞の豊富な大脳皮質，小脳皮質，中心灰白質で多く，白質は少ない．開眼時は後頭葉皮質と前頭葉皮質の血流は同程度となる．また，新生児から生後半年は，中心溝周囲の感覚運動皮質，視床，脳幹などの血流が多く，次に頭頂葉，側頭葉，後頭葉や大脳基底核，小脳皮質の血流が多くなり，生後6か月以降に前頭葉の血流が多くなり，生後2年で大脳皮質はほぼ均一な血流分布を示す．てんかん症例では，発作直後には焦点

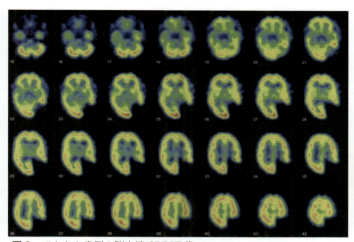

図9 てんかん症例の脳血流 SPECT 像
9歳，左後頭葉切除後の血流動態

周囲から血流低下がみられ，その後に焦点も血流低下が認められる．

> **実践のコツ・ポイント，留意点など**
>
> カルテから病状などの情報を得る際には，脳画像があれば常に確認し，実際の症状との整合性を把握するように心がけることが重要である．各種脳画像の特徴を理解し，正常との違いや病変部位を把握し，脳の機能局在や脳内ネットワークとの関連を考察することで，症状の理解が進み，リハビリテーション介入へのヒントが得られる可能性がある．

【文献】

https://www.igaku-shoin.co.jp/prd/05775/0412.pdf

13 筋力

　筋力測定は，筋群が発揮できる最大力を測定する．脳性麻痺児において筋力強化は，筋力，粗大運動能力，歩行能力を改善し[1]，また心理的側面にもポジティブな影響を与える[2]．二分脊椎症では，残存レベルの推定と移動能力の予後予測にも用いられるため，その評価は重要である．

代表的な評価法

　観察による推定，徒手筋力テスト（MMT），ダイナモメトリーが挙げられる．

概要

　MMTやダイナモメトリーでの測定のほかに，子どもを対象とする場合は観察による筋力推定も行われる．

測定方法

　観察による筋力推定：乳幼児では，筋力測定についての指示を理解することが難しいため，抗重力肢位における関節運動の観察を通して推定する．左右対称性や代償性の有無についても観察する．

　MMT：おおよそ7歳以降では測定の指示に従うことができる．客観性は乏しくなるものの，検者が対象者の年齢や体格に合わせて抵抗量を調整することを考慮する．

　ダイナモメトリー：大型機器を用いた等速性筋力測定のほか，徒手筋力計（HHD）を用いた等尺性筋力測定が行われている．

評価値の意味

　MMT：二分脊椎症児でのSEMとMDCが公表されており（**表1**）[3]，評価の基準として活用できる．

　HHD：子どもは成人とは体格が異なるため，結果の評価には肢長や体重を考慮する必要がある．**巻末資料5**（→298ページ）に定型発達児における体重範囲ごとの筋力値（Nm）を掲載した[4]．

表1 二分脊椎児における MMT の SEM と MDC

筋群	SEM	MDC 90% (SEM×1.64× 1.414)
股関節屈筋群	0.4	0.85
股関節外転筋群	0.5	1.27
膝関節伸筋群	0.5	1.13

実践のコツ・ポイント，留意点など

観察による筋力推定では，徒手筋力検査のテキスト[5]に各運動の筋活動パターンが記載されているので参考にするとよい．MMT や HHD での場合は，対象児が理解しやすいような指示を行うとともに，最大筋力を発揮できているかを判断する．

【文献】
https://www.igaku-shoin.co.jp/prd/05775/0413.pdf

14 運動耐容能

運動耐容能は，持続できる最大の身体活動量を示し，歩行では一定時間内にできるだけ長く歩くことができた距離が1つの指標となる．歩行効率は，快適歩行時の単位時間あたりのエネルギー消費量とその歩行距離から求められる指標であり，運動耐容能と同様に持久力を示す．

代表的な評価法

生理的コスト指数（PCI）や6分間歩行テスト（6 MWT）がある．

生理的コスト指数(PCI)

測定方法

PCI：①心拍数が定常状態（5拍/分以内が目安）になるまで座ってもらい，安静時心拍数を計測する．②10〜20 mほどの距離がある平坦な歩行路を用いて，快適な歩行速度で心拍数が定常状態に達するまで，少なくとも4分間程度を歩いてもらい，そのときの心拍数を計測する（歩行時心拍数）．③下記の算出式を用いてPCIを算出する[1,2]．

$$PCI(拍/m) = \frac{歩行時心拍数(拍/分) - 安静時心拍数(拍/分)}{歩行速度(m/分)}$$

評価値の意味

PCI：値が大きいほど，単位距離あたりのエネルギー消費が大きいことから，同じ歩行距離で比べたとき，より疲れやすい歩行になっているとの解釈ができる．ただし，再現性の目安にもなるMDCは定型発達児でも81％と大きかったとの報告もある[1,3]．そのため，変動性が大きいことを念頭におき，結果を評価する必要がある．

PCIでは定型発達児における年齢帯別の値が報告されている（**表1**）[4]．さらに脳性麻痺児におけるGMFCSレベルごとに値が公表されており（**表2**）[5]，効果判定基準として活用できる．

6分間歩行テスト(6 MWT)

測定方法

6 MWT:米国胸部学会のガイドラインに従って実施する[6,7]. 6 MWTの概要を表3に示す.片道30 mの歩行路の周回数と,歩行路の途中で終了した距離(m)から歩行距離を算出する.

表1 定型発達児における年齢帯別の歩行速度とPCI[4]

年齢(歳)	歩行速度(m/分) (平均値(標準偏差))	PCI(拍/m) (平均値(標準偏差))
6～8	65 (8.4)	0.48 (0.15)
9～11	70 (11.1)	0.47 (0.11)
12～14	76 (11.8)	0.47 (0.11)
15～18	76 (8.7)	0.45 (0.14)

表2 脳性麻痺児におけるGMFCSレベル別の歩行速度とPCI[5]

GMFCSレベル	PCI(拍/m) (平均値(標準偏差))	SEM	MDC 95
I	0.72 (0.20)	0.08	0.22
II	1.22 (0.29)	0.08	0.22
III	1.89 (0.71)	0.18	0.55
すべてのレベル	1.15 (0.65)	0.11	0.30

原典[5]ではEEIと表記されているものの,その算出式はPCIと同様である.

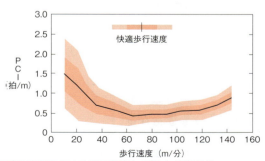

図1 定型発達児における歩行速度とPCIとの関係性
文献4)より転載

表3 6MWTの実施手順

説明	この試験の目的は，6分間できるだけ距離を長く歩くことです．この片道を今から往復します．6分間は長いですが，努力してください．途中で息切れがしたり，疲労するかもしれません．必要ならペースを落としたり，立ち止まったり休んでもかまいません．壁にもたれかかって休んでもかまいませんが，できるだけ速く歩き始めてください． コーンで方向転換し往復歩行します．コーンを素早く回り，往復してください．これから私が実際にやってみます．見ていてください．
1分後	うまく歩けていますよ．残り時間はあと5分です．
2分後	その調子を維持してください．残り時間はあと4分です．
3分後	うまく歩けていますよ．半分が終了しました．
4分後	その調子を維持してください．残り時間はもうあと2分です．
5分後	うまく歩けていますよ．残り時間はもうあと1分です．
残り15秒	もうすぐ「止まってください」といいます．私がそういったらすぐに立ち止まってください．私があなたのところに行きます．
終了	止まってください．
歩行を中断	もし必要なら壁にもたれかかって休むこともできます．大丈夫と感じたらいつでも歩き続けてください．

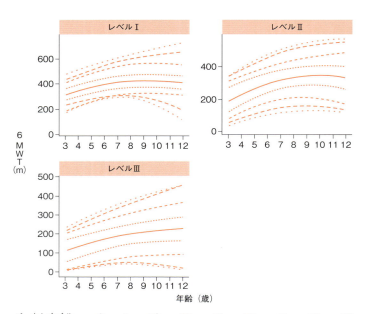

パーセンタイル　・・・3　- - 5　- - - 10　- - - 25　―― 50　・・・ 75　―― 90　- - 95　・・・ 97

図2 GMFCSレベル別の6MWT参照パーセンタイル
文献9)より転載

評価値の意味

6 MWT：歩行距離が長いほど運動耐容能が高いことを意味する．定型発達児（4〜17歳，n = 137）では 528.42（SD：67.77）m であったとされている[8]．GMFCS 別の参照パーセンタイルを図 2 に示す[9]．

実践のコツ・ポイント，留意点など

- **6 MWT**：歩行路は原則的に 30 m のものが使用されるが，標準的な声がけを行うことにより，15 m の歩行路を使用しても歩行距離に大きな差は生じなかったとされている[10]．
- **PCI**：THBI は安静時心拍数を含まず，非定常状態の歩行であっても算出できるメリットがある[11]．縦断的計測では，同じ形状・長さの歩行路を用いる[5]．歩行速度の安定とエネルギー消費の正確な評価には 20 m ほどの長い歩行路が勧められる[2]．得られた結果を図にプロットし，歩行速度とエネルギー消費効率の両側面から分析するとよい（図 1）[4]．
- **ボルグスケール（rating of perceived exertion）** を用いて，歩行中の主観的な運動強度がどの程度か聴取し，リスクを管理することも臨床的には行われている．

【文献】
https://www.igaku-shoin.co.jp/prd/05775/0414.pdf

15 姿勢の評価

 主に頭部や体幹,下肢などの位置関係から姿勢の非対称性を評価する.重度脳性麻痺児においては背臥位や座位といった特定の姿勢で過ごす時間が長くなりやすく,非対称な姿勢の影響で脊柱側弯や股関節脱臼,風に吹かれた股関節変形などのリスクが高くなる.

代表的な評価法

 各関節の運動方向などを記述する定性的な評価,PPAS[1,2]などがある.

PPAS(Posture and Postural Ability Scale)

 背臥位,腹臥位,座位,立位の4つの姿勢での採点が含まれる.各姿勢にて,姿勢能力(どのような運動が可能か)を評価する.また,姿勢の質(各部位の位置関係など)を,前額面および矢状面からそれぞれ評価する.測定時間は合計で約10〜15分である.現在,脳性麻痺児・者における信頼性や妥当性が報告されている(**表1, 2**)[1〜3].

表1 GMFCSレベル別のPPASスコア([ ]は四分位範囲)[3]

	I (n=10)	II (n=16)	III (n=11)	IV (n=19)	V (n=17)
姿勢能力	7.0 [7.0〜7.0]	7.0 [7.0〜7.0]	7.0 [7.0〜7.0]	7.0 [6.0〜7.0]	4.0 [3.0〜5.5]
姿勢の質 (前額面)	6.0 [6.0〜6.0]	6.0 [4.3〜6.0]	5.0 [3.0〜6.0]	4.0 [3.0〜5.0]	2.0 [0.0〜3.0]
姿勢の質 (矢状面)	6.0 [6.0〜6.0]	5.0 [5.0〜6.0]	4.0 [2.0〜5.0]	4.0 [2.0〜5.0]	2.0 [1.0〜4.0]

※背臥位の例

表2 PPASの信頼性

検者間信頼性	検者内信頼性
0.85〜0.99[1]/0.82〜0.99[2]/0.81〜1.00[3]	0.88〜1.00[3]

重み付けカッパ係数

測定方法

「姿勢能力」は対象者の運動の観察からレベル1～7で採点を行う．口頭指示が困難な場合は注意深く観察を行う必要がある．「姿勢の質」は口頭指示あるいは徒手的な介助にて可能な限りまっすぐな姿勢をとったうえで各部位の位置関係を観察し，対称・正中位は1点，非対称・正中位からの逸脱は0点で採点する．合計点は前額面と矢状面でそれぞれ6点満点となる．レベル・得点が高いほど，運動能力が高く，姿勢が対称的であることを示す．重度の変形や拘縮などによって姿勢をとることができないと判断された場合，姿勢能力はレベル1となり，姿勢の質は自動的にそれぞれ0点となる．

評価値の意味

構成概念妥当性としてGMFCSと−0.37～−0.91の負の相関関係がある[3]．脳性麻痺児では，PPASのスコアが低いほど脊柱側弯や風に吹かれた股関節変形などのリスクが高くなることや，姿勢の非対称性の軽減が疼痛のリスクを低くする可能性が示唆されている[4]．

実践のコツ・ポイント，留意点など

重度脳性麻痺児などの場合，評価時に可能な限りまっすぐな姿勢をとったあとに全身性の筋緊張などによって姿勢が崩れる場合は，その姿勢を「習慣的な姿勢」と判断し評価する．姿勢は体調や疲労，疼痛などによって変動する可能性がある点に留意する．また，歩行が可能な児では立位，歩行が困難な児では背臥位や座位など，対象となる児の状態に合わせて評価する体位を工夫する．

変形や拘縮は長期間にわたって進行するため，乳幼児期と学童期・青年期で評価結果の解釈や臨床推論は異なるものになることが予想される．変形や拘縮の影響が小さい乳幼児期から，予防的観点で姿勢の非対称性を改善していくことが望まれる．

【文献】

https://www.igaku-shoin.co.jp/prd/05775/0415.pdf

16 複合的なバランス

　日常生活では，より複合的なバランス能力が求められるため，バランス課題の難易度ごとに詳細な評価が必要である．脳性麻痺児では，粗大運動能力やセルフケアとの関係性が報告されている[1,2]．本項では，代表的な評価法として，ECAB[2,3]，PBS[4]を概説する．

ECAB(Early Clinical Assessment of Balance)

　ECABは，すべてのGMFCSレベルの脳性麻痺児を対象として開発された．測定時間は約15分，対象年齢は1.5～12歳である．2～12歳のGMFCSレベルごとのバランス能力の発達曲線がECABを使って示されている[6]．日本語版ECABはHP上から無料でダウンロードできる[7]．また，ECABのトレーニング動画が公開されているので確認していただきたい（https://vimeo.com/390781194）．

表1 GMFCSレベル別のECABスコアの平均値〔（標準偏差）［範囲］〕[3]

	I (n=33)	II (n=17)	III (n=11)	IV (n=19)	V (n=26)
ECABスコア	95.4(10.9) [48～100]	77.5(24.2) [35.5～100]	44.5(12.8) [26～70]	25.6(8.7) [11～42]	6.2(5.4) [0～23]

表2 ECABの検者間信頼性

検者間信頼性	検者内信頼性	MDC	MCID
0.99[3,5]	0.99[3,5]	5.26[3]	5.32～7.39[3]

測定方法

　PART I〔頭部と体幹の姿勢制御（7項目，36点満点）〕と，**PART II**〔座位と立位の姿勢制御（6項目，64点満点）〕の2つのパートからなり，全13項目，合計100点となる．GMFCSレベルIII～VではPART IIから開始しPART Iの全得点を与える．片麻痺では4番目の項目から開始し1～3番目の項目は全得点を与える．評価は裸足で行い，ストップウォッチと踏み台（高さ指定なし）が必要である．

評価値の意味

構成概念妥当性として GMFM-66-B & C と 0.96 の相関関係がある[3]．MDC は 5.26 であり，変化が 6 点を超えると誤差ではなく真の変化であると判断することができる．また，GMFM-66-B & C との関係から MCID が算出されており，臨床場面での経時的変化や介入効果の判定に役立つ．

PBS(Pediatric Balance Scale)

PBS は，学齢期の小児の機能的なバランス能力を評価するために開発された．軽度〜中等度の運動障害をもつ 5〜15 歳の子どもを対象としている．測定時間は約 15 分である．現在，日本語版は存在していないため，使用する際には注意が必要である．座位〜立位における 14 項目からなり，0〜4 点で採点され，最高得点は 56 点満点である．妥当性として GMFM-66 と 0.91，WeeFIM と 0.68 の相関係数がある[8]．

表3 PBS の信頼性

検者間信頼性	検者内信頼性	MDC	MCID
0.997[4]	0.998[4]	1.59[8]	5.83[7]

実践のコツ・ポイント，留意点など

バランス評価を行う際は転倒に注意する．また，バランス能力はさまざまな要素の影響を受けるため，他の評価や所見も合わせて解釈するとよい．また，Fiss らは ECAB において，GMFCS レベル I または II の小児で天井効果が認められたことから，これらのレベルの小児のバランス能力をより詳細に評価するためには，異なる評価尺度を組み合わせるべきであると述べている[6]．

【文献】

https://www.igaku-shoin.co.jp/prd/05775/0416.pdf

17 協調性

子どもの実際の動作や普段の様子をもとに協調運動機能を測る．発達性協調運動症（DCD）児では協調運動技能の獲得と遂行が著しく劣り，さまざまな動作や日常生活場面で協調性の困難さを示す[1]．

代表的な評価法

直接検査として，MABC-3[2]，BOT-3[3]，N式幼児協調性評価尺度[4]，5歳児用直接的検査項目[5]があり，質問紙では，DCDQ-J[6,7]，Little DCDQ日本語版，協調運動の問題を把握する質問紙[5]，CLASPの運動項目[8]，Check-CD[9,10]がある．本項では，日本人のデータがあり，かつ比較的幅広い年齢で実施できる尺度について記載する．

N式幼児協調性評価尺度

幼児の応用的協調運動を評価するために作成された個別検査である．3〜8歳の定型発達児を対象に検討がなされており，8歳で総得点が満点（80点）に達するが，特に3歳から6歳の幼児の協調性をとらえるうえで有用と考えられている．

表1 N式幼児協調性評価尺度（総得点）の年齢別の平均値[4]

3歳	4歳	5歳	6歳	7歳	8歳
41	48	62	65	75	80

表2 N式幼児協調性評価尺度の信頼性

内的整合性	再検査信頼性
Cronbach's α　0.96 [11]	ICC 0.95（95%信頼区間 0.84〜0.98）[11]

測定方法

大小のボール（バレーボール，テニスボール）を用いた投球動作，捕球動作，キック動作について計8つの動作で評価する．検査者は

各動作に設けられた評価項目と採点基準にもとづき実際の子どもの動作を採点する.

評価値の意味

総得点が低いほど協調運動の困難さがあることを示す. 総得点は年齢と有意な相関が認められている (r＝0.85)[11].

DCDQ-J(Japanese Version of DCD Questionnaire)

子どもの DCD 特性を評価するために作成された質問紙である. 5〜15歳の子どもが対象であり,「動作における身体統制」「書字・微細運動」「全般的協応性」の3因子, 全15の質問項目で構成されている. 測定時間は10〜15分程度である.

表3 DCDQ-J の年齢別の総得点（年長〜中学3年生）〔平均値（標準偏差）〕[7]

	年長	小学1年	小学2年	小学3年	小学4年
総得点 （男児）	52.5 (12.1)	52.6 (12.2)	51.7 (11.6)	53.4 (11.7)	55.8 (11.7)
総得点 （女児）	53.4 (12.5)	54.6 (12.0)	53.8 (11.3)	53.9 (11.0)	55.2 (11.5)

	小学5年	小学6年	中学1年	中学2年	中学3年
総得点 （男児）	56.1 (12.0)	56.0 (13.3)	56.4 (12.3)	59.7 (12.2)	60.4 (12.0)
総得点 （女児）	57.0 (12.0)	57.1 (11.3)	57.2 (12.0)	58.6 (12.1)	60.0 (12.2)

表4 DCDQ-J の内的整合性

動作における身体統制	0.91[7]
書字・微細運動	0.91[7]
全般的協応性	0.81[7]

Cronbach's α係数による

150 第4章 子どもの心身の評価と測定値—臨床編

測定方法

保護者，もしくは子どもの普段の様子をよく知る大人が，各質問項目の様子について5件法で回答する．回答後，検査者が各回答をスコアリングし（全くあてはまらない＝1点，すこしだけあてはまる＝2点，だいたいあてはまる＝3点，ほとんどあてはまる＝4点，まったくそのとおり＝5点），因子別の得点と総得点を算出する．

評価値の意味

得点が低いほど協調運動の困難さがあることを示す．総得点，および3因子の各得点は年齢と学年の有意な主効果が示されており，IQとの間にも有意な相関が認められている[7]．DCDは他の神経発達症を高頻度に併存することが知られているが，特にADHD-RS-IVの得点とDCDQ-Jの総得点，および3因子の各得点との間に有意な相関があることも報告されている[7]．

協調運動の問題を把握する質問紙

3～12歳の子どもの協調運動の問題を把握するために作成された質問紙である．幼児用（3～6歳用）と学齢児用（6～12歳用）があり，「姿勢バランス」「全身運動」「手先の運動」「球技スキル」「口の運動」の5領域について，幼児用は全27項目，学齢児用は全34項目で構成されている．

表5 協調運動の問題を把握する質問紙〔3～6歳用（幼児用）〕の5パーセンタイル以下になる値[5]

	姿勢バランス	全身運動	手先の運動	球技スキル	口の運動
3～4歳	12	17	22	10	6
5～6歳	12	13	15	8	4

表6 協調運動の問題を把握する質問紙〔6〜12歳用（学齢児用）〕の5パーセンタイル以下になる値[5]

	姿勢バランス	全身運動	手先の運動	球技スキル	口の運動
6〜8歳	13	24	24	11	4
9〜10歳	13	24	24	11	4
11〜12歳	12	20	15	10	3

測定方法

保護者，もしくは子どもの普段の様子を知る大人が，各項目の様子について5件法でチェックする．回答後，検査者が各回答をスコアリングし（よくできる＝0点，できる＝1点，少し苦手である＝2点，苦手である＝3点，非常に苦手である＝4点），5領域それぞれの得点を算出する．

評価値の意味

得点が高いほど協調運動の困難さがあることを示す．幼児用は281名，学齢児用は481名のデータにもとづいて標準値，および採点表が作成されている[5]．

実践のコツ・ポイント，留意点など

協調性は，感覚入力から脳内での情報処理，出力としての運動制御に至る一連の脳機能によるものであるためさまざまな特性と要因が存在する．したがって，単一の評価方法のみで対象児の協調性を評価せず，他の評価結果も合わせて総合的に評価・分析する必要がある．

また，協調運動技能の問題はADLの遂行や参加に影響を及ぼすことが報告されている[12]．そのため，協調性を評価する際には，機能面としての評価だけでなく，活動・参加レベルの問題との関連性についても評価・分析する必要がある．

【文献】

https://www.igaku-shoin.co.jp/prd/05775/0417.pdf

18 随意性

単関節ごとの選択的随意運動制御の能力を測ることで対象児・者の随意性を知る．脳性麻痺児・者では股関節の随意性と比べて足関節など末梢部のほうが随意性が低い[1]．下肢の随意性は，痙性や下肢筋量と比べて粗大運動機能との関連性が高い[2]．

代表的な評価法

下肢の検査に SCALE[3]，上肢の検査に SCUES や TASC がある．

SCALE(Selective Control Assessment of the Lower Extremity)

股・膝・足関節の屈曲/伸展，足・距骨下関節の内がえし/外がえし，足趾の屈曲/伸展の5つの運動を測定する．脳性麻痺児・者向けに開発された評価で，測定時間は5～15分，全年齢層が対象である．対象児・者の理解が早く，運動機能が高い場合は測定時間は短くなる．

表1 GMFCS レベル別の SCALE スコア

	I (n=15)	II (n=16)	III (n=13)	IV (n=11)
SCALE スコア	14.5 (2.3) [11～18]	9.6 (2.3) [6～13]	5.7 (3.5) [1～12]	2.7 (1.5) [1～5]

平均値（標準偏差）［範囲］[4]

表2 SCALE の信頼性

検者間信頼性	検者内信頼性
0.88～0.91[3]/0.93～0.94[4]/0.81～0.96[5]	0.94～0.96[4]/0.92～0.99[5]

測定方法

「1，2，3」の3秒間の言語指示中に測定部位以外の関節運動を起こさず，全可動域の半分以上を動かすことができれば2点，代償がある場合は1点，動かせない場合は0点とする．片側が計10点，両側で計20点である．

評価値の意味

構成概念妥当性として，FMA と 0.88，徒手筋力テストと 0.88，MAS と -0.55 の相関関係がある[1]．痙直型両麻痺児の歩行では，SCALE スコアが低いと，股関節屈曲時に膝関節を伸展するような異常動作パターンが出現しやすく，遊脚期の膝関節モーメントが不良であることがわかっている．

痙性治療や整形外科的手術の前後で SCALE の変化に関する報告が多数ある．

実践のコツ・ポイント，留意点など

代償動作は，股関節屈曲/伸展時の膝関節屈曲，足関節底/背屈時の足趾屈曲/伸展などが起こりやすい．代償動作が起こる場合は動作を中断し，再度測定部位のみを動かすように指示し，行えなかった場合は 1 点，0 点と採点をする．

脳性麻痺児では，利き足の SCALE の合計点が非利き足に比べて有意に高いが，筋出力は利き足と非利き足とで差がないという報告もある．下肢の随意性が高いほど筋出力が大きいと，一概にはいえず，症例によって痙性を利用した筋出力を行っていることが予想される．

【文献】

https://www.igaku-shoin.co.jp/prd/05775/0418.pdf

19 上肢の器用さ，運動の質

　上肢や手の発達は，運動発達に加え，移動，視覚，認知，コミュニケーション，遊びなど，多くの発達，ADLの獲得にかかわる[1]．そして，その機能は多様である．また，片麻痺を伴う脳性麻痺（CP）児の両手および優位手の機能は，日常生活能力と関連している[2]．このように多様な機能をもつ上肢機能を評価するには，さまざまな特性の異なる尺度があり，評価目的に応じた評価尺度の選択が推奨されている[3]．

代表的な評価法

　PTやOTが臨床場面で対象とすることが多いのがCPである．CP児を対象とした上肢機能の評価法には，MACS[4]やJTHFT[5]，上肢片麻痺の評価では，MUUL[6]，両手活動の評価ではAHA[7]，上肢の活動参加の評価ではABILHAND-Kids[8]やPMAL[9]，CHEQ[10]がある．本項では，日本語版マニュアルがあり，臨床への導入，実践が容易なBBT[11]とQUEST[12]について解説する．

BBT(Box and Block Test)

　BBTは，Ayresらが「つまみ動作を行う粗大な動き」に障害をもつ成人CP者の上肢機能を評価するために考案し，その後，Mathiowetzら[11]により，標準化された．BBTの対象は，疾患および年齢を問わないものの，対象は成人が推奨されている[11]．また，CP児におけるBBTの信頼性が高いことが報告されている[13]．

測定方法

　対象者はテーブルを正面に座位姿勢となる．肘の高さを肩関節を軽く外転したときにテーブル表面に接地程度とし，距離はテーブルに置いてある検査キットまで手を軽くリーチできる位置とする．
　課題は，1分間に複数のブロック（2.5×2.5 cm）が入った箱の中からブロックをつまみ，敷居を越えて隣り合った箱に多く入れる．つまみ方の指定はないが一度につまめるブロック数は1つである．ま

19 上肢の器用さ，運動の質　155

表1 健常児における BBT の年齢別平均値（標準偏差）[15]（n = 471）

年齢	男児		女児	
	右手	左手	右手	左手
6～7 歳	54.4 (6.6)	50.7 (6.3)	57.9 (5.3)	54.2 (5.6)
8～9 歳	63.4 (4.3)	60.1 (4.9)	62.8 (5.1)	60.4 (5.2)
10～11 歳	68.4 (6.9)	65.9 (6.8)	70.0 (7.6)	67.6 (8.6)
12～13 歳	74.6 (8.3)	72.4 (8.2)	73.6 (8.1)	70.5 (6.2)
14～15 歳	76.6 (8.7)	74.6 (7.9)	75.4 (8.5)	72.1 (7.6)
16～17 歳	80.3 (8.7)	77.6 (5.1)	77.0 (9.0)	74.3 (9.1)
18～19 歳	79.9 (8.9)	79.2 (8.8)	77.9 (9.4)	76.0 (8.5)

た隣の箱に入れる際に敷居の板を越える前に投げ入れる，横から入れる，箱に入らなかったブロックを取り，入れてはいけない．課題の実施手順は，非麻痺側または麻痺が軽度の上肢から実施し，その後，麻痺手で行う．検査開始前に，練習として 15 秒間実施する．

　小児の場合，課題の理解が必要になるため，適応にはある程度の言語理解が要求される．また，実施方法については再現性を担保するために環境設定や方法に関する記録を残すことを推奨する．

評価値の意味

　MCID は，上肢片麻痺を伴う CP 児で 5.29～6.46 点[14]である．一方，ジストニアやアテトーゼ型，神経疾患の MCID は，まだ報告がない．参考値として，6～19 歳の健常児における平均値と標準偏差の報告[15]もある（**表1**）．

　ブロック数の変化のほかに，つまみ方や協調性，姿勢，視線，代償運動など，観察からも上肢機能の質を評価し，解釈することも重要である．

QUEST(Quality of Upper Extremity Skills Test)

　QUEST は，痙縮を伴う運動障害を有する子どもの上肢機能の質を評価する構成的な評価尺度である[12]．QUEST の構成要素は，分離運動，把持，体重支持性，保護伸展の下位項目があり，各評価基準に従い，特定の活動や動作に対する子どもの能力を観察しスコアリングする．合計得点が高いほど上肢の機能が良好であることを意

味する（0〜100点）.

　適応年齢は18か月〜8歳であるが，16歳の対象児の報告もある[16]．評価時間は，評価実施およびスコアリングを合わせて約30〜45分である．なお，日本語版マニュアルが開発され，Can Child のHP よりライセンスを取得し，マニュアルの入手が可能である[17]．

　QUEST の信頼性に関する報告[12,18,19]がある一方で，分離運動と把持の下位項目の信頼性の乏しさ[19]に課題がある．また，日本語版マニュアルの信頼性および妥当性に関する報告はない．

測定方法

　子どもが上肢を使用する特定の活動場面を観察し，マニュアルの評価基準に従いスコアリングする．検査実施に伴い，椅子やテーブル，ブロック，シリアル，クレヨンや色鉛筆などの物品が必要となる.

表2　QUEST の採点基準

採点基準	得点
YES：指示通りに動きを完了できる	2点
NO：項目を完了できない，またはしない	1点
NT：項目を実施できない	1点
姿勢項目における異常運動	−1点

　項目は，分離運動，把持，体重支持性，保護伸展の下位項目から構成されている．全項目を実施し，下位項目の得点と総合得点を算出でき，総得点は100点である．なお，関節拘縮などによる関節可動域制限がある場合は，その拘縮位が最終可動域とし，スコアリングする（**表2**）．

　実施時の留意点として，口頭指示だけに頼らず，遊びや玩具を用いて課題となる運動の要求や検査者の運動を模倣してもらう，ハンドリングを用いて動きの理解を促す，など工夫が必要となる.

評価値の意味

　年齢や重症度別の各項目および総得点の平均値と標準偏差が設けられている（**表3**）．18か月〜8歳の片麻痺および四肢麻痺を伴うCP 児に対する NDT とギプス固定の併用介入では，MCID は4.89点と報告されている[20]．一方，QUEST では，総得点の比較よりも各項目や上肢を左右に分けた得点の比較に信頼性がある[16]とされている．何より，QUEST のみによる解釈や効果判定をするのではなく，他の評価も用いて包括的に評価することが望ましい.

表3 QUESTの得点平均値（標準偏差）[12] (n=71)

		合計得点	分離運動	把持	体重支持	保護伸展
全症例		49.93 (26.49)	58.25 (24.22)	43.00 (32.23)	60.99 (32.01)	38.04 (27.02)
年齢別	18か月～3歳11か月	37.91 (26.76)	47.31 (24.51)	32.48 (32.88)	45.11 (31.38)	27.99 (26.4)
	4歳～7歳11か月	56.32 (24.28)	64.06 (22.20)	48.71 (30.73)	69.45 (29.28)	43.38 (26.04)
重症度別	軽度	59.28 (17.43)	66.69 (15.57)	55.28 (18.84)	69.83 (26.89)	46.01 (22.04)
	重度	42.44 (30.11)	51.48 (27.15)	33.48 (37.12)	53.93 (34.28)	31.67 (29.14)

実践のコツ・ポイント，留意点など

- **BBT**：ブロックの移動個数だけではなく，検査中の対象児のさまざまな反応にも注目するべきである．姿勢，連合反応や共同運動，手のアーチやフォーム，協調性，視線，理解度，モチベーションなど，検査場面から得られた情報と合わせて，机上活動における上肢のパフォーマンスを解釈するとよい．
- **QUEST**：観察場面から評価する特性上，マニュアルがあるが採点に悩むことがあり，検査者間で採点に差が生じる可能性がある．所属組織の中で，マニュアルを熟読し，録画した検査場面の動画を他スタッフと確認し，採点基準の統一を図っていくことが採点の質を確保になると考える．
- **その他**：Hoareら[21]は，上肢機能に関する評価法でもICF[22]の各領域との対応の違いがあることを述べている．つまり，各評価がICFのどの領域を捉えているのかを理解することで目標設定や目的に応じた評価法の選定，根拠にもとづいた実践に役立つと考えられる．

【文献】

https://www.igaku-shoin.co.jp/prd/05775/0419.pdf

20 感覚プロファイル(SP)

感覚プロファイルによって，日常生活に影響を与える感覚処理特性の存在を把握することができる．神経発達症児には感覚刺激に対する反応の特異性がみられやすい．

代表的な評価法

感覚プロファイル・シリーズでは，ITSP（0～36か月）[1]，SP（3～82歳）[2]，AASP（11歳以上）[3]の3つの種類が開発されている．原版は米国でWinne Dunnらによって開発され，日本版は日本人データで再標準化されたものである．本項では，SPについて記載する．

概要

SPは，3～82歳の人の感覚処理特性を評価できる他者記入式の評価である．原版は5～10歳を対象に開発されており，日本版の対象も5～10歳の子どもが最も適している．

日常での感覚刺激に対する子どもの反応について書かれた125項目で構成されている．38項目で構成された短縮版も作成されている．回答時間は30分程度で，短縮版は10分程度である．

SPでは結果を象限，セクション，因子の3つの視点で解釈することができる．象限は，「低登録」「感覚探求」「感覚過敏」「感覚回避」の4つで，セクションは，感覚処理，調整機能，行動や情動反応の領域があり，対象児の傾向を詳細に把握することができる．因子は全体の質問項目を9つの因子（感覚探求，感情反応，耐久の低さ・筋緊張，口腔感覚過敏，不注意・散漫性，低登録，感覚過敏，寡動，微細運動・知覚）に分けてとらえるものであり，より詳細な分析が可能となる．

測定方法

保護者，保育士，教師など子どもの普段の様子をよく知る大人が，保護者（観察者）用質問票に回答する．各質問項目に対して，反応の頻度を回答する．回答後，検査者が各回答をスコアリングする（い

表 1 SP 感覚プロファイルの平均値（()は標準偏差）[2]

対象年齢	象限			
	低登録	感覚探求	感覚過敏	感覚回避
5〜10歳	18.5 (5.2)	33.9 (9.1)	25.4 (5.9)	42.2 (11.6)

つも=5点，しばしば=4点，ときどき=3点，稀に=2点，しない=1点．さらに，象限別，セクション別，因子別にスコアを算出し，スコア集計シートの集計表に対象児のスコアをまとめる．

評価値の意味

得点が高いほど該当する感覚処理特性の傾向が強いことを示す．算出されたそれぞれのスコアは3つのシステム（平均的，高い，非常に高い）に分類して解釈する．「平均的」は障害のない人々の下位約84％以内に相当する範囲を示し，「高い」は上位約2〜16％，「非常に高い」は上位約2％以内に相当することを示す．この分類システムによって，対象児の感覚処理特性が標準的な状態と比較してどの程度の偏りがあるのかを評定する．

実践のコツ・ポイント，留意点など

感覚処理特性は不適応行動や情緒の問題などとの関連が指摘されている．しかし，感覚処理特性は周囲から気づかれにくい特性でもあるため，適切に評価することが重要である．

感覚処理特性に関する行動やふるまいは環境の影響を受けるため，異なる環境における違いも含めて分析する場合には，それぞれの環境で対象児の普段の様子をよく知る大人が評価する必要がある．

また，感覚処理特性ばかりに焦点をあてた解釈ではなく，普段の生活の様子や，実生活における困りごととの関連について解釈することが重要である．

【文献】
https://www.igaku-shoin.co.jp/prd/05775/0420.pdf

21 感覚統合機能

子どもの実際の行動やふるまいをもとに感覚統合機能を測る．神経発達症児には感覚統合機能の発達の遅れや偏りがみられやすい．

代表的な評価法

子どもの感覚統合機能を評価できる検査として，JPAN[1]がある．JMAPにも感覚統合機能を評価できる検査課題が含まれている[2]．さらに，子どもの感覚機能を評価できる質問紙としてJSI-Rがある[3]．

JPAN感覚処理・行為機能検査（JPAN）

子どもの感覚統合機能を評価するために日本独自に開発された個別検査である．対象年齢は3～10歳で，神経発達症を有するなど感覚統合機能の問題の可能性がある子どもを対象に実施される．全体で32項目の検査課題があり，ABCの3つのセットに分かれており，「姿勢・平衡機能」「体性感覚機能」「行為機能」「視知覚」の4領域で構成されている．すべての項目を実施する場合，2～3時間を要する．1つのセットは40～60分程度で実施でき，Aセットは最も基本的な子どもの感覚処理過程，および行為機能を評価できるように作成されている．

なお，JPANはCronbach'α係数による内的整合性，検査者間信頼性，および因子分析による構成概念妥当性が示されている[4,5]．

測定方法

「姿勢・平衡機能」では，静的バランス，動的バランス，抗重力姿勢運動，姿勢背景運動を評価するために，片足立ちや，足跡の上から外れないように歩く課題，腹臥位伸展を保つ課題，姿勢を崩さず上体を回旋する課題などを行う．「体性感覚機能」では，能動的な感覚情報処理や刺激検出機能，刺激判別機能，他感覚との統合を評価するために，同じ硬さのスポンジを選択する課題や，シート上の突

起を触って見つける課題，触れられた指と同じ指を答える課題など
を行う．「行為機能」では，姿勢行為，構成行為，口腔行為，両側運
動協調，シークエンス行為を評価するために，姿勢模倣の課題や積
み木の構成課題，息の量を調整する課題，両手を素早く交差する課
題などを行う．最後に「視知覚」では，目と手の協調や図地判別，
視空間処理を評価するために，正確に線を引く課題や，絵の中から
特定の形を探す課題，写真から三次元空間における位置関係をとら
える課題などを行う．

なお，JPAN を実施するためには検査の実施，および結果のまと
めと解釈に関する知識が必要であり講習会を受講する必要がある．

評価値の意味

検査に添付されている解析ソフトに対象児の結果を入力すること
で，各項目のパーセンタイル値と，4 領域それぞれの標準偏差が算
出される．各検査項目，および 4 領域の結果は，通過率に応じた色
分け（赤：下位 0〜5％，オレンジ：6〜16％，黄：17〜25％，黄緑：
26〜50％，緑：51％以上）で示される．

JPAN の 4 領域の得点は南カリフォルニア感覚統合検査の得点と
の間に有意な相関が認められている[6]．

日本版ミラー幼児発達スクリーニング検査（JMAP）

早期に神経発達症をスクリーニングして支援につなげることを目
的に開発された検査である．感覚運動能力（基礎指標,協応性指標），
知的能力（言語指標，非言語指標），複合能力（複合能力指標）の 3
つの能力と 5 つの指標があり，全 26 項目の検査項目で構成されて
いる．感覚運動能力や複合能力を評価する項目が多く，子どもの感
覚統合機能を含む感覚運動特性を詳細に評価できる点が特徴であ
る．対象は 2 歳 9 か月〜6 歳 2 か月である．測定時間は 30〜40 分
程度である．

測定方法

「基礎指標」では，基礎的な神経学的能力を評価するために片足

立ちや背臥位屈曲，触覚識別課題などを実施する．「協応性指標」
では，粗大運動，微細運動，および口腔運動に関連した協応動作能
力を評価するため，積み木の積み上げ課題や線上歩行などの課題を
実施する．「複合能力」では，視空間情報処理や行為機能などを評
価するために，身体模倣や人物画などの課題を実施する．

　JMAP を実施・解釈するためには専門的な知識が求められるため，
検査者は講習会を受講することが望ましい．

評価値の意味

　JMAP では検査項目ごとに各得点が色分けで示される（赤：下位
5 パーセンタイル以下，黄：6〜25 パーセンタイル，緑：26 パーセ
ンタイル以上）．次に，全体および各指標の赤と黄の項目数をもと
に総合点および各指標のパーセンタイル値が算出される．パーセン
タイル値も色分けで示され，5 パーセンタイル以下の赤は「危険＝
明らかな神経発達症のリスクがある」，6〜25 パーセンタイルの黄
は「注意＝神経発達症のリスクがある可能性」，26 パーセンタイル
以上の緑は「標準またはそれ以上＝正常域」と判定される．

　ASD や ADHD のある子どもでは，JMAP の感覚運動能力の得点
が定型発達児の得点よりも有意に差があることが報告されてい
る[7〜9]．

日本版感覚インベントリー(JSI-R)

　子どもの感覚機能の特性を評価するために開発された質問紙であ
る．4〜6 歳の子どもが対象であり，7 つの感覚領域（前庭感覚，触覚，
固有受容覚，聴覚，視覚，嗅覚，味覚，その他）が設けられ，全
147 の質問項目で構成されている．

測定方法

　保護者，もしくは子どもの普段の様子をよく知る大人が，各質問
項目の行動の出現頻度について「まったくない＝0 点」「ごくまれに
ある＝1 点」「時々ある＝2 点」「頻繁にある＝3 点」「いつもある＝4
点」で回答する．回答後，検査者が感覚領域ごとの得点と総合点を
算出する．

評価値の意味

得点が高いほど感覚統合機能の偏りが大きいことを示す．サマリーシートには標準化データにもとづく色分けの基準が示されており（Green：定型発達児の75％にみられる状態，Yellow：定型発達児の20％にみられる状態，Red：定型発達児の約5％にみられる状態），各感覚領域の得点と総合点が，標準データと比較してどれくらい偏りが大きいかを判定する．

JSI-Rの項目から抽出された21項目の得点は，ASD児と定型発達児の間で有意な差が認められ，ASDの特性を把握するうえでも有用であることが示唆されている[10]．

実践のコツ・ポイント，留意点など

感覚統合機能の特性は検査中の子どもの行動やふるまいにも現れる．したがって，検査中の行動観察を含めた評価も重要となる．また，子どもの感覚統合機能の特性を単一の評価方法のみで把握するのではなく，複数の検査結果もふまえて総合的に評価する必要がある．特に質問紙は評価者が異なる場合，結果に差異がみられる可能性がある．したがって，より詳細な特性の把握や分析のためには複数の評価者による評価の実施が望ましい．

【文献】

https://www.igaku-shoin.co.jp/prd/05775/0421.pdf

22 意志・動機(PVQ)

意志とは，作業行動に対する動機づけを指す[1]．子どもの作業行動には，遊びや教育，そして ADL が含まれる[2]．意志は，これらの作業行動を観察し，子どもがどのような行動を予想し，選択し，経験し，解釈するかを理解することができる．また，子どもにとって何が大切(価値)で，どれくらいの能力があり(個人的原因帰属)，楽しみを見出すか(興味)にかかわる．

代表的な評価法

人間作業モデルを理論的背景とした，成人の動機づけの評価方法に意志質問紙(VQ)が，子どもの評価方法に小児版 VQ(PVQ)がある(表1)．

表1 PVQ の評価項目

1. 好奇心を示す	8. 問題を解決しようとする
2. 動作を始める	9. 効果を生み出そうとする
3. 課題に向かう	10. 技能を練習する
4. 好みを示す	11. 挑戦を求める
5. 新しいことを試みる	12. 環境を組織化したり，修正したりする
6. かかわりつづける	13. 完成に向けて活動をつづける
7. 熟達の楽しみを表現する	14. 想像力を用いる

概要

PVQ は，1998 年に Geist らによって，VQ をもとに開発され[2]，その後 Anderson らによって信頼性と妥当性が示された[3]．子どもの動機づけとそれに関する環境の影響をとらえるための観察評価である．対象は認知または運動の問題，言語的な困難さをもつ 2〜7 歳となっている．また，発達の遅れがある若者にも適用可能である．

測定方法

実施前に，子どもを観察するのに適した場所を選択する．場所は教室や家，遊び部屋，作業療法室，地域などが含まれる．観察する

行動は，自由遊び，ADL，学校での勉強が含まれ，2つ以上の活動を測定する．また検査者は，価値，個人的原因帰属，興味を反映する14項目について4件法で評定する（S：自発的，I：巻き込まれ的，H：躊躇的，P：受動性）．項目が観察されなかった場合は，N/Aとする．また，必要に応じて質的なコメントを加える．最後に観察した環境の特徴を評価する．実施時間は一般的に10〜30分程度である．

評価値の意味

PVQは，評価者が対象者を観察し，評価する．4件法の評定は対象者が示した意志の自発性や支持の必要と励ましの量を示し，得点が高いほど，より個人の意志を反映した作業活動であると推察できる．また，治療セッションとして用いることで，どのような種類の環境支援が対象者の意志を強化するかを探索するために用いることができる[1]．

💡 実践のコツ・ポイント，留意点など

観察場面はなるべく子どもにとって慣れ親しんだ環境を選択する．検査の実施には，人間作業モデルの概念を理解しておくことが望ましい．技能ではなく意志を測定することを意図していることに注意する．検査は，少なくとも15分間子どもを観察する．また，1日のうちの別な時間や複数の環境で観察することが推奨されている．

【文献】

https://www.igaku-shoin.co.jp/prd/05775/0422.pdf

166　第4章　子どもの心身の評価と測定値―臨床編

23 不安

不安やストレスは，子どもの表情や行動観察で確認されることが多く，過度な不安は社会性の発達や情緒面の安定に悪影響を及ぼすと考えられている．また，子育てをしていく中で，保護者の不安は計り知れない．子どもの不安が家族に，逆に家族の不安が子どもに影響を与え，家庭内のストレスが増加することがある．家族全体を支援するために，子どもや保護者の不安状態を確認することが重要である．

代表的な評価法

類似した評価に気分・感情状態の指標のPOMS 2がある．35項目の短縮版と65項目の全項目版があり，「怒り-敵意」「混乱-当惑」「抑うつ-落ち込み」「疲労-無気力」「緊張-不安」「活気-活力」「友好」の7つの下位尺度からなる[3]．また，TMDでは，活気，友好以外の5尺度の合計点から活気の点数を引いた値を算出し，TMDが高得点なほど悲観的な気分を強く感じたと判断する．

状態・特性不安検査(STAI)

概要

中学生以上が対象で，保護者にも使用する．「今まさに，どのように感じているか」という不安を喚起する事象に対する一過性の状

表1　日本における通院している子どもの保護者のデータ（未公開データ）

STAIスコア	全対象者(n=95)	Group A(n=38)	Group B(n=17)	Group C(n=7)	Group D(n=33)
状態不安	43.0 (9.8)	51.5 (6.4)	45.5 (2.9)*	38.3(3.6)*,†	33.1(5.7)*,†
特性不安	43.8 (10.5)	52.9 (5.3)	40.7 (3.0)*	52.3 (7.2)†	33.1(6.5)*,†,‡

平均値（標準偏差）．Group A：高状態不安高特性不安；Group B：高状態不安低特性不安；Group C：低状態不安高特性不安；Group D：低状態不安低特性不安．*Group A vs. Group B, C, and D，†Group B vs. Group C and D，‡Group C vs. Group D；*,†,‡p＜0.05.

況反応である状態不安と,「普段,どのように感じているか」をいう不安体験に対する比較的安定した反応傾向である特性不安を測定する[1,2].

STAIの状態不安(20項目,80点満点)は,特定の時点や出来事に抱く一時的な不安反応を指し,特性不安(20項目,80点満点)は,個人の性格に由来する不安になりやすい傾向をもつ性質を指す.不安があることを示す項目(不安存在項目)と不安がないことを示す項目(不安不在項目)で構成されている.

測定方法

状態不安は「まったくあてはまらない」から「非常によくあてはまる」までの4段階,特性不安は「ほとんどない」から「ほとんどいつも」の4段階で回答する.

評価値の意味

得点が高いほど不安が強いことを表す.育児不安尺度の開発[4]や精神疾患や成人分野の疾患,産業カウンセリングなど幅広い分野で使用されている.

カットオフ値は下記の通りである.
・状態不安:男性41点,女性42点以上
・特性不安:男性44点,女性45点以上

実践のコツ・ポイント,留意点など

通院している子どもの保護者で,STAIの特性不安が高い場合は,子どもの疾患を問わず状態不安も高く,MPOCの尊重と支え,の項目が低い場合が多い.特性不安の高い家庭に対して,現在の不安状態が高いことを考慮して,保護者や子どもを尊重して包括的なかかわりや支える姿勢が医療者や療育者に求められる.

【文献】

https://www.igaku-shoin.co.jp/prd/05775/0423.pdf

24 抑うつ

子どものメンタルヘルス症状の1つである抑うつ症状を評価する.すべて子ども本人が回答する質問紙評価である.小児がん[1],てんかん[2],行動障害[3]をもつ子どもの抑うつ症状がQOLと関連することが示されている.

代表的な評価法

よく使用されるものとしてCES-D日本語版[4],DSRS-C日本語版[5]などがある.

うつ病自己評価尺度(CES-D, CESD-R)

概要

CES-DはRadloff[6]によって成人向けに作成された質問紙で,島ら[4]によって日本語版が作成され良好な信頼性と妥当性が報告されている.成人だけでなく青年期のうつ症状の評価にも使用される.最近ではDSM-IVの診断基準に合わせて改訂されたCESD-Rが用いられており,CESD-R日本語版が2021年に作成されている[7].

表1 CESD-Rの対象年齢とカットオフ値

対象年齢	カットオフ値
青年以上	16点

測定方法

対象年齢は青年以上である.CES-DおよびCESD-Rは20項目で構成されており,対象者本人が各質問項目に4件法で回答する.

評価値の意味

各項目0~3点で採点し,合計0~60点となる.カットオフ値は16点とされているが,青年の平均値は16~17点という報告もあり,佐藤ら[7]はカットオフ値を37点とすることを推奨している.

バールソン児童用抑うつ性尺度(DSRS-C)

概要

Birleson[8]によって作成された子どもの抑うつ評価のための自己記入式の質問紙評価尺度である．村田ら[5]によって日本語版が作成され，信頼性と妥当性が確認されている．

表2 DSRS-Cの対象年齢とカットオフ値

対象年齢	カットオフ値
小学生以上	16点

測定方法

18項目から構成されており，対象児本人が最近1週間の気持ちについて各質問項目に3件法で回答する．項目10は死に関する質問であり，削除して実施されることが多い．

評価値の意味

各項目0～2点で採点し，合計点は0～36点となる．カットオフ値は16点とされている．DSRS-C日本語版は「活動性および楽しみの減衰」と「抑うつ気分」の2因子構造をもつことが確認されており，抑うつ症状の特徴を知ることができる[9]．

実践のコツ・ポイント，留意点など

対象が青年であればCES-DやCESD-R，幼児や小学生の場合はDSRS-Cが使用しやすい．CES-DやDSRS-Cは購入する必要があるが，CESD-RはTsuboiら[7]の論文で公開されている．

【文献】

https://www.igaku-shoin.co.jp/prd/05775/0424.pdf

第5章 子どもの活動の評価と測定値

1 幼児の運動能力調査

外遊びの時間が多い幼児ほど体力が高い傾向にあるが，文部科学省の調査では，4割を超える幼児の外遊び時間が1日1時間(60分)未満である[1]．そのため，多くの幼児が体を動かす実現可能な時間として屋内での活動も含めて，「毎日，合計60分以上，楽しく体を動かす」ことが推奨されている[1]．万歩計を使用した取り組みも多くある．

概要

運動の指示に従って各テストを実施できるようになる4〜6歳児には，幼児期運動指針ガイドブックによる6種目のテスト(往復走は25m走が実施できない場合の代替種目)が推奨される(表1)[1,2]．全項目，①実施前に測定者が見本を見せること，②実施中に応援の声かけをすることが大切である．

測定方法

測定方法などの詳細は幼児期運動指針ガイドブックを確認し，実施する[2]．

評価値の意味

各種目の実測値から年齢別の総合評価点数を算出し，経年的な児童の変化を追っていく．**巻末資料6**(→299ページ)は，2008年の約12,000名の全国調査での平均値と標準偏差であり[2]，臨床で実施した場合，実施者でz値が算出可能である．

【文献】
https://www.igaku-shoin.co.jp/prd/05775/0501.pdf

1　幼児の運動能力調査　　171

表1　運動能力調査の概要

項目	運動要素	準備	ポイント
25 m 走（秒：小数点第2位以下切り捨て）	全身の協調性，下肢筋力	ストップウォッチ，旗（スタート地点用1本，25 m 地点用2本），ゴールテープ	・30 m の直走路：25 m（測定ライン）に旗を2本立て，ゴールテープは 30 m（ゴールライン）にはる
立ち幅跳び（cm：小数点以下切り捨て）	全身の協調性，筋パワー（瞬発力）	屋外：砂場，巻き尺，ほうき，砂ならし屋内：マット，巻き尺，ラインテープ	・砂場/マットの手前（30 cm～1 m）に踏み切り線を引く・裸足で両足で同時に踏み切る・踏み切り前の両足の中央の位置との直線距離を計測
ボール投げ（50 cm 単位で測定，50 cm 未満は切り捨て）	協調性	硬式テニスボール，メジャー	・15～20 m 分，1 m 間隔に長さ6 m の線を引き，間の50 cm のところに印をつける
両足連続跳び越し（秒：小数点第2位以下切り捨て）	敏捷性	ストップウォッチ，メジャー，積み木10個（約幅5 cm，高さ5 cm，長さ10 cm）	・4 m 50 cm の距離に 50 cm ごとに印をつけ，10個の積み木を並べる・最初と最後の積み木から20 cm の位置がスタートとゴールライン・失敗せずに積み木10個を跳び終わるまでの時間を2回測定
体支持持続時間（秒）	筋持久力	ストップウォッチ，ビニールテープ（2～3 cm），長机2台（高さ約 70 cm），補助台，マット	・机は肩幅になるように設置・机の内側縁にテープをはり，指が触れないように手掌支持・膝が曲がる，身体が机に触れた場合は，すぐに修正を指示
捕球（回：10球中のキャッチ数）	視機能，協調性	ゴムボール（150 g），ポール（170 cm 以上）2本，ポールスタンド2個，細めの布製のひも，ラインテープ	・床から 170 cm の高さにひもを取り付ける・下手投げで設置したひもの上を越して，対象者の胸にボールを投げ，対象者がキャッチする
*往復走（秒：小数点第2位以下切り捨て）	全身の協調性，下肢筋力	ストップウォッチ，旗（測定ライン2本），コーン2つ（なければ旗を計4本），ゴールテープ	15 m の往復路をつくる．スタートラインから5 m 先に測定ラインを引き，往復地点にコーンを置く．コーンを回って，スタートラインまで疾走し，スタートから復路の測定ライン通過までの時間を 1/10 秒単位で測る

*25 m 走が実施できない場合の代替種目

新体力テスト

　学童期から高齢期までのすべての年代にて，新体力テスト（8種目）が最も実施されている標準的な運動テストである[1,2]．長座体前屈は，専用の測定機器があるが，測定の設定が記載されているので，空き箱で測定器具の作製が可能である[1]．

概要

　個人の体力や運動能力を客観的に評価し，評価結果をもとに体力向上の指導に活用されている．小学生から高齢者まで幅広く適用でき，学校保健分野や小児がん領域で積極的に活用されている．また，世代ごとの体力状況との比較が可能なため，体力づくりの目標設定や指導の基準として活用されている．筋力や筋持久力，柔軟性，敏捷性，全身持久力など，幅広く評価し，テスト結果は標準値と比較し，総合的な体力ランク（A～D）として，総合得点化が可能である．

測定方法

　測定方法などの詳細はスポーツ庁のHPを確認し，実施する[1]．

評価値の意味

　2017年度の体力・運動能力調査の巻末表にある平均値と標準偏差（**巻末資料7→303ページ**）から[3]，z値を算出し，世代間での比較が可能である．また，巻末表に新体力テストの採点基準をそれぞれ示している[1,4]．各種目の実測値から年齢別の総合評価点数を出し，経年的な児童の変化を追っていく．幼児でも握力測定が実施されており，5歳児408名の値は8.3（SD：2.2）kgと報告されている[5]．

【文献】

https://www.igaku-shoin.co.jp/prd/05775/0502.pdf

2 新体力テスト　173

表1　新体力テストの概要

項目	運動要素	準備	ポイント
握力 （kg：小数点以下切り捨て）	最大筋力	握力計	・示指の PIP 関節が直角になるように握る ・測定中は，体幹や肘を曲げず，握力計を身体や衣服に触れさせない ・左右の最大値を平均し，kg 未満を四捨五入する
上体起こし （回）	瞬発力， 筋持久力	マット，補助者 1 名	・両膝 90°屈曲位で両手を軽く握り両腕を胸の前で組む ・30 秒間，両肘と両大腿がつくまで上体起こしを繰り返す
長座体前屈 （cm：小数点以下切り捨て）	脊柱， ハムストリングスの柔軟性	専用の測定機器（自作の測定器具），1 m 巻き尺（1 m ものさし）	・開始姿勢は壁に背中とお尻をぴったりとつけ，両手を伸ばした長座位 ・ゆっくりと最大前屈する
反復横跳び （点）	敏捷性	メジャー，ストップウォッチ，ビニールテープ	・中央線，両側 100 cm の位置に 2 本の平行線を引く ・中央線をまたいで立ち，右側の線を越すか跨ぐ ・中央線をまたぐ→左側とサイドステップを 20 秒間繰り返す ・線を踏まない，乗り越えない，中央線をまたがない，ジャンプしたときはカウントしない
20 m シャトルラン （回）	持久力	テスト用の音源，再生用プレーヤー，ボール 4 本	・電子音が鳴り終わるまでに 20 m 先の線を足が越えるか触れたらその場で向きを変え，この動作を繰り返す ・鳴り終わる前に線に達した場合は，向きを変え，次の電子音が鳴り始めてから走る ・走るのをやめたとき，2 回続けて足で線に触れることができなかったときにテストは終了 ・健康状態に留意し，実施が困難な者には実施しない
50 m 走 （秒：小数点第 2 位以下切り上げ）	速度 （スピード）	ストップウォッチ，旗，50 m の直線路	・胴体がゴールライン上に到達するまでの時間を計測
立ち幅跳び （cm：小数点以下切り捨て）	全身の協調性，筋パワー（瞬発力）	屋外：砂場，巻き尺，ほうき，砂ならし 屋内：マット，巻き尺，ラインテープ	・砂場，マットの手前（30 cm〜1 m）に踏み切り線を引く ・裸足で両足で同時に踏み切る ・踏み切り前の両足の中央の位置との直線距離を計測
ソフトボール投げ，ハンドボール投げ （m，m 未満切り捨て）	協応性	ソフトボール 1 号，直径 2 m の円，円の中心角が 30°の直線 2 本，1 m 間隔に同心円弧の線を引く	・直径 2 m の円の中からソフトボールを 2 回投げ，よいほうの記録をとる，記録は m 単位とし，m 未満は切り捨てる

3 一般的な歩行，歩容の一般値

　子どもの一般的な歩行と歩容の一般値は，成長による歩行の変化の評価と異常歩行の評価に有用なツールである．歩容は7歳以降も成長によって変化し，特に11歳以降で歩容は成熟していく傾向がある[1]．

　一般的な歩行の代表的な評価法に，三次元歩行分析，ビデオカメラを使用した動画観察，肉眼観察がある．三次元歩行分析のデータから得られる歩容の評価法にGDIがある[2]．また，歩行の評価は，歩行速度，歩幅，ケイデンスの評価がある．

概要

　三次元歩行分析は，コンピュータを用いて動作を客観的・定量的に評価し，その動作を数値化したものである．その特徴は大きく分けて2つあり，1つ目は歩行を正面や側面からの二次元の観察では評価できない，歩行における水平面上の動きを把握することができる．次に，肉眼ではとらえることができない，下肢の各関節の運動の角度とタイミングを確認することができる．1歩行周期中の骨盤，股関節の矢状面・前額面・水平面，膝関節と足関節の矢状面，足角の9つの関節運動を測定し（図1），歩容の下肢全体の運動をGDIとして点数化できる（表1）．

　GDIは，日本人の小児の正常歩行と異常歩行を判断する臨床評価ツールであり，測定時間は30〜45分，小学生が主な対象である．子どもの理解が早く，年齢が高くなると測定時間は短くなる．歩行と歩容の一般値は，脳性麻痺児などのリハビリテーション前後や整形外科手術前後，内服治療前後などの歩行評価に利用できる（表2）[3,4]．

　歩行速度は歩行能力を知るための指標であり，歩幅とケイデンスは歩行速度の構成要素で歩行動作の質を評価するものである．

測定方法（図2）

　三次元歩行分析の測定については，まず反射マーカーを手足・体幹，または，骨盤〜下肢の決められた部位に貼付する．反射マーカー

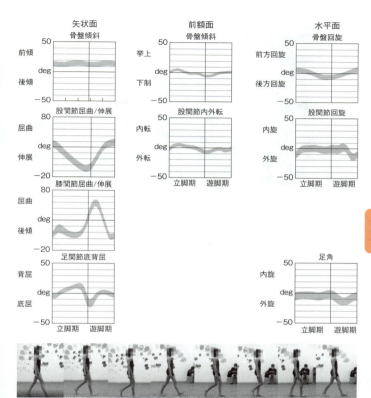

図1 小児の一般的な歩行の各関節運動（1歩行周期）
※歩行周期：足が床に着地して同じ足が再び着地したときのことを指す
グラフは文献3）より翻訳して転載

表1 GDIの一般値：6〜12歳の歩容の点数[3]

	6〜8歳 (141人)	9〜10歳 (154人)	11〜12歳 (129人)
GDI（点）	93.4 (6.9)	93.8 (7.7)	96.8 (7.4)

平均値（標準偏差）

を貼付した後，床反力計を設置した床面を含めた直線上を歩行してもらう．最も簡便な動画観察は，タブレット端末を安定した台の上や三脚に固定する[6]．端末と対象者との距離は，画面中央に全身を

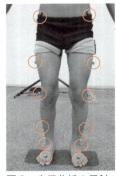
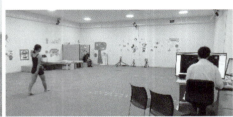

図2 歩行分析の反射マーカー貼付部位と測定の様子

表2 歩行速度・歩幅・ケイデンスの一般値[3]

	6～8歳 (141人)	9～10歳 (154人)	11～12歳 (129人)
歩行速度(m/秒)	1.09 (0.65～1.57)	1.21 (0.75～1.75)	1.22 (0.84～1.77)
歩幅(m)	0.50 (0.38～0.67)	0.57 (0.42～0.69)	0.60 (0.45～0.80)
ケイデンス (歩数/分)	130.36 (93.50～164.82)	127.20 (105.50～161.06)	121.76 (91.06～151.19)

中央値(最小値～最大値)

収め対象者の姿勢に対して上下の中央にカメラを置く[6].

　歩行速度は，補助路を付加した平坦な歩行路を歩行してもらい，ストップウォッチで歩行速度を測る簡便な方法もある．成長発達の影響を考慮するために，データを下肢長で正規化したデータを計算することも重要である．正規化の計算式は次の通りである．歩幅は，歩幅(m)＝歩幅/下肢長(m)の計算式で正規化する．ケイデンスは，ケイデンス(歩/分)＝ケイデンス×SQRT〔下肢長(m)/g〕の計算式で正規化する．歩行速度は，歩行速度(m/s)＝速度/SQRT〔下肢長(m)×g〕の計算式で正規化する．

評価値の意味

　小児の歩行の成長は，一般的に7歳頃に成人と同等になるといわれている[7]．日本の一般的な小児の各関節の可動域は，骨盤前/後

傾は約3°，挙上と下制は約10°，内/外旋は約13°動く．股関節は，屈曲/伸展約46°，内/外転約12°，内/外旋約13°動く．膝関節は屈曲/伸展約60°，足関節は底/背屈約32°動く．また，足角の内/外旋は約6°動くことがわかっている[3]．

欧州の研究結果では，小学校児童の歩行は，12歳に達しても成熟せず，成長による歩行の変化は他国とは異なる[8]．日本の歩行中の各関節の運動パターンも成長によって他国とはわずかに異なる[3]．11〜12歳になると9〜10歳よりも矢状面の股関節屈曲が約2°，6〜8歳よりも膝関節の関節運動は約3°小さくなるが，足関節はあまり変化がない[3]．また，11〜12歳頃には6〜8歳に比べて，遊脚期の膝関節の最大屈曲角度は約3°小さくなることがわかっている[1,3]．

日本の小学校児童の歩行で注目すべきポイントは，股関節の内/外旋の角度と足角の動きである．海外の報告では，成長するにつれて，股関節外旋角度は9〜10歳で6〜8歳よりも約7°増加していく[4]．一方で，日本の小児の歩行は，成長しても内/外旋ともに1〜2°程度の差であり，大きな変化はしない．荷重応答期〜遊脚中期まで，軽度内旋位で歩行している．

足角の動きは，立脚期を通して海外の6〜10歳，5〜16歳の子どもより，5〜10°程度外旋角度が小さい[4,9]．これは，人種間や文化の違いによる生活様式が影響しているものと推察する[1]．

 実践のコツ・ポイント，留意点など

一般的な小児の三次元歩行分析を実践するうえで最も大切なのは，マーカー貼付である．マーカー貼付は立位で必ず行い，皮膚誤差を最小限にした状態にして，スキンマーカーで貼付部位に印をつける．また，足関節のマーカーを貼付するときは，レーザーの水平器を使用することで，より正確なデータを計測できる．ビデオ動画と必ず同期をさせて，確認をすることも測定するうえで大切である．動画観察においては，矢状面と前額面の歩行をスローモーションにすることや，必要に応じて各関節を拡大しながら観察をすることで，正確な歩行を捉えることが可能になる．

【文献】

https://www.igaku-shoin.co.jp/prd/05775/0503.pdf

医療分野の歩行測定

 対象者の歩行能力,運動耐容能,歩行パターンを評価する.子どもや測定者の負担を考慮して臨床で簡便に測定できる評価がある.介入の効果判定に用いられることが多い.

代表的な評価法

 歩行能力と運動耐容能を評価するための方法として,10 m WT[1]や1 MWT[1~3]がある.観察的歩行評価としてEVGSがある[4,5].どの評価も信頼性・妥当性が確認されている.

概要

 10 mWTと1 MWTはストップウォッチと測定場所があれば評価できる.EVGSは,脳性麻痺児・者を対象に体幹,骨盤,股関節,膝関節,足関節の17項目について0〜2点で評価を行い,点数(左右合計68点)が増加するほど異常歩行と解釈する.

測定方法

 10 mWTでは,2〜5 mの予備区間を設け中間10 mを測定する.歩行速度は「最大速度」と「快適速度」の2種類がある.先行足が開始地点を越えた瞬間に計測を始め,終了地点を越えた瞬間に計測を終える.なお,10 mコースの中間6 mを測定する方法もある.記録は測定タイム(秒),もしくは歩行速度(m/秒)となる.

 1 MWTでは,20〜40 mのトラックを使用し,対象者には,1分間トラックを走らずにできるだけ速く歩くように説明する.記録は1 m単位となる.1 MWTは簡便にできる評価方法として推奨されている[6].

 EVGSでは,対象者の歩行を前額面と矢状面から市販のビデオカメラで撮影する.カメラは膝関節または股関節の高さに設定する.歩行動画を角度測定ができるフリーソフトなどを使用し評価する[7].

評価値の意味

各評価の代表的な MDC を**表 1** に示す.

表 1 各評価の主な MDC と MCID

	対象疾患	MDC と MCID
10 m WT（快適速度）[8]	脳性麻痺	MDC：1.7〜12.2 秒
10 m WT（快適速度・中間 6 m）[9]	ダウン症候群	MDC：0.188 m/秒
1 MWT[10]	脳性麻痺	MCID：3.8〜5.6 m
EVGS[5]	脳性麻痺	MDC：3.6〜6.0 点

2〜12 歳の各年齢における 10 m WT（快適速度）の平均値が示されている[11]. 脳性麻痺児を対象とした 1 MWT のデータを用いてリハビリテーションの効果判定をする方法が提供されている[12].

> 💡 **実践のコツ・ポイント，留意点など**
>
> 実施においては，対象者に対する説明をわかりやすく具体的に行うことが重要である．使用する装具や歩行補助具の記録を忘れずに行い，評価目的に応じた環境設定（靴の有無など）を考慮する．再現性を高めるために，測定手順を一貫して守ることが必要であり，子どもに対してはテストの理解度やモチベーションに大きく左右されるため，特に配慮が求められる．EVGS では，対象者の衣服は関節部位が特定しやすいものを選ぶ必要がある．

【文献】

https://www.igaku-shoin.co.jp/prd/05775/0504.pdf

5 医療分野の移動能力測定(FMS)

医療分野でよく使用される移動能力測定は FMS であり，子どもの移動能力や経時的変化，手術などによる変化を明らかにできる[1]．

概要

3種類の具体的な距離，5 m，50 m，500 m を移動する能力を採点する．この距離はそれぞれ家の中，学校，地域での移動距離のことである．1人の子どもが，環境に応じて異なる移動補助具を使用することを識別することができる．

測定方法

子どもまたは親への質問によって評価する．3種類の距離それぞれについて，杖やクラッチ，歩行器，車椅子といった補助具の使用に応じて移動能力を採点する．補助具は普段使っているものである．

6点：すべての床面で独歩できる．歩行補助具や誰かの手助けを必要としない．
5点：平らな床面で独歩できる．歩行補助具や誰かの手助けを必要としないが，階段は手すりが必要（壁や家具などを使用するならば4点）．
4点：杖を使う．誰かの手助けは不要．
3点：クラッチを使う．誰かの手助けは不要．
2点：歩行器を使う．誰かの手助けは不要．
1点：車椅子を使う．
C：這う．家(5 m)で移動するとき．
N：適応なし．たとえばその距離をすべて移動できない(500 m)．

評価値の意味

MCID は 0.5 とされており[2]，1段階の変化が臨床的に意味のある変化と解釈できる．日本人の GMFCS レベル別のスコアの分布を**表1**に示す[3]．評価者内信頼性（カッパ係数）は，FMS-5 で 0.72，FMS-50 で 0.87，FMS-500 で 0.76 である[2]．

表1 日本人における GMFCS レベル別 FMS スコアの分布[3]

距離	採点	レベルⅠ (%)	レベルⅡ (%)	レベルⅢ (%)
FMS-5 (家)	6	89.06	55.17	0
	5	10.94	44.83	11.11
	4	0	0	16.67
	3	0	0	22.22
	2	0	0	16.67
	1	0	0	5.56
	C	0	0	27.78
FMS-50 (学校)	6	78.13	31.03	0
	5	21.88	65.52	0
	4	0	3.45	5.56
	3	0	0	38.89
	2	0	0	11.11
	1	0	0	44.44
FMS-500 (地域)	6	75.00	24.14	0
	5	25.00	65.52	0
	4	0	6.90	0
	3	0	0	072.22
	2	0	0	05.56
	1	0	3.45	22.22

実践のコツ・ポイント，留意点など

FMS は遂行能力（パフォーマンス）の評価である．子どもがやればできること，できるであろうことではなく，子どもがそのとき実際にしていることを採点する．

正確な評価のために，質問のしかたが重要である．たとえば，

5 m：家の中の短い距離をどのように移動しますか？

50 m：学校の教室内や教室間をどのように移動しますか？

500 m：ショッピングセンター内のような長い距離をどのように移動しますか？

距離はあくまで目安であり，環境が何よりも重要である．

【文献】

https://www.igaku-shoin.co.jp/prd/05775/0505.pdf

6 GMFM

子どもの粗大運動能力評価の代表が GMFM である．脳性麻痺児の粗大運動能力を評価する目的で開発されたものだが，現在では脳性麻痺に限らず多くの小児疾患に対して広く使用されている[1]．

代表的な評価法

GMFM には GMFM-88，GMFM-66，GMFM-66-B&C，GMFM-66-IS がある．

粗大運動能力尺度(GMFM-88)

GMFM とは通常は最初に開発された GMFM-88 を指す（表1）．その後 GMFM の短縮版が出たため，「-88」と項目数が明記されるようになった．GMFM-88 は定型発達の5歳児が遂行可能な運動課題5領域88項目から構成される．測定時間は45〜60分である．脳性麻痺だけでなく，後天性脳損傷やダウン症，急性リンパ性白血病，福山型筋ジストロフィー症，骨形成不全症，脊髄性筋萎縮症など，幅広く応用されている．

測定方法

各項目は0〜3点の4段階で採点される．課題をまったくできないは0点，少しだけできる（課題の10％未満）は1点，部分的にできる（課題の10％以上，100％未満）は2点，完全にできるは3点である．採点結果は，各領域の％点数（該当領域の得点÷該当領域の満点×100）と，総合点（各領域の％点数の合計÷5）として報告される．文献によっては粗点で報告しているものもある．正確な運用と

表1 GMFM-88 の信頼性

	検者間信頼性	検者内信頼性	再テスト信頼性
脳性麻痺	0.99[1]	0.99[1]	0.99[1]
ダウン症	0.96[2]		0.95[2]
外傷性脳損傷			0.99[3]

表 2 GMFM-88 の MCID ①[4]

GMFCS	I		II		III	
効果量	中 (0.5)	大 (0.8)	中 (0.5)	大 (0.8)	中 (0.5)	大 (0.8)
GMFM D (%)	2.4	3.8	3.3	5.3	1.5	2.4
GMFM E (%)	4.0	6.5	2.8	4.5	1.8	3.0

表 3 GMFM-88 の MCID ②[5]

GMFCS		I・II	III	IV
GMFM-88 (%)	ABI	1.6〜5.0	1.5〜5.7	0.9〜5.6
	CP	0.1〜4.0	0.1〜4.0	0.1〜3.0
GMFM D (%)	ABI	2.4〜5.9	1.9〜5.8	3.0〜7.1
	CP	0.8〜4.0	0.6〜4.1	1.6〜5.0
GMFM E (%)	ABI	2.8〜7.6	2.7〜6.1	1.5〜4.8
	CP	0.2〜4.5	0.6〜4.0	0.1〜3.0

採点のためにマニュアルを参照する.

評価値の意味

GMFM-88（総合点）と D 領域，E 領域の MCID が報告されている．MCID ①は整形外科的手術を受けていない脳性麻痺児 292 名（平均 11.0 歳，平均評価間隔 1.4 年）のデータより算出された（**表 2**）．MCID ②はロボットアシスト歩行トレーニングと理学療法（4 週間 20 セッション）を受けた後天性脳損傷児 110 名と脳性麻痺児 72 名（平均 10.8 歳）のデータより算出された（**表 3**）．対象児や介入方法，算出方法により MCID が異なるため，慎重に解釈する必要がある．

GMFM-66

概要・測定方法

順序尺度である GMFM-88 を間隔尺度化したものが GMFM-66 である（**表 4**）．採点方法は GMFM-88 と同じで，項目数が減少し評価時間が短縮された．スコアは GMAE というソフトに入力して算出する．GMAE はアイテムマップと難易度マップを参照することができる．GMAE-2[6]と GMFM App＋（GMAE-3）[7]はスコアを GMFCS レベルごとの成長曲線にプロットして出力できる（**表 5**）．

表4 GMFM-66 の信頼性

	再テスト信頼性
脳性麻痺/外傷性脳損傷	0.99[1]/0.99[3]

表5 GMFM-66 のスコアの平均値（標準偏差）

GMFCS	I	II	III	IV	V
GMFM-66 スコア	78.06 (13.29) [45.91～ 100.00]	60.92 (11.16) [34.84～ 89.70]	49.98 (7.07) [29.31～ 67.04]	37.94 (7.77) [19.72～ 52.85]	20.63 (8.66) [0.00～ 46.67]

表6 GMFM-66 の MCID[4]

GMFCS	I		II		III	
効果量	中 (0.5)	大 (0.8)	中 (0.5)	大 (0.8)	中 (0.5)	大 (0.8)
GMFM-66	1.7	2.7	1.0	1.5	0.7	1.2

計量心理学的特性が検証されているのは脳性麻痺と外傷性脳損傷だけである.

評価値の意味

GMFM-88 と GMFM-66 は介入効果を測定するアウトカムツールとして広く使用されている. GMFM-66 と PEDI 移動領域の機能的スキルスコアは相関している[8]. GMFM-66 は，GMFCS IV・V で運動障害が重度な場合には床効果，5 歳以上で運動能力が高い場合には天井効果で粗大運動能力の変化をとらえきれない場合がある[9]. **表6** に GMFM-66 の MCID を示す.

GMFM-66-B&C(Basal and Ceiling)，GMFM-66-IS(Item Set)

GMFM-66 の短縮版が GMFM-66-B&C と GMFM-66-IS である（**表7**）.

測定方法

GMFM-66-B&C は，専用の評価用紙に沿って床・天井アプロー

チにもとづき採点を進め，最少15項目を評価するとスコアが算出される．GMFM-66-IS は，アルゴリズムに沿って4つの Item Set のうち1つを選択する．各 Item Set は 15〜39 項目からなる．

採点方法は GMFM-88，GMFM-66 と同じである．評価時間は 20〜30 分である．GMFM-66-B&C は GMFM-66-IS より評価項目数が少なく短時間で評価できる傾向にある[10]．スコアの算出には GMAE-2 または GMFM App+（GMAE-3）が必要である．

表7 GMFM-66-B&C, GMFM-66-IS の妥当性・信頼性

	併存的妥当性[10] (GMFM-66)	再テスト 信頼性[10]	MDC[10]	基準関連妥当性[11] (GMFM-66)
GMFM-66-B & C	0.99	0.99	3.63	0.73〜0.99
GMFM-66-IS	0.99	0.99	5.29	0.92〜1.00

評価値の意味

GMFM-66 の 2 つの短縮版は 1 回の評価では GMFM-66 スコアを正確に推定するが，複数回の変化量を評価する場合に GMFM-66 スコアの変化量よりも大きな変化量を示すことがある[11]．

> 💡 **実践のコツ・ポイント，留意点など**
>
> 臨床では限られた時間で評価を行わなければならない．評価項目が少なく短時間で評価可能な GMFM-66-B&C は，スコアとパーセンタイル値を算出し経過をグラフで視覚的に表現できるため利便性が高い．また，GMFM-88 の 5 領域の中から目標となる領域を選択して評価することも有用である．小児疾患で広く使用されているが，表に示したデータは脳性麻痺児のものが中心であり，その他の疾患にそのまま応用することはできない．疾患特性をふまえた慎重な解釈が必要である．

【文献】
https://www.igaku-shoin.co.jp/prd/05775/0506.pdf

7 総合的な上肢機能（ABILHAND-Kids）

ABILHAND-Kidsは，脳性麻痺児の上肢機能を評価する22の項目からなる質問紙式評価法[1,2]で，臨床で簡便に使用できる信頼性と妥当性に優れた評価尺度である．付属の換算表により，順序尺度である合計点を間隔尺度であるロジットスコアへ容易に換算できる．上肢機能へのリハビリテーション介入効果を検証するランダム化比較試験で頻繁に使用されている．

概要

22の質問項目からなる親が回答する質問紙式評価尺度である．オリジナルのフランス語版は，開発過程で74項目から21項目に絞り込まれた[1]．しかし，その21項目には日本の文化に適さない項目が含まれており，項目の難易度が異なる可能性があるため，日本語版はオリジナルの74項目のうち2項目を日本文化に適するものに修正し，さらに箸の使用の項目を追加した75項目からRasch分析を用いて22項目へと絞り込んで開発された（表1，2）[2]．日本の文化に適した質問項目で構成され，ロジットスコアを用いることで国際間比較が可能である．

表1 日本人におけるABILHAND-KidsロジットスコアのMACSレベル別平均（標準偏差）[2]

MACSレベルⅠ	MACSレベルⅡ	MACSレベルⅢ	MACSレベルⅣ	MACSレベルⅤ
4.68 (1.50)	2.21 (1.81)	−0.03 (2.62)	−2.96 (2.53)	−5.99 (0)

表2 ABILHAND-Kidsの信頼性[2]

ICC（95%信頼区間）	ロジットスコアのMDC
0.96（0.92〜0.98）	0.79

測定方法

親が回答する質問紙による評価法である．各質問項目に対して「不可能＝0点」「難しい＝1点」「簡単＝2点」の3段階で回答してもらう．「不可能」は子どもがその動作を遂行することができない場合，「難しい」は子どもがその動作を遂行することができるが困難さがある場合，「簡単」は子どもがその動作をたやすく遂行できる場合，「？」は子どもがそれをしているところを親が見たことがない場合である．質問内容の動作が過去3か月間にみられなかった場合は無回答として扱い「？」の回答欄にチェックする．ただしその動作が不可能なため見たことがないのであれば「不可能」と回答しなければならない．

評価値の意味

22項目の合計点（「？」は0点として扱う）を計算し，評価用紙に掲載されている換算表を用いてロジットスコアに変換する．結果はロジットスコアで報告する．

> #### 実践のコツ・ポイント，留意点など
>
> 評価用紙は10通りあり，それぞれ10個の質問項目は同じであるが，質問の並びかたがランダムに入れ替わっている．これは系統的な誤差を避けるためであり，新しく評価する際は10通りの評価用紙の順番通りに次の用紙を選択して使用しなければならない．
>
> 評価用紙はウェブサイト（https://www.rehab-scales.org/scale/abilhand-kids/）から入手可能である．

【文献】
https://www.igaku-shoin.co.jp/prd/05775/0507.pdf

8 ADLの評価(FIM, WeeFIM)

ADL を評価する客観的ツールとして FIM[1] と WeeFIM[2] がある．日常の活動における自立度と介護度を測定し，機能的パフォーマンスとその変化をとらえる評価法である．

ADL の評価法

WeeFIM は成人用の FIM をもとに，発達的側面に対応するよう修正された子ども用の ADL 評価尺度である．現在は WeeFIMⅡ® として，Uniform Data System for Medical Rehabilitation が WeeFIM 著作権を所有しており，使用には許可が必要であることに留意[3]しなければならない．

概要

FIM は 7 歳以上を対象としており，評価項目は運動項目と認知項目の 2 領域に分類される（**表 1**）[4,5]．

WeeFIM は 6 か月〜7 歳前後を対象としている．また，発達に遅れのある 7 歳以降の子どもにも広く適用できる[2,3]とされている．運動項目の 1 項目，認知項目の 5 項目すべてに，子どもへの応用を考慮した修正が加えられている．測定時間は 15〜20 分である．

信頼性と妥当性

FIM は，日常生活で実際に「している ADL」の評価法[6]であり，信頼性・妥当性も報告[7]されている．WeeFIM は，日本語版の信頼性，妥当性の検証も行われており（**表 2**）[7〜11]，健常児のスコアの年次的推移では各領域ともに 0 歳から急激に増加し 5〜6 歳でプラトーに達し[8]，日本と米国を比較しても各年代でほとんど同様の結果が示されている（**図 1**）[2,4,12]．

測定方法

各項目の介護度に応じて完全自立から全介助の 7 段階の順序尺度を用いて測定され，18〜126 点の間に入る（**表 3**）[5,13]．WeeFIMⅡフ

8 ADLの評価 (FIM, WeeFIM)

表1 WeeFIM評価項目[4, 5]

運動項目		認知項目
セルフケア ・食事 ・整容 ・清拭 ・更衣（上半身） ・更衣（下半身） ・トイレ動作 ・排尿 ・排便	モビリティ ・ベッド，椅子，車椅子 ・トイレ ・浴槽，シャワー ・<u>歩行，車椅子，はいはい</u> ・階段	・理解 ・表出 ・社会的交流 　（遊びへの参加，決まりの理解） ・問題解決 ・記憶

※下線を引いた項目は，FIMを一部子どもの評価に適したように修正してある

表2 WeeFIM

検者間信頼性			テスト-再テスト信頼性		
健常児	発達障害児	運動機能障害児	健常児	発達障害児	運動機能障害児
0.98[7]	0.93[8]	0.95[9]	0.99[10]	0.98[10]	0.97〜0.99[9,11]

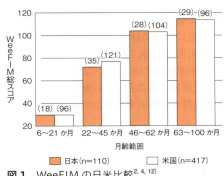

図1 WeeFIMの日米比較[2, 4, 12]

ローチャート（**図2**）に従って，各項目の評価の詳細を参考にしながら，生活場面の直接観察または養育者からの聞き取りにもとづいて採点を行う[3]．

評価値の意味

各項目とも介護度に応じて7段階の順序尺度であり，合計18〜126点で評価され自立度が高いほど点数が高くなる．5点以下の場

表3 WeeFIM評価尺度[5, 13]

自立		
7	完全自立	補装具を使わずに，通常の時間内で，安全に行える
6	修正自立	補装具などを使用，時間がかかる，安全性に問題がある
介助		
5	監視または準備	見守り，指示，準備が必要
4	最少介助	子ども自身で課題の75%以上遂行可能
3	中等度介助	子ども自身で課題の50%以上遂行可能
2	最大介助	子ども自身で課題の25%以上遂行可能
1	全介助	子ども自身で課題の25%未満遂行可能

合は介助が必要なレベルとなる．FIMの併存的妥当性としてBarthel Indexと0.83の相関関係があり[14]，脳卒中後の患者におけるMCIDについての報告がある（**表4**）[15]．

表4 FIMのMCID[15]

総合	運動項目	認知項目
22点	17点	3点

WeeFIMの構成概念妥当性としてPEDIと0.80～0.97[16]，脳性麻痺児やダウン症児における津守式/遠城寺式の発達年齢との間で0.96と0.94と相関関係がある[13]．さらに，脳性麻痺児においてGMFMとの強い相関関係の報告[17]がなされ妥当性が検証されている．尺度を用いて評価することで，対象児の状態を客観的に把握でき，成長や発達に伴う経時的変化や治療介入などの効果を把握できる[18]．

実践のコツ・ポイント，留意点など

介助のしやすさや，覚醒，反応といった低いレベルの機能変化をとらえることはできない[19]．地域社会に復帰したときの子どもの自立に関する重要な詳細が省略される可能性がある[20]．

臨床的に重要な特定のパフォーマンスの変化に対して鈍感である可能性がある（例：入院時手動車椅子移動で自立しており，退院時に歩行器を使用して歩行が自立してもFIMのスコアは改善されない）[21]．臨床的反応性については，現時点において有意な改善を判定する検証された客観的な方法がなく，エビデンスが限られている[22]．

8 ADLの評価 (FIM, WeeFIM) 191

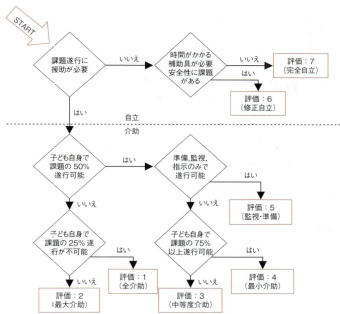

図2 WeeFIM II フローチャート
文献 3) より改変して転載

【文献】
https://www.igaku-shoin.co.jp/prd/05775/0508.pdf

9 ADLの評価(AMPS, School AMPS)

AMPSは，Anne Fisherによって1980年代から開発が始められた[1]．日常生活場面における，どの課題にも共通で観察される「物を持ち上げる」や「物をつかむ」などの能力を数値化できる評価方法である[2]．

代表的な評価法

観察型のADL/IADLの評価方法に，AMPS，学校の典型的な課題の評価方法に，School AMPSがある．

概要

AMPSは，対象者にとって馴染みのあるADL/IADL課題の遂行の質を把握する．遂行上問題のある行為を明らかにし，さらにADL/IADL能力を測定するための標準化された観察型評価法である．AMPSの課題は，現在125課題[3]あり，日本に馴染みの深い課題も増えている．また，課題ごとに難易度が設定されている．対象者は2歳以上であり，対象疾患に限定はなく，障害を抱える方から健常者まで実施できる．

測定方法

対象者と面接を行い，馴染みがあり，適度な難易度の課題を2〜3選択する．観察前に，使用する物品の所在や使用方法などを確認し，馴染みのある環境を設定する．観察はAMPS課題の35技能項目に対し，4段階(4:有能，3:疑問，2:非効率，1:重篤な問題)で採点する(**表1**)．また，課題全体の遂行の質を努力量，効率性，安全性，自立性について6段階で評価し，コンピュータソフトにより能力測定値を算出する．

評価値の意味

AMPSは，Rasch測定モデルを応用し，間隔尺度であるロジット値を用いて対象間の比較が可能であり，信頼性や妥当性が証明され

表1 AMPSの運動技能とプロセス技能

運動技能（16項目）		プロセス技能（20項目）		
身体の位置	自分や物の移動	遂行の維持	時間の組織化	空間と物の組織化
・Stabilizes ・Aligns ・Positions 物の取得と把持 ・Reaches ・Bends ・Grips ・Manipulates ・Coordinates	・Moves ・Lifts ・Walks ・Transports ・Calibrates ・Flows 遂行の維持 ・Endures ・Paces*	・Paces* ・Attends ・Heeds 知識の適用 ・Chooses ・Uses ・Handles ・Inquires	・Initiates ・Continues ・Sequences ・Terminates 遂行の適応 ・Notices/Responds ・Adjusts ・Accommodates ・Benefits	・Searches/Locates ・Gathers ・Organizes ・Restores ・Navigates

*Pacesは，運動技能とプロセス技能どちらにも含まれる

ている[4]．カットオフ値は，運動技能で2点以上，プロセス技能で1点以上であり，対象者が地域で自立して暮らせるかどうかの予測に役立つ．また，AMPSの再評価において，0.3点以上の変化であれば，臨床上変化があり，0.5点以上の変化は統計学的に変化が認められる[2]．

実践のコツ・ポイント，留意点など

AMPSを用いて評価をするためには認定評価者になる必要があり，講習会（5日間）に参加し，講習会後に10名分のデータを提出し，評価者寛厳度を得る必要がある（現在は開催されていない）．

AMPSでは，作業遂行の単位を，課題（例：野菜炒めを作る），工程（例：材料を切るなど），行為（例：肉に手を伸ばすなど）に分類され，観察は「行為」に着目する．

【文献】

https://www.igaku-shoin.co.jp/prd/05775/0509.pdf

10 総合的な評価

特に幼少期の子どもでは、上肢や粗大運動機能、認知、言語、社会性などを包括的、総合的な評価を用いることで、各領域が相互に関係しているか、発達の遅れや問題点の早期発見など、発達の全体像の把握に役立つ。このように子どもの発達状況を解釈することで、個別支援や集団療育など、より適切な支援につなげることができる。また、総合的な評価結果は、家族が子どもの発達状況を理解することを容易にし、支援者間の情報共有にも有用である。

代表的な評価法

小児の活動性評価や ADL 評価は少なく、代表的な評価としてリハビリテーションのための子どもの能力低下評価法 PEDI が挙げられる。そのほかに、WeeFIM があるが、評価マニュアルの不整備があり、臨床的な広がりは十分ではない。

発達性協調運動障害では、BOT 2 や School AMPS、MABC 2 などが国際的に使用されているが[3]、対象年齢の幅が限定的であり、日本では十分に普及していない。

課題遂行の程度パフォーマンスを評価する ABILHAND-Kids の採点ソフトは、さまざまな要約レポートを作成し、治療者が問題領域を特定して介入を計画するのに大いに役立つ[4]。脳損傷のある入院した児 53 名の MCID は、全項目を通じて尺度化スコアで 11 点が提唱されている[7]。

子どもの能力低下評価法(PEDI)

対象は 6 か月～7 歳 6 か月で、年齢相当の機能レベルの対象児・者にも使用できる。日常生活での対象児の能力とパフォーマンスを測定する[1]。セルフケア、移動、社会的機能の 3 領域を、生活上の技能ができるか、できないか(機能的スキル尺度)、それらの達成にどの程度の介助が必要か(介助者による援助尺度)、どのような環境調整が必要か(調整尺度)を評価する[1,2]。脳性麻痺児を対象に開発

10 総合的な評価 195

表1 年齢群ごとの PEDI スコアの尺度化スコア[6]

	全対象者 (n=39)	未成年群 (n=22)	成人群 (n=17)	p値
年齢（歳）	22.3 (15.1) [6〜55]	12.1 (4.2) [6〜18]	35.7 (13.6) [20〜55]	p<0.01*
GMFCS〔Ⅰ, Ⅱ, Ⅲ, Ⅳ, （名）〕	6, 4, 14, 15	5, 1, 6, 10	1, 3, 8, 5	0.17
PEDI（点） セルフケア 機能的スキル	86.4 (17.0)	79.5 (17.1)	95.4 (12.4)	p<0.01*
セルフケア　介助者による 援助	82.5 (20.5)	73.5 (20.0)	94.2 (14.5)	p<0.01*
移動　機能的スキル	68.8 (20.9)	66.1 (22.3)	72.4 (19.1)	0.36
移動　介助者による援助	74.2 (23.5)	68.0 (22.7)	82.2 (22.6)	0.06

平均値（標準偏差）［範囲］, *p<0.05

されたが，現在は多くの小児疾患に使用されている.

　機能的スキルの尺度と介助者による援助尺度は，基準値標準スコア〔同年齢の期待される得点を50点（標準偏差を10点）に換算〕と尺度化スコア（全年齢の対象児・者を同一尺度で比較するために0〜100点に換算）が算出できる.

　対象児が各機能を獲得していても，同年齢の健常児はさらに大きく発達するため，基準値標準スコアのみでは，経時的に観察すると相対的にスコアが下がることがある. 尺度化スコアは絶対評価として獲得した機能を表すため，状態の変化を把握しやすい（**表1**）.

測定方法

　対象児をよく知る臨床家や教育関係者，保護者が評価する. 評価マニュアルを順守するが，効率的に情報収集できるように，専門家による判断とインタビューを組み合わせることが勧められる.

　「機能的スキル」は日常生活の具体的な197項目の課題からなり，1（できる/能力がある），または0（できない/まだ能力が示されていない）の2段階で測定する. 介助者による援助の項目は，食事や更衣，各種移乗動作のような複雑で統合的な活動を行うのに必要な介助量を6段階で判定し，環境調整の状態を調整尺度（N, C, R, Eの4種）から選択する. マニュアルの換算表か専用のソフトウェアを用いて，基準値標準スコアと尺度スコアを算出する.

表2 MACS レベル別のセルフケア[5]

	MACS I (n=29)		MACS II (n=19)		MACS III (n=16)	
	年少群 (n=13)	年長群 (n=16)	年少群 (n=10)	年長群 (n=9)	年少群 (n=8)	年長群 (n=8)
機能的スキル	91.0(12.0) [84.3〜 97.7]	92.5(14.4) [86.5〜 98.6]	73.2(11.4) [65.5〜 80.8][†]	86.5(15.1) [78.4〜 94.5][*]	61.3(7.8) [52.7〜 69.8][‡]	68.9(6.0) [60.3〜 77.4][‡,§]
介助者による援助	94.8(10.9) [87.3〜 102.3]	97.6(9.7) [90.8〜 104.3]	73.8(20.2) [65.3〜 82.3][†]	94.4(8.4) [85.4〜 103.4][*]	61.4(16.1) [51.9〜 71.0][‡]	66.9(15.1) [57.3〜 76.4][‡,§]

平均値（標準偏差）［95％信頼区間］，[*]年少群 vs 年長群，[†]MACS I vs MACS II，[‡]MACS I vs MACS III，[§]MACS II vs MACS III，[*,†,‡,§]$p < 0.05$

評価値の意味

初学者や他職種でも網羅的に評価が可能である．項目ごとに単独で使用が可能なため，自分が使用したい項目のみを評価できる．脳性麻痺児では，セルフケアには上肢の粗大な器用さと粗大運動能力が関与し，MACS レベルや年代によって発達経過が異なる（**表2**）．

PEDI の基準値標準スコアを用いることで，発達の遅れを判別する目的にも使用される．また，項目を難易度順に並べて図式化した難易度マップに尺度化スコアを組み合わせて用いることで，臨床での目標設定や効果判定に使用できる．

GMFM と PEDI では，PEDI のほうが脳性麻痺児の運動能力の変化に対する反応性が高い[8]．また，両麻痺児への選択的後根切除術後の機能変化は GMFM より PEDI のほうがより早期に改善効果をとらえられ，重症児の機能改善を測定できる[9]．そのため，ニーズや目的，治療内容に応じて使用する評価を選択する．

実践のコツ・ポイント，留意点など

PEDI の限界は，年齢範囲と二分法の回答形式であり，項目のわずかな機能的変化を検出する能力が制限される可能性があることである．

インタビュー時には個々の生活年齢や発達段階に応じて項目の実施の順番や対応を考慮する．

総合的な評価の考え方

　PEDI を実施しない場合であっても，普段の問診から PEDI の内容を頭に入れておくと，聞き漏れがなくなり，網羅的な問診が可能となるので，ぜひ 1 度は時間をかけて実施するべき評価の 1 つである．PEDI にて 7 歳 6 か月までの子どもを縦断的に評価していくと，基準値標準スコアでは変化がない，低下している場合でも，尺度化スコアでは少しずつ改善している場合がある．同年齢の子どもと比べてどの位置にいるか（基準値標準スコア），課題の達成の程度は何点か（尺度化スコア）と解釈できるので，目標設定を考える際や，保護者への子どもの状況の説明の際に活用していきたい．

　総合的な評価には，DENVER 発達スクリーニング検査（個人-社会性，微細運動，言語，粗大運動）や新版 K 式発達検査（姿勢・運動，認知・適応，言語・社会性），WISC-V（言語理解，流動性推理，視覚空間能力，作動記憶，処理速度），Vineland-II 適応行動尺度（日常生活，社会性，運動，コミュニケーション），田中ビネー知能検査（知的発達全般）などがよく使用されている．評価ごとの特徴を理解し，対象年齢や評価の目的に応じて実施する．

【文献】

https://www.igaku-shoin.co.jp/prd/05775/0510.pdf

第6章 子どもの参加，背景因子の評価と測定値

1 心理社会的な適応／不適応状態，問題行動

ASEBA は，Achenbach らが開発した，心理社会的な適応・不適応行動を包括的に評価するシステムである[1]．1960 年代以降に実証研究が進められ，現在では乳幼児から高齢者までを対象に情緒と行動の問題を評価する尺度がある．

代表的な評価法

ASEBA を構成する評価のうち，親に回答を求める CBCL，本人が回答する YSR，教師に回答を求める TRF などがある[2]．子どもは場面や相手との関係で問題行動の現れ方が異なることから，あらゆる状況と相手の関係性から多角的に検討するため，対象年齢や回答者が細かく分けられている．

概要

CBCL は子どもの多面的なメンタルヘルスや行動面のチェックリストであり，不安や抑うつといった内在化した問題，攻撃性などの外在化した問題をとらえることができる（図1）．加えて，日常生活の様子をもとに適応的能力尺度も集計できる．また，チェックリストの項目は多いが，設問は短文で簡潔であるため，15 分程度で実施できる[2]．

測定方法

ASEBA の質問紙は，親またはその子をよく知る養育者に，現在からさかのぼって過去 6 か月間（TRF および幼児用，高齢者用の質問紙は過去 2 か月）の子どもの状態について回答を求める．たとえば，CBCL/6-18 では，最初に子どもの趣味や家庭での役割，友人関係や学業の状況などを尋ね，続いて問題行動に関する 120 項目の質問について，3 件法で回答してもらう．

評価値の意味

各症状群尺度，内向尺度，外向尺度および総得点は，標準得点（T

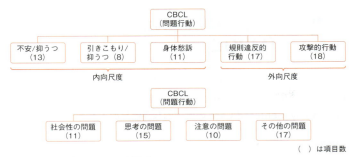

図1 CBCL/6-18の尺度構成

得点)が算出され,得点が高いほど問題行動が認められる.たとえば,CBCL/6-18のカットオフ値は,症状群尺度でT得点70以上が臨床域,69〜65の間が境界域,64以下は正常域である[3].また,内向尺度,外向尺度および総得点では,T得点64以上が臨床域,63〜60が境界域,59以下を正常域とした.そのほか,TRFやYSRにおいても,それぞれカットオフ値が設定されている[4,5].

> **実践のコツ・ポイント,留意点など**
>
> CBCLは,問題行動となり得るネガティブな側面に対する項目で構成されているため,評価者の願望などを反映せず,ありのままを評価してもらうよう十分に説明をする.
>
> 各種質問紙は,京都国際社会福祉センター(https://www.kiswec.com/)で販売されている.

【文献】
https://www.igaku-shoin.co.jp/prd/05775/0601.pdf

2 家族を中心としたかかわり（MPOC）

MPOC（エムポック）[1]は，子どもが受けているリハビリテーションに対して親がどのように感じているかを評価する質問紙評価法である．Family-Centered Care の代表的な評価尺度である．

概要

MPOC は，56 の質問項目からなる質問紙式の評価法である[1,2]．質問数を 20 に絞って回答者の負担を軽減した短縮版（MPOC-20）も開発されている．また，医療者自身がどれくらい家族を中心として行動しているか評価する MPOC-SP [3] も開発されている．MPOC-56 の質問項目をもとに開発されており，MPOC と MPOC-SP を用いることで，家族と医療者の双方向から介入プログラムを評価することができる．それぞれの日本人におけるスコアを**表 1，2** に示す．

表 1 日本人における MPOC-20 のスコア[2]

領域	平均	標準偏差	範囲	ICC
励ましと協力	5.43	1.27	1.33〜7.00	0.83
全般的な情報提供	4.09	1.63	1.00〜7.00	0.81
子どもに関する情報提供	5.30	1.50	1.00〜7.00	0.76
対等で包括的なかかわり	5.46	1.26	1.20〜7.00	0.86
尊重と支え	5.66	1.18	1.50〜7.00	0.87

測定方法

回答にかかる時間は，MPOC-56 は 15 分，MPOC-20 は 5 分，MPOC-SP は 5〜10 分である．

評価値の意味

各質問項目に対して，7 段階（7＝「非常によくあてはまる」，6＝「よくあてはまる」，5＝「まあまああてはまる」，4＝「あてはまる」，3＝「たまにあてはまる」，2＝「ごくたまにあてはまる」，1＝「まったくあて

表2 日本人における MPOC-SP のスコア[3]

領域	平均	標準偏差	範囲	ICC	MDC
思いやり	4.47	0.95	1.80〜6.80	0.91	0.67
全般的な情報提供	3.62	1.38	0.60〜7.00	0.68	1.30
子どもに関する情報提供	3.69	1.39	0.00〜6.67	0.95	0.77
敬意ある対応	4.74	0.92	2.89〜6.67	0.88	0.76

はまらない」)で回答する.

MPOC-56, -20 の質問項目は5つの領域,「励ましと協力」「全般的な情報提供」「子どもに関する情報提供」「対等で包括的なかかわり」「尊重と支え」に分けられる. MPOC-SP は4領域(「思いやり」「全般的な情報提供」「子どもに関する情報提供」「敬意ある対応」) 27項目からなる. それぞれの領域ごとに平均を算出し得点とする.

実践のコツ・ポイント, 留意点など

親は自身の回答を特定の医療者に知られたくないと感じるかもしれない. 回答を無記名にする, 回収は手渡しではなく箱に入れるなど, 回答者が特定されない工夫が必要かもしれない.

現在 MPOC-56 は7言語, MPOC-20 は21言語, MPOC-SP は16言語と世界各国の言語に翻訳されており, 国際的に研究と臨床の両方に多く使用されている. MPOC を使用するには CanChild のウェブサイトでの購入が必要である.

【文献】
https://www.igaku-shoin.co.jp/prd/05775/0602.pdf

3 地域参加(PEM-CY)

地域参加は，子どものリハビリテーションにおいて重要な要素であり，子どもが家庭・学校・地域社会でどの程度活動に参加しているかを評価することを目的とする．地域参加は，社会的なつながりやコミュニティへの関与を促進し，子どもの全体的な発達と幸福感に寄与する．

代表的な評価法

社会参加の評価にはPEM-CY，COPM，ADOC-S，GASなどがある．本項では，PEM-CYについて扱う．

概要

地域参加は，子どもの社会的スキルの発達や自尊心の向上，孤立感の軽減などに寄与する．PEM-CYは，子どもが家庭・学校・地域でどのような活動にどの程度かかわっているかを把握するものである[1]．保護者の視点から環境要素が参加にどのように影響しているかを評価することができる[2,3]．

測定方法

PEM-CYは，保護者に対する聞き取りを行う．家・学校・地域それぞれの参加項目(表1)について，子どもの参加頻度，関与度，保護者の希望に関する評価を行う．さらに，環境に関する質問を行う．

対象年齢は7～18歳(就学児)である．未就学児の参加を評価する場合はYC-PEMがある．参加の頻度(まったくない=0点～毎日=7点)，関与度(ほとんど関与していない=1点～とても関与している=5点)，親の期待(変化を望んでいない=0点，変化を望んでいる=1点)を評価し，レーダーチャートやパーセント化して視覚化する．

評価値の意味

地域参加の評価値は，子どもが地域社会でどの程度活発に活動しているかを示す．たとえば，近所への外出や地域のイベントへの参

3 地域参加 (PEM-CY)　203

表1 PEM-CYの各項目

家庭 (10項目)	学校 (5項目)	地域 (10項目)
PCやビデオゲーム	クラスで活動	近所での外出
屋内での遊びやゲーム	遠足や行事	地域での催し物
読書・音楽などの趣味	部活動など	サッカーなどの習いごと
テレビ, CVD鑑賞	クラス外での集まり	鬼ごっこなどの遊び
他人と集まる	学校での特別な役割	学校を除く習いごと
PCなどを用いた交流		子ども会などの集まり
家事やお手伝い		宗教的な集会や活動
セルフケア		地域内の他の子どもとの集まり
学校の準備(宿題を除く)		賃金を受け取って働く
宿題		泊りがけでの外出や旅行

加頻度が高い場合, 子どもは地域社会でのつながりをもち, 社会的スキルを磨いていると考えられる. 逆に, 参加頻度が低い場合は, 環境要素や周囲のサポートが不足している可能性がある. 評価結果をもとに, 地域参加を促進するための具体的な介入方法を検討することが重要である. PEM-CYの信頼性を**表2**に示す.

表2 PEM-CYの信頼性

再テスト信頼性 ICC (3.1)	内的整合性 (Cronbach's α係数)
0.73〜0.96[4]	0.6〜0.9[4]

実践のコツ・ポイント, 留意点など

親との協力：地域参加の評価は, 保護者の協力が不可欠である.
多様な活動の提供：子どもが興味をもち, 楽しむことができる多様な地域活動を提供することで, 地域参加を促進する. スポーツクラブ, 文化イベント, ボランティア活動など, 子どもが主体的に参加できる機会を増やすことが望ましい. 一方で, 子どもの負担を考慮し, 過度な参加促進にも注意しなければならない.
PEM-CYの入手方法：CanChildのHPから購入可能である[5].

【文献】

https://www.igaku-shoin.co.jp/prd/05775/0603.pdf

生活の質(QOL)

QOLには世界的に合意された定義は存在しないが、WHOによる「個人が生活している文化や価値観のなかで、自らの目標、期待、基準、関心事との関連で、自分の位置をどう感じているかについての認識」という定義が広く知られている[1]。臨床医学や臨床試験などでは、より疾病やその治療と関連する側面に焦点を当てた「健康関連QOL」という用語が広く使用されている[2]。

健康関連QOLにも合意された定義はないものの、全般的健康感、身体機能、疾患の症状、情緒機能、認知機能、役割機能、社会的機能、性機能、実存的問題を含めるという一般的な合意が得られている。また、健康関連QOLはその主観的側面をクライエント自身に尋ねることによって評価するべきという点も、その重要性が共有されている。

代表的な評価法 (表1)

日本語版KINDL®は、幼児〜中学生までが対象の健康関連QOL尺度で、子どもによる自己報告と保護者による代理報告の両方が可能な質問紙である。この質問紙は過去1週間の健康状態や、家族や友人との関係性、学校生活について観察される徴候を「全然ない」「ほとんどない」「ときどき」「たいてい」「いつも」の5件法で回答する。KIDSCREEN日本版は8〜18歳を対象とした子どもの自己報告式質問紙で、国際比較に適しており短縮版も存在する。PedsQL日本語版は、生後1か月〜18歳が対象で、子どもによる自己報告と保護者による代理報告の両方が存在する質問紙であり、短縮版や疾患特異的な測定が可能ないくつかのモジュール(がん・脳腫瘍など)が利用できる。

表1 小児リハビリテーションで利用できる代表的な健康関連QOL測定ツール

	日本語版 KINDL®	KIDSCREEN 日本版	PedsQL 日本語版
対象年齢	4〜16歳	8〜18歳	1か月〜18歳
自己報告	○	○	○
代理報告	○	-	○
バリエーション	・幼児版 QOL 尺度 ・小学生版 QOL 尺度 ・中学生版 QOL 尺度	・JKIDSCREEN-52 ・JKIDSCREEN-27 ・JKIDSCREEN-10	・乳児版：1〜12か月用，13〜24か月用 ・幼児・児童版：2〜4歳児用，5歳児用 ・学童・青年版：6〜7歳児用，8〜12歳児用，13〜18歳児用
評価領域	・身体的健康 ・精神的健康 ・自尊感情 ・家族 ・友達 ・学校生活	・身体的幸福感 ・心理的幸福感 ・気分と情緒 ・自己知覚 ・自律性 ・親子関係と家庭環境 ・経済状況 ・社会的支援と仲間 ・学校 ・社会の受け入れ	・身体的機能 ・感情の機能 ・社会の機能 ・学校

実践のコツ・ポイント，留意点など

年齢や認知機能などの影響でクライエント自身の回答が困難な場合，養育者による「代理」評価が採用されることが多い．健康関連 QOL の評価ツールには，疾患特異的ツールと包括的ツールが存在し，前者は特定の疾患に適した評価が可能であり，後者は障害の有無や種別にかかわらず使用できる利点がある．

【文献】

https://www.igaku-shoin.co.jp/prd/05775/0604.pdf

5 適応行動

適応行動とは，個人的，社会的充足に必要な生活能力のことを指す．適応行動の評価は，対象者が実際にどのように生活しているかについて知ることである．DSM-5-TR® では知的障害とは知的機能と適応機能の両方を含む障害としており，重症度は IQ ではなく適応機能によって判断されるため，知的障害をもつ対象者にとって必須の評価である．

代表的な評価法

Vineland™-II 適応行動尺度が適応行動を評価するためのゴールドスタンダードとして世界中で活用されている．欧米ではすでに Vineland™-3 が作成され使用されている．

Vineland-II 適応行動尺度(VABS-II)

Sparrow によって 1984 年に VABS の第 1 版が開発され[1]，それを大幅に改訂したものが VABS-II である（表 1）．日本版は辻井らによって 2014 年に標準化され，尺度の内的整合性，再検査信頼性，妥当性については，因子構造の確認や CBCL との強い相関が確認されている[2]．日本版 VABS-II は 0〜92 歳の幅広い年齢で使用でき（表 2），同年齢の一般の人の適応行動と比較して，適応行動の水準を客観的に数値化できる．

表1 VABS-II の構成

領域	下位領域
コミュニケーション	受容言語，表出言語，読み書き
日常生活スキル	身辺自立，家事，地域生活
社会性	対人関係，遊びと余暇，コーピングスキル
運動スキル	粗大運動，微細運動
適応行動総合点	

測定方法

評価の実施は，評価対象者の日常をよく知る成人に対する半構造化面

表2 VABS-II の対象年齢と測定方法

対象年齢	測定方法
0〜92 歳	対象者をよく知る成人との半構造化面接方式

接方式によって実施される．方法は，評価者が質問項目を見ながらなるべく自然な形で会話しながら質問し，記録用紙の項目にチェックしていく．得られた結果は，採点マニュアルに従って領域標準得点とそれらを総合した適応行動総合点を算出し，標準化データをもとにしたパーセンタイル順位として表すことができる．また，領域標準得点から領域間の対比較が可能である．下位領域ではv評価点が算出され，発達の凹凸がわかるようになっている．

評価値の意味

対象児の生活能力について養育者に質問することで各下位領域別に発達年齢を算出できるため，発達検査を実施できない場合の発達レベルを知ることができる．また脳性麻痺など重度の運動障害のある子どもの生活能力を知る目的にも使用できる[3]．

軽度知的障害では読み書き能力の低さからコミュニケーション領域の得点が低いこと，重度知的障害ではすべての領域の得点が低く，地域生活，遊びと余暇，微細運動の得点が顕著に低いことが報告されている．またASDでは，知的機能に問題がない場合でも，コミュニケーションや社会性領域の得点が顕著に低いことが示されている[2]．

実践のコツ・ポイント，留意点など

半構造化面接による実施のため，評価者と回答者のラポールの形成が重要となる．評価者は質問内容を説明し，必要に応じて回答者に詳しい説明を求めることが必要である．正しい回答や間違った回答があるわけではないことを強調し，できる能力を評価するのではなく実際に"している行動"について評価する．

【文献】

https://www.igaku-shoin.co.jp/prd/05775/0605.pdf

6 社会生活能力

　社会生活能力とは「自立と社会参加に必要な生活への適応能力」を意味する概念である[1]．子どもたちの社会生活能力を測定することで，日常生活における適応能力を環境のなかでどのように発達させているかを理解できる．

代表的な評価法

　「S-M社会生活能力検査 第3版」が代表的な測定ツールである．また，ASA旭出式社会適応スキル検査でも評価項目の一部で取り扱っている．

S-M社会生活能力検査

　S-M社会生活能力検査は，乳幼児〜中学生の子どもたちの日常的な社会生活能力，つまり自立や社会参加に必要な適応能力を評価するために用いられる．この検査の回答者は，子どもたちの日常生活に詳しい大人（例：保護者や担任の教師）である．この検査は約15分で完了することができ，知的能力障害や神経発達症をもつ子どもたちへの支援を計画する際の手がかりを提供する．

　この検査は非常に高い評価者内信頼性および許容できる評価者間信頼性を示す．また，構造的妥当性は十分に検証されていないものの，各サブドメインは非常に高い内的整合性を示している．IQやASA旭出式社会適応スキル検査を用いた構成概念妥当性の検証も実施されている．

測定方法

　回答者が質問項目に○あるいは×で回答する．年齢ごとに回答を開始する項目が決まっており，下限（8項目連続して○がついた項目）と上限（8項目連続で×がついた項目）が判明するまで検査を進める．

表1　S-M社会生活能力検査の項目

領域	内容
身辺自立	衣服の着脱・食事・排泄などの身辺自立に関する能力
移動	自分の行きたい所へ移動するための能力
作業	道具の扱いなどの作業遂行に関する能力
コミュニケーション	ことばや文字などによるコミュニケーション能力
集団参加	社会生活への参加の具合を示す能力
自己統制	わがままを抑え、自己の行動を責任をもって目的に方向づける能力

評価値の意味

S-M社会生活能力検査の結果は、各領域および全検査のSAおよびSQとして算出される。検査結果からは対象者の社会生活の発達水準だけでなく、6つの下位領域の発達の個人内差を理解することができる。

実践のコツ・ポイント、留意点など

6つの下位領域のうち、高い発達水準にある領域についてはなぜその領域の発達が良好であるのか、また低い発達水準にある領域については具体的にどのようなことにつまずいているのかを検討することが有用である。しかし、SAやSQは厳密なものではなく、ある程度の幅をもって解釈することが必要である。より詳細な評価が必要な場合はVineland™-Ⅱ適応行動尺度などの検査を用いるとよい。

【文献】

https://www.igaku-shoin.co.jp/prd/05775/0606.pdf

得意／不得意（SDQ）

子どもの得意／不得意を知っておくことは，小児リハビリテーションにおいて保育園や幼稚園，学校でより適切な支援を行うために重要な視点である．また，家庭に対し，子どもの現状や発達を把握するために有用な意義をもつ．本項では，SDQ を紹介する．

概要

子どもの肯定的な行動や否定的な行動特徴をスクリーニングする[1]．強み（strengths）が「向社会的な行動」の 1 下位尺度 5 項目，困難さ（difficulties）が「情緒の問題」「行為の問題」「多動/不注意」「仲間関係の問題」の 4 下位尺度 20 項目，計 25 項目で構成されている．

7～15 歳児の調査では，行動上の問題を評価する CBCL と部分的に有意な相関関係があり，相関係数は，保護者回答，教師回答の順に 0.34～0.56，－0.40～0.77 と教師による回答のほうがより関連ある項目が多い．内的整合性を表す Cronbach's α 係数は，TDS で 0.81，0.86，下位尺度は 0.54～0.76，0.67～0.84 であり[1]，その他の調査でも同様の結果である[2〜6]．

記入用紙の種類は，保護者が回答する 2～17 歳児用，教師が回答する 4～17 歳児用，対象児の自己記入用として 11～17 歳，18 歳以上用などがある．

測定方法

各項目を「あてはまらない」0 点，「まああてはまる」1 点，「あてはまる」2 点で採点し，各下位尺度の合計点は 0～10 点となる．

評価値の意味

得点が高いほど困難さが大きいことを意味し，困難さに関する 4 つの下位尺度の合計点は，「総合的困難さ（TDS）」（0～40 点）として計算する．各項目の支援の必要性は，Low Need（ほとんどない），Some Need（ややある），High Need（大いにある）と判定し，神経発達症が疑われる児の支援の必要性を判別する．

表1 日本でのSDQの標準値（4～12歳の保護者評価）[6]

		Low Need		Some Need		High Need	
		スコア	exact%	スコア	exact%	スコア	exact%
総合的困難さ (total difficulties score : TDS)	該当項目	0～12	80.6%	13～15	9.9%	16～40	9.5%
情緒の問題 (emotional symptoms : ES)	#3, #8, #13, #16, #24	0～3	84.3%	4	7.2%	5～10	8.5%
行為の問題 (conduct problems : CP)	#5, #12, #18, #22 逆転項目 : #7	0～3	84.3%	4	8.6%	5～10	7.1%
多動/不注意 (hyper-activity/inattention : HI)	#2, #10, #15, 逆転項目 : #21, #25	0～5	83.6%	6	6.8%	7～10	9.7%
仲間関係の問題 (peer problems : PP)	#6, #19, #23 逆転項目 : #11, #14	0～3	90.1%	4	5.5%	5～10	4.4%
向社会的な行動 (prosocial behavior : PB)	#1, #4, #9, #17, #20	0～4	71.2%	5	15.5%	0～4	13.3%

 実践のコツ・ポイント，留意点など

家庭の解釈と教師による解釈が異なるときは，環境による影響を考慮し，支援に活かすことができる．

【文献】

https://www.igaku-shoin.co.jp/prd/05775/0607.pdf

作業の評価

作業療法において，作業の評価は，作業療法の評価の根幹をなすものであり[1]，面接，観察，質問紙などの複数の結果から総合的に判断される．作業の評価には「作業プロファイルの確立」と「作業遂行分析」の2つの側面がある．前者は，作業的存在としての対象者を理解し，作業療法の目標を決定するプロセスであり，後者は目標となった作業がどのように遂行されているかを分析するプロセスである．

代表的な評価法 （表1）

面接，観察，質問紙にはそれぞれの長所があるため，これらを組み合わせることで，子ども，養育者，作業療法士の視点から多角的に「作業プロファイルの確立」と「作業遂行分析」を進めることができる．

小児版作業に関する自己評価(COSA)

COSAは，人間作業モデルを理論的基盤とする半構造化面接ツールである．COSAは25項目の日々の作業に対する価値と作業有能性を評価する．

測定方法

価値は「これは大切ではない」「これは大切だ」「これはとても大切だ」「これは一番大切だ」の4件法，作業有能性は「これをするのはすごく難しい」「これをするのは少し難しい」「これはできる」「これはすごく良くできる」の4件法で聴取する．

評価値の意味

COSAは子どもの報告によって作業に関する彼らの認識を評価できる利点があり，作業プロファイルを確立するために役立つ．また，このツールは作業療法の効果検証にも利用できるが，COSAの信頼性の検証は患者報告アウトカムの国際的な基準であるCOSMINの

基準を十分に満たしておらず，学術的な目的に使用する際には注意が必要である．

表1 作業を評価する代表的な評価法の対象年齢と特徴

名称	対象年齢	特徴
小児版作業に関する自己評価	8～13歳	日々の作業に関する作業有能性と価値の認識を，子どもの報告によって評価する面接法．日本語版の信頼性と妥当性が検証されている．
短縮版小児作業プロフィール	0～21歳	作業参加を，観察・面接などによって包括的にスクリーニングできる評価法．英語版では，信頼性と一部の妥当性が検証されている．
コミュニケーションと交流技能評価	3歳以上	作業遂行における他者とのコミュニケーションと交流技能を評価できる観察法．英語版では，信頼性と一部の妥当性が検証されている．
カナダ作業遂行測定	8歳以上	クライエントが選択した作業の重要度・遂行度・満足度を，面接法で測定する．8歳未満の子どもは養育者が代理回答できる．英語版では，多くの研究が信頼性・妥当性を検証している．
作業機能障害の種類と評価	記載なし	作業機能障害の種類と程度を評価する質問紙．成人を対象に開発されており，子どもに使用する際には解釈に留意が必要である．日本語で開発され，信頼性と妥当性が検証されている．
小児および若年者のための参加・環境尺度	5～17歳	家庭・学校・地域社会における参加と環境を評価できる質問紙．日本語版の信頼性と一部の妥当性が検証されている．
こどもの参加質問紙	3～6歳	ICFに基づいて，ASDの子どもたちの参加を疾患特異的に評価できる質問紙．日本語で開発され，信頼性と妥当性が検証されている．

実践のコツ・ポイント，留意点など

小児リハビリテーションで利用できる作業の評価ツールはまだ少ない．そのため理論的基盤は異なるものの，表1に示したような参加の評価からも補助的に情報を収集するとよい．また，一部の評価ツールは十分な信頼性・妥当性が検証されていないため，事例報告や研究を実施する際には，その限界を認識する必要がある．

【文献】
https://www.igaku-shoin.co.jp/prd/05775/0608.pdf

9 目標設定

　発達障害領域における作業療法のシステマティックレビューでは[1]，①保護者と作業療法士のパートナーシップにもとづく介入，ならびに②活動に焦点をあてたトップダウン・アプローチが有用であると結論づけられている．これらのアプローチの共通点として，子どもや保護者の意向を取り入れながら目的指向的に展開されており，目標設定が重要な位置づけとされている．

　本項では，目標設定とアウトカム測定がセットになった代表的なツールと，その測定方法のポイントについて紹介する．

GAS(Goal Attainment Scaling)

　GAS[2~3]は，対象児と協働的に目標を設定したあと，目標の遂行状況を−2から+2の5段階に段階づけ，目標達成度を数値化するツールである（表1）．つまり，対象児ごとの目標と，細かくカスタマイズされた達成度を設定する．現在，目標設定のツールとしては最も幅広く用いられている．

測定方法

　GASは標準化されたツールであるが，使用対象や目的によって使いかたがアレンジされている．測定方法もいくつか存在するが，まずフォーマルな方法を解説する．介入前の状態（ベースライン）を−1とし，介入後に達成できるであろう遂行状況を0（ゼロ）と設定する[2]．その0を基準として，少し高いレベルの遂行状況を+1，かなり高いレベルの遂行状況を+2とする．逆にベースラインより悪化した状態を−2とする．これを目標ごとに設定したあと，目標ごとの重みづけを行う．重みづけは，重要度と困難度を0~3の4段階で評定し，重要度×困難度で求める．そして以下の公式を用いてTスコアを求める[3]．Tスコアは，50が想定される結果（ゼロ）であり，50以上なら予測より高い結果であると判断する．

9 目標設定 215

表1 GAS の記載例

GAS スケール	階段昇降	食事（給食）の自立
−2 現状より低下	階段の手すりを片手でもち，もう片方の手を介助者が介助し，交互に足を運ばずに階段を下りる．	自力で給食を食べ始めるが，食べ終わることができない．
−1 ベースライン	階段の手すりをもち，介助者の見守り下で交互に足を運ばずに階段を下りる．	自力で給食を食べるが，30分以上かかる．
0 期待されるレベル	階段の手すりをもち，もう片方の手を介助者にもたれながら交互に足を運んで階段を下りる．	20分で給食を食べる．
+1 期待以上のレベル	階段の手すりをもち，介助者の見守り下で交互に足を運んで階段を下りる．	15分で給食を食べる．
+2 期待よりかなり上のレベル	介助者の見守りなしで，手すりをもちながら交互に足を運んで階段を下りる．	他の子どもと同じような通常のスピードで食べる．

$$\text{Overall GAS} = 50 + \frac{10\Sigma\,(W_i X_i)}{\sqrt{((1-\rho)\,\Sigma W^2_i + \rho\,(\Sigma W^2_i))}}$$

しかしながら，目標を段階づけるだけでも労力がかか

Xi は目標ごとの結果（−2〜+2），Wi は重みづけ，ρ はスコアの重みづけ平均相互相関である．

るうえ，T スコアまで求めることは通常臨床で運用するのは容易ではない．したがって，目標の到達度，つまり生データ（raw score）の−2〜+2の評定だけでアウトカムを判断するのが実用的であるという意見もある[2]．また，介入前のベースラインを，−2もしくは−3に設定する場合もある[2]．ベースラインを−2とすると，目標（ゼロ）に到達していないが前進しているという状態が−1として表現できることから，ベースラインを−2とするのが適切であるといった意見もある[2]．

信頼性や妥当性

評価者間信頼性は良好であると報告されているが[2]，再検査信頼性は小児領域ではいまだ検証されていない．ただし上記の通り，対象となる項目が対象児個々に作成されることや，測定方法が統一されていないこともあり，今後も検討を要する．基準関連妥当性について，日常生活の能力を測定する PEDI との相関性は低〜中程度（r 0.28-0.64），PEDI で対応しない項目を除いた場合は中程度（r 0.57-0.73）であると報告されている[4]．

216　第6章　子どもの参加，背景因子の評価と測定値

評価値の解釈

　GAS の結果は個別性が高く，対象児の介入前後での比較に用いることができる．個別性が高く，個人においては反応性は良好であるとされている[4]．ただ，異なる対象のデータをまとめるには障壁が大きい．よって平均値やカットオフ値，MDC も検証が十分ではなく，他の標準化されたアウトカムの併用も推奨されている．

カナダ作業遂行測定(COPM)

　COPM は，対象児中心の患者報告式アウトカムであり，これも GAS と同様，目標は対象児自身が決定し，その目標に対する満足度ならびに遂行度を 10 段階で対象児に評定してもらうツールである[5]．作業療法領域では，40 言語に翻訳され，40 か国で用いられているなど[5]，最も普及が進んでいるアウトカムである．現在，マニュアルや評価用紙は有料となっており，HP[5]から購入できる．

測定方法 （表2)[5]

① 問題の定義

　半構造化インタビューを通じて，対象者が日常生活でやりたいこと，やらなければいけないこと，やることが期待されていること（作業遂行），を特定する．それらはセルフケア，生産活動（仕事など），余暇の 3 領域に大別される．

表2　COPM の記載例

作業名	重要度	遂行度	満足度
①一人でトイレに行く	10	4	4
②一人で着替える	8	4	4
③学用品を前日に準備する	10	1	1
④休日に外食に行く	5	1	1
平均スコア		2.5	2.5

② 重要度の評価

　先に選択した作業遂行に対して，対象者に重要度（自分にとってどの程度重要であるか）を 10 点満点で評価してもらう．

③ スコアリングする問題の選択

　対象児にとって重要な作業遂行を 5 つまで選び，それらの重要度をスコアシートに記録する．

④ 遂行度と満足度のスコアリング

対象児に各問題の遂行度と満足度を 10 点満点で評価してもらう．その後，平均スコアを算出する．

⑤ クライアントの再評価

介入終了時または介入後の一定期間後に，④と同様に遂行度と満足度の再評価を行う．その後，変化スコアを計算する．

信頼性や妥当性

成人を対象としたレビューではあるが，COPM の再検査信頼性は，ICC を用いて検証した 6 つの研究のうち，4 つは 0.70 以上，他の 2 つは 0.66〜0.69 であったと報告されている[6]．なお小児（嚢胞性線維症）を対象とした調査では，再検査信頼性が 0.86〜0.87（ICC），検査者間信頼性で 0.87〜0.90 であった[7]．一方，基準関連妥当性については，13 の研究のうち 0.7 以上の報告は 1 つであったが[6]，これも GAS と同様に COPM も対象者ごとに項目が変わる評価であるため，相関がそれほど高くならないことは理解できる．

評価値の解釈

COPM のマニュアルによると，MCID は遂行度と満足度ともに 2.0 点以上とされている[5]．日本の回復期リハビリテーション病棟の入院患者を対象に，遂行度は 2.20（95％信頼区間：1.80〜2.59），満足度 2.06（95％信頼区間：1.73〜2.39）であることが報告されている[8]．

ADOC(Aid for Decision-making in Occupation Choice)/ADOC-S(ADOC for School)

ADOC は[9]，目標設定のための iPad アプリで，ICF の活動/参加領域にもとづいた 95 枚のイラストを使って，対象者とセラピストがお互い意見を出し合いながら協働的に目標設定を行う．

ただし，ADOC は成人を対象に開発されたものであり，小児領域では ADOC-S が開発されている[10]．小児領域は，意思決定者が子ども本人だけでなく，家族，教員，その他の支援者といった複数が参加する場面が多々あるため，ADOC-S も皆で一緒に目標を決めるというコンセプトをもとに，主な対象を教員や保護者とし，対

象児は可能であれば目標設定に参加する，という使用方法を想定して開発されている．iPad 版は有料だが，ペーパー版は HP から無料でダウンロード可能である．

測定方法[10]

① 基本情報の入力
対象児の基本情報，話し合いに参加する人（教員，保護者，対象児，その他）を入力する．

② 作業選択
ADOC-S では，ADL，学校生活，交流，遊びの 4 カテゴリー，64 枚の活動や参加レベルのイラストから，対象児にできるようになってほしい作業や，対象児ができなくて困っている作業を選択する．もし希望する項目がない場合には，その他の項目を追加することができる．またイラストをタップすると，重要度を 1～4 段階で設定できる．対象が保護者や教員 1 名のみの場合はその 1 人の重要度を 1～4 段階で決め，複数名が目標設定に参加している場合は，1 人 1 票で投票制にしてもよい．

③ 優先順位の決定
②で選択した作業のなかで，今回取り扱う作業 3 つまでに絞り込む．重要度が高い順番にディスプレイされるようになっている．

④ 短期・長期目標の設定（図1）
短期目標は，アプリに表示される「いつまでに」「どこで」「どのように」というカテゴリーの選択肢を選ぶことで，目標をより具体化させることができる．たとえば，「授業」の項目を選び，「A さんは，（いつまでに）今学期中に，（どこで）小学校で，（どのように）集中して，できるようになる」という文章が自動的に完成する．次に長期目標の設定だが，これも「いつまでに」「目標」のカテゴリーから選択して具体化する．「目標」のカテゴリーは，指導要領の道徳に関連する項目を参

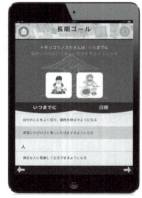

図1　ADOC-S の目標例

照しながら作成しており，自分，人，社会の3つのカテゴリーに大別され，「自分の個性を伸ばす」「人を思いやる心を大切にできる」「社会的なルールを大切にできる」といった選択肢のなかから，対象のイメージに近いものを選択してもらう．

⑤ 支援プランの作成

目標を具体化させたあと，支援プランをiPad/iPhone上で入力できる．その後，PDFファイルがiPad/iPhoneのフォルダへ保存される．

信頼性や妥当性/評価値の解釈

ADOC-Sでは，満足度や遂行度などのアウトカム測定の機能はない．アウトカムとして活用したい場合には，COPMの遂行度・満足度10段階評定や，GASなどを併用するとよい．イラストの68項目の内容妥当性に関しては，作業療法士を対象としたDelphi法にて検証されている[10]．

実践のコツ・ポイント，留意点など

保護者や教員に「目標を決めましょう」と導入しても身構えてしまうことがある．保護者は「また子どもと注意される」とか，「迷惑ばかりで申し訳ない…」と負い目を感じていたり，教員も「クラス全体を見ながら最大限やっているのに」と，感じていたりすることも少なくない．さんざん悩んで今に至るケースがほとんどである．まずはその気持ちを傾聴，共感をしたうえで，子どもができるようになってほしいことに焦点を合わせていくことが重要である．

【文献】

https://www.igaku-shoin.co.jp/prd/05775/0609.pdf

10 読み書きスクリーニング

　読み書きの問題を評価・支援するためには，読み書き能力の評価と，読み書きの基盤にある機能（視覚関連機能，音韻処理機能，小脳関連機能など）の評価が重要となる．本項では，読み書きの能力を評価するためのスクリーニング検査を解説する．

代表的な評価法

　日本で使用できる読み書きの検査として，ひらがな音読検査[1]，STRAW-R[2]，KABC-II[3]，URAWSS-II[4]，CARD[5]がある．ここでは，使用頻度が高いと想定されるひらがな音読検査とSTRAW-Rを解説する．

ひらがな音読検査

　ひらがな音読の正確性・流暢性を評価する検査である．「単音連続読み（50字）」「有意味語速読（30語）」「無意味語速読（30語）」「単文音読（3文）」から構成されている．所要時間は約10分で，対象年齢は小学1〜6年生である．

測定方法

　各課題を提示し，音読するように指示する．各課題の所要時間と間違い数を記録する．音声の記録はICレコーダーなどを使用し，検査後に間違いの特徴を把握することが推奨されている．

評価値の意味

　当該学年の所要時間・間違い数の平均値と標準偏差が示されており，平均+2 SDを超える音読所要時間が2種類以上の課題でみられることが異常判定の基準として設けられている（感度79.7％，特異度79.2％）．

改訂版標準読み書きスクリーニング検査 (STRAW-R)

ひらがな，カタカナ，漢字の読み書きの到達度を評価する検査である．「平仮名1文字」「カタカナ1文字」「ひらがな単語」「カタカナ単語」「漢字単語の音読と書き取り」などから構成されており，学年別に各20問が設定されている．対象年齢は小学1年生から高校3年生である．

再検査信頼性に関して，漢字，カタカナ，ひらがなのすべてで強い相関（それぞれ $r=0.85$, $r=0.93$, $r=0.76$）が示されている．基準関連妥当性に関して，KABC-Ⅱの読み粗点との間に強い相関（$r=0.94$）が示されている．

測定方法

各課題を提示し「音読」と「聴写（口頭指示された文字・単語を聞き取って書くこと）」を実施する．音読と聴写で同一の単語が使用されているため，2日間に分けて実施することが推奨されている．

評価値の意味

20問口の平均正答数，標準偏差，正答数にもとづくパーセンタイルが学年別・年齢別に示されている．それらにもとづき，対象児の読み書きの到達度を同学年の児童と比較・評価することができる．

> **実践のコツ・ポイント，留意点など**
>
> 海外では，読み書きの質的側面に焦点をあてた評価は多数存在する．たとえば，MHA[6]は，文字の判読性を定量的に評価できる書字検査である．また，ペンタブレットを用いた書字評価の開発[7]が進んでおり，筆圧，ペンの傾き，書字速度など詳細な情報を取得できる．直接的に使用することはできないが，これらの指標を参考にすることで，観察評価の観点を深めることが期待できる．

【文献】
https://www.igaku-shoin.co.jp/prd/05775/0610.pdf

座位保持装置の作製

 脳性麻痺，神経筋疾患，染色体異常などにより歩行が困難な子どもに対して，適切な座位保持装置使用による姿勢ケアは必須である．

 適切な座位保持装置の効果として，姿勢運動能力の促通，日常生活場面での能力の発揮，感覚経験やコミュニケーションの拡大，生産的活動場面への参加の実現，呼吸，摂食嚥下，消化や排泄機能の改善，変形や拘縮の進行予防などが挙げられ[1]，ガイドラインやレビュー文献にてエビデンスが示されている[2,3]．

代表的な評価法

 座位保持装置作製時の姿勢保持や粗大運動の能力評価として，GMFCS[4]や**ABMS-C**[5]が有用である．

 椅子座位保持能力を詳細に分類するには，**LSS**[6,7]があり，①座位になれない，②座位保持できない，③座位保持できるが，動けない，④座位保持でき，支持基底面内で動ける，⑤座位保持でき，支持基底面外で動ける，⑥座位から動ける，⑦姿勢を保持できる（床上座位姿勢），の7段階分類法[6]が整理されている．

 骨盤傾斜や回旋→大腿部→腰椎部→胸椎部→下腿→上肢や頭部と座面を基準とした**アライメントの評価**[6]，**褥瘡好発部位の圧評価**[8]も必要である．近年のガイドラインでは40 mmHg 程度以下が褥瘡予防の一般的目標値だと推奨されている[9]．

概要

 脳性麻痺 GMFCS レベルⅣやⅤ，染色体異常や神経筋疾患の座位保持や頭部コントロールが困難な ABMS-C 0〜7点，LSS 1〜3 レベルの症例が主な対象となる．座位保持装置の主な形態と特徴を**表1**に示す．

評価方法や使用時のポジショニングの実際

 骨盤の適切なアライメント評価とポジショニング，そのあとに腰背部や大腿部，上部体幹や下腿，最後に頭部や上肢や足部の姿勢評

表1 座位保持装置の主な形態と特徴

主な形態	特徴
シート張り調整	支持面のシートを複数のベルトの張りで調節し支持面を適合する．調整は容易だが，姿勢の矯正力は低い．
モールド型	採型により，姿勢に合わせて三次元的曲面で作製する．成長対応や調整は困難だが，姿勢の矯正力は高い．
モジュラー型	完成部品を組み合わせて調整する．採型に時間を要さない．成長に応じた調整が可能で，修理対応で長期間使用できる．

※バギーでの移動，家庭や生活場面での姿勢保持，車での移動やお風呂での使用など用途別に生活内で必要度の高いものを優先的に作製することが重要である．

価とポジショニングを行う[1]．リクライニングやティルトの機能も使用して褥瘡予防を図る[8,9]．一方，後傾姿勢の際には誤嚥や呼吸機能への配慮も必要である．

評価値の意味

対象児の姿勢保持能力と座位保持装置の使用場面や介助者を考慮して，座位保持装置の作製にあたる．そのうえで，筋緊張や不随意運動ならびに変形拘縮を考慮して必要なパーツを選択し，安楽で適切なアライメントを提供することが重要である．良好なシーティングにより，安楽や呼吸状態や，摂食嚥下の能力向上，体圧分散などを定量的に示すことが望ましい．

 実践のコツ・ポイント，留意点など

生活場面のなかで適切な座位保持姿勢を調整し提供すべきで，筋緊張を調整する医学的管理が前提となる．体幹・下肢装具と併せて姿勢ケアや姿勢変換を行いつつ，介助しやすい日常生活の提案が臨床上は重要である[10]．

【文献】

https://www.igaku-shoin.co.jp/prd/05775/0611.pdf

車椅子

　脳性麻痺や神経筋疾患，染色体異常などにより，歩行困難または生活環境内での実用的な歩行が困難な人に対して，適切な車椅子や電動車椅子は機能的移動能力を獲得するために必須である[1,2]．一方で，機能的な歩行や車椅子駆動が困難な場合に，電動移動機器の導入は，操作学習のみでなく認知機能向上にも影響があるといわれており，評価にもとづく早期の導入を検討すべきである[3,4]．

代表的な評価法

　姿勢保持能力や粗大運動機能，アライメント評価については**第6章 11 座位保持装置の作製（→222ページ）に準ずる．FMS**[2]にて日常での移動能力を把握することは必須である．国際的に，子どもや脳性麻痺児・者の車椅子操作能力評価を模索しているが，ゴールドスタンダードは確立していない[3,4]．**6分間の駆動距離と心拍数の計測は臨床上有用であり，5分間の THBI** について日本での報告がある[5]．

　手動車椅子使用児に対しては，UP-WMST が使用できるが，日本語版は存在しない．電動車椅子使用児に対しては，**ALP**[6,7]にて，①未経験者，②興味を示し始めた未経験者，③初心者，④少し上手になった初心者，⑤かなり上手になった初級者，⑥基本操作習得者，⑦上達者，⑧習熟者まで8段階で評価可能で，解説に日本語訳も記載があるので参照されたい[8]．

概要

　脳性麻痺においては，GMFCS レベルⅢ～Ⅴ，染色体異常や神経筋疾患においては ABMS-C[9] 0～15点の，未定頸から独歩可能でも実用的な長距離歩行が困難な症例が対象となる．多くは，上肢（もしくは下肢や頭部）操作能力ならびに知的に著しい課題がない場合に実用的に使用可能となる．

　一般的な車椅子や電動車椅子の主な形態と，使用対象者について**表1**に示す．運動や認知機能を考慮したうえでの移動支援機器全

表1 車椅子や電動車椅子の主な形態と使用者の身体的特徴

主な形態	使用者の身体的特徴
自動型車椅子	手動の車椅子駆動能力がある場合
介助型車椅子	自力での移動が難しい場合
アシスト機能のある補助電動車椅子(JW-2など)	上肢操作能力はあるが筋力や筋持久力に課題がある場合
簡易型電動車椅子(JW-1など)	手指や足や顎での操作が可能
BabyLoco	乳幼児期で電動移動器具の使用(操作方法はさまざま)
その他:操作デバイスによる入力	足駆動,視線入力,指などでの接触や圧スイッチ ピエゾセンサやエアバッグセンサ

般の適応について詳細な記述がある[10].

評価方法や車椅子選定の実際

姿勢保持機能と上肢や下肢や頭部の操作能力を鑑みて,ポジショニングや操作デバイスを整えることが必要である.UP-WMSTは手動車椅子の操作能力を,ALPは電動車椅子操作の習熟度を評価できる.一方で,正規の日本語版が存在していないことは課題である.

評価値の意味

FMSでは50m(学校内),500m(地域)で移動が遂行できているかを評価可能である.UP-WMSTやALPで操作能力や習熟度を評価可能である.6(1)分間駆動や5分間のTHBIで,スピードや持久力や実用性が評価できる.

> 実践のコツ・ポイント,留意点など
>
> 標準化された評価がないのが実情で,上記評価の存在をふまえたうえで,車椅子操作時の6(または1)分間駆動距離の計測は臨床上有用だと考える.学童期以降は機能的で速い(時速3km以上ほど)移動と,当事者の生活環境内での過度な負担にならない移動方法の選択が必要である.

【文献】

https://www.igaku-shoin.co.jp/prd/05775/0612.pdf

13 下肢装具，体幹装具

　下肢（股・膝・足関節）装具および頸部体幹装具の使用の対象となる疾患は，CPや二分脊椎，神経筋疾患，染色体異常などであり，原疾患による異常姿勢や関節変形に対応して多岐にわたる（表1）[1〜9]．装具の適応や効果を理解したうえで，筋緊張のコントロールにかかわる投薬や手術（SDR，ITB療法）ならびにBTX-A，変形拘縮に対する整形外科的手術も考慮して，成長に合わせた装具処方と使用が必須である[10,11]．今回は，主にCPの装具についての本邦の報告も含め，エビデンスにもとづいた最新知見を概観する．

代表的な評価法と概要

① 一般的評価

　X線評価（脊柱のCobb角，股関節のMP，膝関節のFT角，足部），関節可動域や筋緊張評価（MAS, MTS）にて，痙縮と拘縮を区別する．CPではGMFCS[12]で粗大運動の予後予測をしたうえで，日常でのFMS[13,14]やGMFM[15]やABMS-C[16]の把握が重要である．

② 頸椎カラーなど

　頭頸部カラーは，筋性斜頸や炎症性斜頸，環軸椎回旋位固定などが対象となる[1]．重度CPに対する頸椎装具の重要性も，症例をとおした日本での報告・解説がなされている[2,3]．頭部サスペンションシ

表1　特徴的な疾患や身体部位別の装具

身体部位と代表的疾患	装具
頭頸部：頸椎疾患・頸椎症[1]（ジスキネティック型CP，閉塞性換気障害[2,3]）	頸部コルセット，ネックカラー，頭部サスペンションシステム[4]
体幹：突発性・症候性・**神経筋性脊柱側弯症**[5]	体幹硬性/軟性コルセット，DSB体幹装具[6,7]
股関節：ペルテス病，発達性股関節脱臼，**神経筋性股関節脱臼**	股関節外転装具，SWASH，グー君，リーメンビューゲル装具，RAGT（HAL）
膝関節：O脚（ブラント病），X脚，**かがみ姿位**	骨盤帯付きKAFO，KAFOならびにAFO，RAGT（HAL），OSやインソール
足関節：尖足，踵足，**内反足**，外反足	GRAFO，AFO[8]，OS，インソール，RAGT（HAL）
外反扁平足	OS，インソール[9]

ステムについての学会報告もあり，臨床的に有用な可能性がある[4]．

③ 歩行可能なCP児に対する下肢装具

歩行可能なCP児（GMFCSレベルⅠ〜Ⅲ）について，歩容にもとづいた装具適応やBTX-A施注や外科的治療も考慮したRodda分類[11]が秀逸である．AFO装着時の歩行機能が改善することは報告されており[17,18]，装具の効果を評価する必要がある．

レビュー文献で，「歩幅（SMD：0.88，p<0.001）および**歩行速度**（SMD：0.28，p<0.001）が増加し，**歩調**（SMD：−0.72，p<0.001）が減少，GMFMの項目D（SMD：0.30，p=0.004）ならびに項目E（SMD：0.28，p=0.02）の向上」[17]，「歩幅（群間の平均差：0.05 m，95%信頼区間：0.04〜0.06），**背屈角度**（群間の平均差：8.62°，95%信頼区間：8.05〜9.2）の改善」[18]，が報告されている．

上記の歩行パラメーターに加え，**1 MWT**や**6 MWT**，**10 mWT**テスト，**EVGS**による歩容評価も臨床上有用である[19]．**三次元歩行解析**も有用であるが臨床で評価可能な施設は限られる．歩行可能な対象児の下肢装具は重量や素材は多様であるため，客観的評価のうえで適切に選択すべきである．外反扁平への装具効果のエビデンスは乏しいが臨床的意義は否定できない[9]．

④ 歩行が困難なCP児に対する体幹装具や股関節外転装具

主に，歩行が困難なCP児（GMFCSレベルⅢ〜Ⅴ）の体幹装具使用による介護負担の軽減は，ダウンロード可能な日本語版ECCによる評価が有用だと考える[20,21]．GMFCSの重症度が高いほど，重度の脊柱側弯や股関節脱臼の程度が重度であることは周知の事実である[22〜24]．

具体的な体幹装具の効果として，DSBの研究では，年平均進行度が15歳以下で5.8°（範囲：−2.3°〜20.5°），15歳以上で1.0°（範囲：−4.8°〜10.9°）であり[7]，自然経過の報告[25]（年平均進行度は15歳まで4.5°，15歳以上では3.5°，20歳以上では2.5°）と比較すると，15歳以上では側弯進行が緩徐である可能性が示されている．

股関節外転装具であるSWASHの1日6時間以上の装着と，6か月ごとの股関節内転筋群へのBTX-A施注の併用による効果をコントロール群と比較した，報告では，股関節MPの悪化が，治療対象群において年平均進行%が1.4減少した[26]．治療方針の諸説はあるが適切なサーベイランスのもと，変形治療における適切な時期の外

■痙直型片麻痺児の一般的な歩容

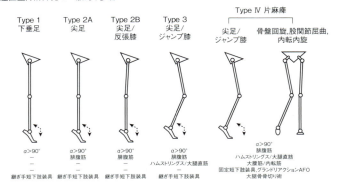

■痙直型両麻痺児の一般的な歩容

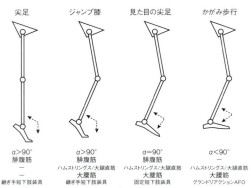

図1　歩容パターンと管理アルゴリズム
文献11）より改変して転載
注釈：GMFCS Ⅰ～Ⅲ（Ⅳ）の痙直型 CP には，歩容によって対象となる筋に対する手術や装具選択がなされる．痙縮（装具による修正が可能）か拘縮か（装具による修正が困難）により治療適応（BTX-A や SDR など）は変容する．

科的手術にエビデンスがある[7,27)]．

最近の知見

CP 児の歩行能力改善に対して，robotic-assisted gait training の

1つとして HAL の有用性も報告されているが症例も少なく，効果も限定的なため，今後の発展が期待される[28,29]．

評価方法や使用時のチェックポイントの実際

CP を代表とする小児疾患は個別性が高く，系統的なエビデンスは確立していないのが現状である[30]．

AFO では，関節可動域や MAS, MTS により，拘縮と痙縮を区別して評価し，他の治療と併せたうえでの必要な装具の検討が望まれる．装具使用による歩行・歩容の変化は，効果判定として必要な評価である．股関節外転装具や体幹装具は，快適に長時間装着できるための対応と装着時間の把握をして，即時効果と経時的な変化の両方の評価を行う．

評価値の意味

以上の評価による装具使用の即時的な効果判定の実施も重要である．一方で，経過のなかでの長期的な変形拘縮（側弯，股関節脱臼，股・膝・足関節）を定量的かつ定期的にモニタリングし，適切な時期の手術を視野に入れたうえでの効果判定が必須である．

実践のコツ・ポイント，留意点など

主に CP については，生活のなかでの補装具の使用の実際ついて，土岐の総論が参考となる[31]．姿勢ケアの目的は，①運動能力の促進，②ADL の遂行（ケアのしやすさ），③変形拘縮予防であり，装具療法は姿勢ケアの手段である．

そのため，装具療法の効果のエビデンスを理解したうえで装具の使用目的，座位保持との併用などを考慮することが必要である．

成長過程のなかでタイムリーな補装具の修正や新調は当然であるが，内服治療，BTX-A の施注，SDR，ITB 療法などにより，筋緊張や疼痛コントロールを図るべきである．必要なときには，整形外科的手術もチームで検討し変形拘縮を治療し，QOL を維持・向上することが最大の目的だと考える．

【文献】

https://www.igaku-shoin.co.jp/prd/05775/0613.pdf

上肢装具

　上肢装具は，種類が多く多様である．代表的なものとしてスプリントがあり，機能補助や代償を行う動的スプリントとアライメント支持や修正，変形予防，保護などを目的とした静的スプリントがある．その他に Portable Spring Balancer[1] と MOMO シリーズ[2] といった Balanced Forearm Orthosis という，前腕を釣り具の形状の装具に乗せ自重を軽減し，上肢の保持と運動をサポートする装具もある．

　小児の上肢装具療法の対象は，CP 児が多い．CP 児の上肢へのギプス療法やボツリヌス療法を併用した介入では，他動的関節可動域に対して実施してもよいと推奨されており[3]，作業療法では，CP 児や腕神経叢損傷児の運動機能に改善がみられ推奨されている[4]．一方で，使用時の手関節機能が向上するものの，中止すると機能は元に戻るため推奨グレードは C とされている[5]．静的スプリントは，CP 児の上肢の過剰な筋緊張の軽減に，動的スプリントは，片麻痺児の把持やつまみ動作に有効とされている[5]．

代表的な評価法

　上肢装具を処方する際，病態と障害評価，機能評価，ADL，社会的背景を総合的に評価することが推奨されている[6]ものの，標準化された評価や効果検証のための信頼性・妥当性の高いアウトカムはなく[7]，療法士の経験則に依存している．

　その中で，矢崎[8]が提唱する装具療法の流れを参考に筆者の経験を加え，上肢装具の導入および効果判定には，①作製前評価，②作製時評価，③作製後評価（フォローアップ）が必要と考える．

評価方法

① 作製前評価

　上肢機能の制限により生じる対象児および保護者への困り感の確認，上肢装具の使用目的と使用環境を確認し，目的とする活動や上肢機能，知的理解などの包括的評価を実施する．また，利用する制度の確認も利用者負担を軽減できるため重要である．

② 作製時評価

装具のフィッティング，疼痛や発赤の有無，目的に応じたアライメントや動作，活動の評価（問診・観察・検査）を行う．疼痛および発赤は装着直後に出現するとは限らないため，少なくとも10分程度装着し，疼痛や皮膚状態を確認するとよい．

③ 作製後評価（フォローアップ）

目的とする活動や上肢機能の評価，装着時のトラブルや二次障害の有無，上肢装具の使用状況などを確認する．活動や心身機能の評価としては，COPM[9]やPQRS[10]，GAS[11]を用いるとよい．上肢装具の使用状況の評価としては，MASや関節可動域検査を用い，また，片麻痺のある児に限っては，P-MAL[12]も有用かもしれない．上肢機能評価としては，BBT[13]が簡易的に評価でき，疼痛評価はNRSが参考になるだろう．

評価値の意味

評価結果のとらえ方については，目的に応じた上肢機能と活動に関する包括的評価の実施が望ましい．ICF-CY[14,15]を用いて，目的とするアウトカムがどの領域なのかを整理し，それに対応した評価を実施することで，上肢装具導入前後の効果判定が行える．

> **実践のコツ・ポイント，留意点など**
>
> 対象児と保護者とともに使用目的や環境といった使用（場面）を事前に確認することが必要である．事前の問診による療法士と対象児・保護者間で認識に齟齬があると，作製後に使用できない，継続できていないなどの問題が生じる．明確な評価基準がないため，対象児および保護者に対し，目的に関連する問診，観察，その他の心身機能および活動・参加レベルの評価を行い，包括的な評価を推奨したい．

【文献】

https://www.igaku-shoin.co.jp/prd/05775/0614.pdf

15 福祉用具

　福祉用具とは，心身の機能が低下し日常生活を営むのに支障のある人の日常生活上の便宜を図るための用具と定義されている[1]．多くの場合は，障害に応じた環境調整のため代償的に用いる．しかしながら，適切な時期に応じて福祉用具を用いれば，治療効果が望めるものでもある．

概要

　子どもの困りごとは，日常生活スキルの未熟さや学習面の困難さ，遊びが限定的でコミュニティが広がらず社会参加が難しくなることが懸念される．ライフステージに合わせたスキルを身につけることは重要であるが，環境支援によって成長を促すことができる．

　福祉用具は，「起居・床上」「移動」「入浴」「整容」「排泄」「更衣」「食事」「家事」「コミュニケーション」「余暇活動」「その他」に分類されている[2]．

　子どもの場合，幼児期から成人期に至るまで，ライフステージに応じて生活用具が変化している．たとえば，幼児期では玩具や遊具が福祉用具として使用されることが多く，学童期では，学校生活のなかで文具や学用品などに福祉用具が用いられる．福祉用具の適応を考えるとき，以下のポイントを考慮する必要がある．①安全である，②壊れにくい，③操作しやすい，④修理が安易である，⑤よいデザインである，⑥安価である，などが挙げられる[3]．福祉用具を提供する際は，子どもの操作方法の理解やコミュニケーション能力などを評価し，実際の操作を確認し，フィッティングがうまくできているかを注視することが重要である．

福祉用具の紹介

分類	製品	内容
生活（食事）	箸ぞうくん (有限会社ウインド)	箸は非常に複雑な操作が求められ，指1本ずつの感覚による力加減が必要である．ピンセットの要領でつまむことを補助することができる．
生活（食事）	ディナーウィナーキッズトレイ (Fred & Friends)	偏食は，感覚特性やこだわり特性などの影響により起こる．ゲーム感覚を取り込み，少量から食べ始めるなどの経験を通して，楽しみながら徐々に慣れていく方法もある．
感覚と運動機能	遮光めがね (東海光学株式会社)	教科書やノートが読みにくい子どものなかに，目に入る光量の調整が難しく，眩しく感じることがある．専門店ではカラーバリエーションや遮光度を調整したレンズを選ぶことできる．
感覚と運動機能	バランスイージー (balans lab)	筋緊張が低く，姿勢が崩れる子どもはうまく読んだり，書いたりする機能が発揮できない．前傾座面椅子は従来の椅子に比べて，体幹筋活動が低く，楽に座ることができる[4]．
学習支援	ペンホルダー (東海光学株式会社)	書字が苦手な子どものなかには，母指〜中指の3指で過剰に握り込むなど握り方が崩れている場合が多い．3指の指先を固定することで，鉛筆の正しい持ち方が身につく可能性がある．
学習支援	魔法のザラザラ下じき (株式会社オフィスサニー)	筆圧の不安定さや，指先の感覚が鈍いと運筆コントロールが難しくなる．ざらざらした質感は摩擦による抵抗感が強くなり，鉛筆の動きの方向を感じる手助けをする．
学習支援	タイポスコープ (有限会社ジオム社)	眼球運動の調整が難しい場合，文字や行を読み飛ばしやすくなる．そのため，読む場所が明確になると，読み飛ばしが少なくなる可能性がある．

 実践のコツ・ポイント，留意点など

ユニバーサルデザインは，多くの人が使用しやすいようにデザインされているが，個人にマッチしないこともある．必要な機能や用途に応じて，個人に合わせて工夫することも必要な場合がある．近年は，3Dプリンターなどの機器が普及し，用途に合わせた道具を作ることや個別カスタマイズが容易になりつつある[5]．

【文献】
https://www.igaku-shoin.co.jp/prd/05775/0615.pdf

16 支援機器

支援機器は，ICFでは，環境因子の「Products and Technology（生産品と用具）」に位置付けられており，ISOでは，デバイスとソフトウェアの両方を含む「Assistive Products」として定義されている．

支援機器の目的

支援機器を導入する目的には，①評価・検査，②機能改善，③代替手段，④社会的障壁の除去，⑤コミュニケーション・交流，⑥学習の補助，⑦QOLの向上，⑧社会参加などがある．

支援機器の評価のポイント

利用者のニーズや意欲・障害の状態，活用スキル，支援機器の使用目的や活用場面，支援機器の特徴や生活環境など必要な情報を収集し，入手ルートやコストを含め総合的な評価をする．PT・OT，相談支援専門員，学校の教師，取り扱い業者，行政など幅広い専門職が協働して，導入からアフターフォローも含めチームでサポートすることが重要である．支援機器を活用した効果については，GASなどで目標を設定して評価する．

ICT支援機器の評価のポイント

近年，大人だけでなく子どもたちにとってもスマートフォンやタブレット端末，生成AIなどの先端技術は身近な存在となっており，生活のあらゆる場面でICTを活用した支援機器が利用されている．学校では，学習効果の向上や情報活用能力の育成，時間や空間を超えた学び，障害による学習上・生活上の困難の改善・克服など，個別最適な学びのためにICTが利活用されている．

日進月歩で進化するICTや数多くあるICT支援機器の検討には，より専門的な知識や技術・経験が求められる．同時に支援機器はICTでなければならないのか，ノンテクやローテクでもよいのか評価・検討することも大事なポイントである．利用者主体の活用になるよう，過集中や依存症の予防，情報の取り扱いに関する決まりや

マナー，リテラシーの評価，デジタルデバイド対策も必要になる．

　生成 AI は，使い方によっては人間の能力を補助・拡張し，可能性を広げてくれる有用な道具になりえる．効果だけでなくリスクや不適切な利活用の例を押さえたうえで，子どもの発達や情報活用能力を評価して，利活用を検討する必要がある．

　ICT 支援機器の活用と評価の例を**表 1** に示す．

表 1　子どものための ICT 支援機器の利活用と評価の例

目的・支援機器	評価や行動観察
●見えにくさの支援 ・表示変換機能（拡大，白黒反転，リフロー機能など） ・音声読み上げアプリ（ボイスオーバーなど） ・音声読み上げ機器（メガネ装着型音声読書器など） ・点字関連機器（ブレイルセンス，ブレイルメモなど） ・音声教材（マルチメディア DAISY 教科書，UD ブラウザなど） ・歩行補助アプリ（BlindSquare など）	・見え方の評価（視機能や視覚機能） ・聴覚機能や触覚機能の評価 ・読み書きのスキル ・コミュニケーションスキル ・移動スキル
●聞こえにくさの支援 ・音声情報の文字変換アプリ（UD トークなど） ・聴覚障害者向けサービス（VUEVO，ヒアリングループシステムなど）	・聞こえにくさの評価（聴覚機能） ・音声・言語機能 ・コミュニケーションスキル ・社会性 ・周りの人の理解
●機器類の操作の支援 ・パソコン（視線入力装置，ジョイスティック，各スイッチなど） ・タブレット端末（iPad タッチャー，各スイッチなど） ・コントローラー（フレックス・コントローラーなど） ・電化製品（なんでも IR，各スイッチなど）	・随意的な操作性の評価（手指の動き，口の動き，息づかいなど） ・姿勢，知的機能，感覚機能，ADL など ・フィッティングや周辺機器
●コミュニケーションの支援 ・意思伝達装置（トビー・コミュニケーター，マイトビー，トーキングエイド，ペチャラなど） ・発声の補助（ユアトーン） ・コミュニケーションアプリ（DropTap など） ・遠隔コミュニケーション（OriHime® など）	・コミュニケーションに制約をきたす障害の評価（身体障害，音声・言語機能の障害など） ・随意的な操作性 ・知的機能
●学習の支援 ・読み上げ機能や書き込み機能の活用（マルチメディア DAISY 教科書など） ・個別最適な教材提供アプリ（DropKit など） ・思考の整理アプリ（ロイロノートなど） ・仮想空間での学習支援（VR など） ・バイタルサインや動きの可視化（タブレット端末など） ・リアルタイム翻訳（生成 AI Copilot＋PC など） ・プログラミングアプリ（Viscuit，Playgrounds など） ・思考の整理や学習の補助（生成 AI）	・発達の段階 ・知的機能 ・発達障害特性 ・学習上のつまずき ・読み書きのスキル ・ボディイメージや概念 ・身体機能，視覚機能，聴覚機能など ・情報活用能力
●リハビリテーションの支援 ・デジリハ，VR，Honda 歩行アシストなど	支援機器をセンサーとして，利用者の動きや変化を可視化・数値化できる．

就労支援(BWAP 2)

就労支援に携わる専門家は、ハードスキル(作業能力)のみに焦点をあててしまう傾向が少なくない。しかしながら、ASDやADHDなどの発達特性のある子どもが働くためには、身だしなみや健康管理などソフトスキルの評価が不可欠である。

概要

BWAP 2は、障害のある人の職場適応力を評価するためのツールであり、15分程度で信頼性と妥当性のある測定結果が得られる使いやすい評価尺度である。BWAP 2はハードスキル(作業能力)だけでなく、ソフトスキル(日常生活や対人関係など、就労に必要な基本的な能力)が把握でき、職業能力のレベルもデイケア(生活介護)から一般就労まで評価し可視化することが可能である。

対象者と評価者

12歳から成人までの知的障害、LD、情緒障害、ASD、てんかん、身体障害など、幅広い疾患のある人を評価することができる。観察による評価のため、評価者も作業療法士や公認心理師などの専門職に限定されず、大学・高校の教諭や保護者など基本的に誰でも実施可能である。

検査方法と結果

検査項目は4つの領域に分かれている。

- 仕事の習慣/態度(HA):勤怠、時間順守、衛生管理、意欲などの10項目
- 対人関係(IR):3つの分野(社会的かかわり、情緒の安定、協調性)を評価する12項目
- 認知能力(CO):推論、判断、思考、認識などの知的スキルを評価する19項目
- 仕事の遂行能力(WP):4つの分野(粗大および微細運動、コミュニケーション、仕事の責任、作業効率)に関する22項目

評定者は0点(最もスキルが少ない)から4点(最もスキルがある)までの5段階で測定する．最終的に4領域を合わせた「総合的職場適応能力(BWA)」で対象者の職業能力のレベルが判定される．各障害(疾患)に応じた換算表も設定されている(**図1**)[2]．

T Score	25	30	35	40	45	50	55	60	65	70	75
HA											
IR											
CO											
WP											

T Score	25	30	35	40	45	50	55	60	65	70	75
BWA											

| 職業能力レベル | デイケア(生活介護) | 作業所 | 低 福祉就労 高 | 就労移行 | 一般就労 |

図1 職業能力プロフィール
文献1) p21 より転載

活用方法

日本語版[1]には支援事例も記載されており，結果を分析しサポート計画を立案する際の一助となる．高校・大学の進路指導，就労移行支援事業所，障害者職業センターなどで活用でき，その結果によって合理的配慮を検討することが可能となる．

> **実践のコツ・ポイント，留意点など**
>
> BWA 2は対象者をよく知る人であれば誰でも就労スキルを評価することが可能である．就労移行支援事業所や学校など幅広く活用でき，専門職間の共通言語となり得るため，連携促進につながることが期待されている．テキスト[1]には具体的な支援方法や活用例も示されており，就労支援の入門書になり得る．

【文献】

https://www.igaku-shoin.co.jp/prd/05775/0617.pdf

第7章 疾患別評価

1 脳性麻痺(CP)

CPについて，2004年に米国で国際ワークショップが開催され，標準的な定義が確立した[1]．CPは胎児期または乳児期の脳に起こった非進行性の障害に起因した運動と姿勢発達の異常があり，活動の制限を引き起こす．また，感覚障害や認知障害やコミュニケーション障害，行動異常，さらに発作性疾患を合併すると定義されている[1]．

1998年に欧州でCPの多施設共同研究が行われ，国際的に類型分類も定義されている[2,3]．CPは多様な臨床症状を呈するため，粗大運動機能，手指操作能力，コミュニケーション能力，摂食嚥下機能，視機能など多角的に評価する必要がある[4〜8]．

代表的な評価法

基本的な臨床像の理解のため，**多施設共同研究によるCPの類型**を表1に示す[2]．類型分類としては，痙直型，失調型，ジスキネティック型（ジストニック型か舞踏様アテトーゼ型）が基本であり[2,3]，それらの混合型や上記の類型分類に属さない無（低）緊張型が一般的分類である．類型分類に加え，両側性（両麻痺か四肢麻痺）か片側性（片麻痺）など麻痺の身体分布の判定が必要である[3]．

また，当事者の全体像を知るために各種の**分類システム**を理解することが有用である．分類システムには，**GMFCS**[4]，**MACS**[5]，**CFCS**[6]，**EDACS**[7]，**VFCS**[8]が，国際的に確立しており，日本語版の信頼性と妥当性も確認されている[9,10]．

GMFMは国際的なゴールドスタンダードな評価である[11]．また，生活のなかで行っている**FMS**[12,13]が有用である．FMSは5 m（室内），50 m（施設内），500 m（地域）における環境ごとの移動能力を6段階（制限のない独歩⑥〜車椅子駆動①）で分類する評価で，日本語版のダウンロードも可能である[14]．

ADL評価として**PEDI**の重要度は高く[15]，**CP-CHILD**は，CPのQOL評価として重要で，日本語版も作成中である[16]．GMFCSレベルⅣやⅤの重い障害をもつ対象児の介助者に対して，**ECC**による評価の有用性は高いと考える[17,18]．

1 脳性麻痺（CP）　239

表1　欧州で定義された脳性麻痺の類型分類[2)]

痙直型（Spastic）CP は少なくとも以下の 2 つの特徴を有する
・姿勢および/または運動の異常パターン
・緊張の亢進（必ずしも一定ではない）
・病的反射（反射の亢進：反射亢進および/または Babinski 反射などの錐体路徴候）
痙直型 CF は両側性または片側性である.
　痙性両側性 CP は以下の場合に診断される
　　体幹を含む両側の手足が麻痺している場合.
　痙性片側 CP は以下の場合に診断される
　　体幹を含む片側の手足に障害がある場合.

失調型（Ataxic）CP は以下の両方の特徴を有する
・姿勢および/または運動の異常パターン
・整然とした筋の協調を欠き，力・リズム・正確性に異常を伴って運動が遂行される.

ジスキネティック型（Dyskinetic）CP は以下の両方の特徴を有する
・姿勢および/または運動の異常パターン
・不随意・制御不能・反復性・時にステレオタイプな運動
　ジスキネティック型 CP はジストニック型（Dystonic）または**舞踏様アテトーゼ型**
　（Choreo-athetonic）のいずれかである.

ジストニック型 CP は，以下の両方によって支配される
　運動低下（活動性の減少，すなわち硬直しこわばった動き）
　筋緊張亢進（通常，筋緊張は亢進する）
舞踏様アテトーゼ型 CP は，以下の両方によって支配される
　運動亢進（活動性の増大，すなわち激しい動き）
　緊張低下（通常，緊張は低下する）

概要

　国際的な類型分類と麻痺の分布についての診断・評価は基本である. 機能分類システムにより，CP を粗大運動能力，手指操作能力，コミュニケーション機能，摂食嚥下機能，視機能と分類して多角的に評価することが可能であり，多医療機関や福祉・行政サービスを利用する当事者とサービス提供者にとって重要な共通認識となる.

　特に GMFCS は，分類評価であるとともに，予後予測的な評価であるため臨床上の有用性は高く，下位評価である GMFM と併せて実施することで予後予測や粗大運動機能変化の精度が上がる.

　粗大運動能力のみでなく，日常での機能的移動能力を評価できる FMS と PEDI や CP-CHILD は重要である.

　CP に特有の基本的な評価を概観したが，歩行可能な GMFCS レベル I 〜 III では応用動作や歩行能力や歩容，歩行困難な GMFCS レベル IV 〜 V では姿勢保持能力や介助しやすさ，変形拘縮，呼吸状態など，個々の多様な症状と年齢に配慮した，臨床的対応と治療効果判定としての評価が必要になるが，多岐にわたるため本項では割愛

表2 機能分類システム

レベル	GMFCS	MACS	CFCS	EDACS	VFCS
I	制限なく歩ける	物を容易に操作できる	馴染みのない相手とも有効な意思疎通が可能	安全で効率的に摂食・嚥下できる	視覚関連活動において視機能を簡単かつ上手に使う
II	歩行補助具なしに歩けるが制限がある	ほとんどの物は操作できるがぎこちないか遅い	馴染みのない相手ともゆっくりではあるが有効な意思疎通が可能	安全に摂食・嚥下できるが効率性にいくらかの制限がある	視機能を上手に使うが自分でできる代償的な方法が必要
III	歩行補助具を使って歩く	物の操作が困難で，準備と課題の修正が必要	馴染みのある相手であれば有効な意思疎通が可能	摂食・嚥下の安全/効率性にいくらかの制限がある	視機能を使うがいくらかの調整が必要
IV	自ら移動する範囲が限定される電動車椅子を使う	かなり環境調整した場面で簡単な物であれば操作できる	馴染みのある相手と意思疎通できるが不確実	摂食・嚥下の安全性に明らかな制限がある	非常に調整された環境で視機能を使うが視覚関連活動のほんの一部
V	車椅子を押してもらって移動する	ごく簡単な動作でさえも困難である	馴染みのある相手ともほとんど意思疎通ができない	安全に摂食・嚥下できない	非常に調整された環境であっても視機能を使わない

する．

測定方法

　すべての機能分類システムは，日常でのパフォーマンスを評価する．分類を適切に行うため，それぞれの日本語版をダウンロードし利用する必要がある[19~23]．機能分類システムの内容を理解することと分類アルゴリズムを利用することで，より適切な分類評価が可能である．

評価値の意味

　CP の類型分類を適切にすることで，基本的な治療方針が選択可能となり，先行研究を活用した臨床応用が可能となる．

　GMFCS は分類評価であるとともに予後予測的評価である．MACS, CFCS, EDACS ならびに VFCS は分類評価である．多職種・多施設で共通言語として利用することで，対象者の臨床像を効率的に把握することができる．GMFM を併用することで予後予測の精

度も上がり，治療効果判定や自然経過の粗大運動能力の変化を鋭敏に判定することが可能となる．

> **実践のコツ・ポイント，留意点など**
>
> 本邦において，CPの類型分類と機能分類システムの活用により，多様な症状をもつCPに対するよりよい治療の標準化が図られると考える．
>
> 多職種がいる施設では，GMFCSは医師やPT，MACSはOT，CFCSとEDACSはST，VFCSは医師やOTなど，各職種間で連携し分担して分類することで，より適切な分類評価になると思われる．

【文献】
https://www.igaku-shoin.co.jp/prd/05775/0701.pdf

2 神経発達症

神経発達症とは，典型的には発達期早期，しばしば就学前に明らかとなり，個人的，社会的，学業，または職業における機能の障害を引き起こす[1]．本項では，ASD，ADHS，SLD，DCDの概要と代表的な評価法を概説する．評価法の一覧はWeb（右）を参照されたい．

自閉スペクトラム症(ASD)

概要

知的障害ではうまく説明されない，社会的コミュニケーション・対人的相互反応における持続的な欠陥，限定的かつ反復的な行動・興味・活動，および感覚の問題を主症状とし，社会的・職業的生活の困難を呈する[1]．

評価

ASDの主要な2つの特性（社会性障害，限定的反復的行動・興味・活動）とその重症度を把握するだけでなく，ASDにみられる多様な特性が日々の活動（日常生活，学校生活など）にどのような影響を与えているかを把握することが重要である．

① ADOS-2 [2]

ASDリスクのある被面接者の検査中の行動を直接観察するASD診断評価のゴールデンスタンダードである．

年齢と言語水準に応じて使用するモジュールを，5つのモジュール乳幼児モジュール（無言語～1・2語文レベルの12～30か月の子ども），モジュール1（無言語～1・2語文レベルで31か月以上の子ども），モジュール2（動詞を含む3語文レベル以上，流暢に話せないレベルの児），モジュール3（流暢に話すレベルの子ども/青年前期），モジュール4（流暢に話すレベルの青年後期/成人）から選択する．

モジュール1～4の評価結果は，自閉症/自閉スペクトラム症/非自閉スペクトラム症の3段階で表される．乳幼児モジュールの評価結果は，中等度-重度の懸念/軽度-中等度の懸念/ごくわずかな懸念

/懸念なしの「懸念の程度」で評価される.

② AQ-J児童用[3]

ASD のスクリーニングとして活用される個人の自閉症傾向を測定する方法である. 社会的スキル, 注意の切り替え, 細部への注意, コミュニケーション, 想像力という 5 つの下位尺度 10 項目, 全体で 50 項目からなる.「あてはまる」「どちらかといえばあてはまる」「どちらかといえばあてはまらない」「あてはまらない」の 4 段階で回答される. 50 点満点で採点し, 25 点以上を ASD のスクリーニングの目安にすることができる.

注意欠如・多動症(ADHD)

概要

精神疾患などではうまく説明されない, 不注意および/または多動-衝動性のいくつもの症状があり, 社会的・学業的・職業的生活の困難を呈する[1].

評価

ADHD にみられる不注意と多動性-衝動性の特徴と程度を把握するだけでなく, ADHD 特性が日々の活動(日常生活・学校生活など)にどのような影響を与えているかを把握する.

① ADHD-RS-5 (家庭版・学校版)[4]

不注意と多動性-衝動性の 2 つの領域 18 項目を「まったくないか, めったにない」「時々ある」「よくある」「とてもよくある」の 4 件法で評価する. 保護者は最近 6 か月における子どもの家庭での行動を最もよく表している症状の出現頻度を判断し, 教師は最近 6 か月または学年初頭からの子どもの学校での行動を評価する.

不注意, 多動-衝動性, および総合の合計点からパーセンタイル値を算出する. カットオフ値は, パーセンタイル値(80, 90, 93, 98) であり, これは障害がある確率を示す. ただし, 年齢, 性別などの条件を考慮して総合的に判断するため, これだけで診断することはできない.

② QCD[5]

子どもの行動を時間帯別に簡易に評価することができる親を対象

とした質問紙である．全20項目が0〜3点で配点され，年代別に質問内容が異なる．総得点および各時間帯の点数が高くなるほど，生活機能が高く，困難が少ないことを示している．QCD は，ADHD 児の時間帯別の行動上の問題を保護者の立場で理解する手助けとなる．

限局性学習症(SLD)

概要

SLD とは，知的能力障害，視覚・聴覚の問題，精神または神経学的病態などではうまく説明されない，読字，書字，算数のいずれか/複数またはすべてにおける学習や学業的技能の困難を主症状とし，日常生活および学業・職業に困難を呈する[1]．主に読字障害（ディスレクシア），書字障害（ディスグラフィア），算数障害（ディスカリキュリア）がある．

評価

学習や学業的技能（読字，書字，算数など）における困難が観察された場合にスクリーニング評価を実施し，障害の程度を把握する．

① LDI-R[6]

LD のある子どもが示すことが多い学習上の行動特徴を抽出することによって，LD の有無の可能性を判断する調査票である．

聞く，話す，読む，書く，計算する，または推論する能力のうち，特定のものの習得と使用に著しい困難がみられる LD の中核の問題を評価する．該当する学年のパーセンタイル値を求め，50 パーセンタイル未満は「つまずきなし」，50 パーセンタイル以上 75 パーセンタイル未満は「つまずきの疑い」，75 パーセンタイル以上は「つまずきあり」と評定される．

② STRAW-R[7]

概要は第 6 章 10（→220 ページ）を参照．STRAW-R では，データを解釈するために SD を用いる．研究上は，-1.5 SD（下から6.7 パーセンタイル値）をカットオフポイントにすることが多いが，教育上，どの得点から指導が必要かについては示されていない．しかし統計上，正確性では-1.5 SD 以下の成績を示す場合，流暢性では 1.5 SD 以上の所要時間を示す場合には，明らかに問題があると解釈される．

発達性協調運動症(DCD)

概要

知的障害,視力障害,運動に影響を与える神経疾患ではうまく説明されない,協調運動技能の獲得と遂行の著しい低下とそれによる日常・学校生活動作および職業的生活の困難を呈する[1].

評価

長期にわたり運動機能,活動・参加の問題がみられた場合に,まず日常生活・学校生活における困難を把握し,そのうえで協調運動技能の評価を行い,活動・参加レベルと心身機能(協調運動技能)との関連を把握する[8].

① MABC-2[9]

DCDの協調運動技能評価において最も使用頻度が高く,評価者間信頼性は良好〜優れている,試験-再試験信頼性は良好〜優れている,妥当性は中程度〜良好,特異度は良好(0.8〜0.9)であるが,感度は低い(0.7〜0.8)とされている.海外ではthird editionが出版されている.

3つの年齢帯(3〜6歳,7〜10歳,11〜16歳)と3種類の協調運動技能テスト(手先の器用さ,ボールスキル,バランス)がある.総合パーセンタイルスコアが5以下の場合,著しい運動障害があると評価され,15以下の場合,運動困難のリスクがあると評価される.

② DCDQ-J[10]

概要は第4章17(→148ページ)を参照.原本では5〜7歳児では46点以下,8〜9歳児では55点以下,10〜15歳児では57点以下が,DCDおよびDCDリスクがあると評価される.

> **実践のコツ・ポイント,留意点など**
>
> 各種検査の使用には,講習受講や認定が必要なものがあるため,確認が必要である.

【文献】
https://www.igaku-shoin.co.jp/prd/05775/0702.pdf

3 ダウン症候群

ダウン症候群は、21番染色体のトリソミーにより発症する[1]．新生児期より筋緊張の低下や関節弛緩性を呈し、軽度から中等度の知的障害を合併することが多い．乳児期から幼児期には運動発達の遅れが課題となり、学齢期以降は肥満が課題となることが多い．また、定型発達児と比較して低身長である．

代表的な評価法

包括的な発達検査（新版K式発達検査、遠城寺式乳幼児分析的発達検査など）、知能検査（WISC-V、WAIS-Ⅲなど）、関節弛緩性、運動発達検査（GMFM）、ADL（WeeFIM、PEDIなど）、身体の発達、肥満の評価などが挙げられるが、本項では、他項で紹介されていない疾患特有の評価解釈に用いる発達マイルストーンと成長曲線を紹介する．

発達マイルストーン（表1）

ダウン症児の発達はゆっくりで個人差が大きいため、包括的な発達検査を行った際の結果の解釈に活用する．

表1 ダウン症児の発達マイルストーン[2]

マイルストーン	ダウン症児	定型発達児
一人ですわる	6か月～3歳	5～9か月
四つ這いをする	8か月～1歳10か月	6～12か月
立つ	1～3歳3か月	8か月～1歳5か月
一人で歩く	1～4歳	9か月～1歳6か月
初語	1～4歳	1～2歳
二語文	2～7歳6か月	1歳3か月～2歳8か月
反応して笑う	1～5か月	1～3か月
手で食べる	10か月～2歳	7か月～1歳3か月
スプーンを使う	1歳1か月～3歳3か月	1歳～1歳8か月
コップから飲む	1～2歳8か月	9か月～1歳6か月
排便コントロール	2～7歳	1歳4か月～3歳6か月
一人で服を着る	3歳6か月～8歳6か月	3歳3か月～5歳

成長曲線（身長と体重）

　ダウン症児は発達が遅延し低身長と報告されている[3]．身長と体重の変化を追うことが必要だが，定型発達児の成長曲線は参考にならない．米国におけるダウン症児のデータ[4]にもとづいた成長曲線が発表されており，CDCのHP[1]から入手可能である（図1, 2）．

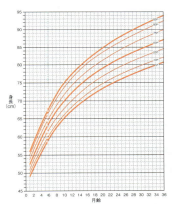

図1 ダウン症男児の成長曲線（身長）[1]

図2 ダウン症男児の成長曲線（体重）[1]

 実践のコツ・ポイント，留意点など

　発達マイルストーンからも理解できるが，ダウン症児は定型発達児よりも発達の指標となる運動機能を獲得する年齢もしくは月齢の幅が広く個人差が大きい．マイルストーンにこだわり過ぎず，対象児の現在の発達を適切に理解するように努める．

【文献】
https://www.igaku-shoin.co.jp/prd/05775/0703.pdf

筋ジストロフィー

筋ジストロフィーは，全身の筋萎縮と筋力低下が進行する神経筋疾患の代表疾患である．デュシェンヌ（Duchenne）型はX連鎖潜性遺伝形式の進行疾患で，最も頻度が高く（男子出生3,000〜3,500人に1人）重症である．ベッカー（Becker）型はデュシェンヌ型の軽症型であり，発生頻度はデュシェンヌ型の1/10程度と推測される[1]．

代表的な評価法

運動機能，筋力，関節可動域，呼吸機能，心機能などが挙げられる．本項では，障害ステージ分類と呼吸機能について述べる．

障害ステージ分類

基本的なADLに対して厚生労働省筋ジストロフィー研究班による分類（新分類）[2]，上肢運動機能に対して松家の9段階法[3]が広く用いられている．

表1 機能障害度（厚生省研究班，新分類）

ステージ	
1	階段昇降可能
1a	手の介助なし
1b	手の膝おさえ
2	階段昇降可能
2a	片手手すり
2b	片手手すり＋手の膝おさえ
2c	両手手すり
3	椅子から起立可能
4	歩行可能
4a	独歩で5m以上
4b	一人では歩けないが，物につかまれば歩ける（5m以上）
5	四つ這い
6	ずり這い
7	座位保持可能
8	座位保持不可能

表2 上肢運動機能障害度（厚生研究班，新分類）

ステージ	
1	500g以上の重量を利き手に持って前方へ直上挙上する
2	500g以上の重量を利き手に持って前方90°まで挙上する
3	重量なしで利き手を前方へ挙上する
4	重量なしで利き手を90°まで挙上する
5	重量なしで利き手を肘関節90°以上屈曲する
6	机上で肘伸展による手の水平前方への移動
7	机上で体幹の反動を利用し肘伸展による手の水平前方への移動
8	机上で体幹の反動を利用し肘伸展を行ったのち，手の運動で水平への移動
9	机上で手の運動のみで水平前方への移動

呼吸機能評価

呼吸筋力の低下は咳の機能の低下や換気量の低下につながり，肺炎，無気肺および呼吸障害を引き起こす[5~7]．本項では，CPF，MIC について解説する．

CPF：ピークフローメーターを用いて測定する．自力での咳では気道クリアランスが保てない場合は，咳介助を用いた CPF を評価する[4,10]．CPF も可能であれば座位と臥位の両方で評価する[2]．

表3 健常者とデュシェンヌ型筋ジストロフィー者の CPF〔平均値（標準偏差）〕[4]

	健常者（15（2歳））	DMD（13（5歳））
PF（L/分）	504（72）	720（64）
CPF（L/分）	207（78）	294（124）

MIC：バッグバルブマスクなどで肺内に空気を送気後，声門を閉じて 3～5 秒程度息溜め（エアスタック）した空気を呼出したものをスパイロメーターで測定する．肺活量が 1,500 mL 以下もしくは％肺活量が 40％以下になったら MIC を評価する[6,12]．

評価値の意味

CPF は，通常測定する PF に比べて約 1.4 倍である．平常時は CPF＞160 L/分，感染時や術後，誤嚥時は CPF＞270 L/分で気道内の分泌物や異物を喀出することが可能となる[4,10,11]．MIC は，肺や胸郭の可動性，咽頭喉頭機能の総合的な指標となる[13]．

> **実践のコツ・ポイント，留意点など**
>
> 呼吸機能検査は一般的に 6 歳以上の理解度があることを考慮して，年 1 回は行うことが推奨されている[6]．

【文献】

https://www.igaku-shoin.co.jp/prd/05775/0704.pdf

5 二分脊椎

二分脊椎とは神経管閉鎖障害の1つであり，受精後4週目に胚の神経管閉鎖不全により脊柱が二分する先天奇形である[1]．日本の二分脊椎の発生率は出生1万に対し5.18と報告されている[2]．代表的な評価法として，Sharrard 分類[3]，Menelaus 分類[4]，Hoffer 分類[5]，筋力評価，感覚評価，知能検査，発達検査，ADL 評価などがある．

概要・測定方法

Sharrard 分類（表1）は，下肢筋の筋力を評価し，髄節と支配筋の関係を示す表を参照して残存レベルを判定し6グループに分類する．Menelaus 分類（表2）も残存レベルの判定に使用され，徒手筋力検査 MMT の値が明示されており判定に利用できる．Hoffer 分類（表3）は，歩行能力にもとづき分類する．

評価値の意味

残存レベルが下位であるほど歩行能力は高い．第4腰髄以下の残存は community ambulators，第2腰髄より上位の残存は non-ambulators の割合が高い[6]．脊髄髄膜瘤患者の横断調査では[7]，community ambulators は7歳の60%をピークに25歳以上は35%へと減少し，non-ambulators は5歳の18%から25歳以上は54%へと増加し，加齢に伴う歩行能力低下が示されている．

表1 Sharrard 分類

Group 1	第12胸髄より下位の麻痺（下肢の完全麻痺）
Group 2	第1腰髄または第2腰髄より下位の麻痺
Group 3	第3腰髄または第4腰髄より下位の麻痺
Group 4	第5腰髄より下位の麻痺
Group 5	第1仙髄または第2仙髄より下位の麻痺
Group 6	第3仙髄の残存（下肢の麻痺なし）

表2 Menelaus分類

胸髄	股関節の随意運動はみられない
第1腰髄	腸腰筋 MMT 2以上
第2腰髄	腸腰筋,縫工筋,股関節内転筋群 MMT 3以上
第3腰髄	大腿四頭筋 MMT 3以上かつ第2腰髄の基準を満たす
第4腰髄	内側ハムストリングスまたは前脛骨筋 MMT 3以上 かつ第3腰髄の基準を満たす
第5腰髄	外側ハムストリングス MMT 3以上かつ第4腰髄の基準と 以下の3つのうち1つを満たす 　中殿筋 MMT 2以上, 　第三腓骨筋 MMT 4以上,後脛骨筋 MMT 3以上
第1仙髄	第5腰髄の基準と以下の3つのうち2つを満たす 　腓腹筋/ヒラメ筋 MMT 2以上,中殿筋 MMT 3以上,大殿筋 MMT 2以上
第2仙髄	腓腹筋/ヒラメ筋 MMT 3以上かつ中殿筋と大殿筋 MMT 4以上
麻痺なし	すべての下肢筋は正常な筋力である

表3 Hoffer分類

community ambulators	屋内外を歩行する 長距離移動のときに限り車椅子を使用することがある
household ambulators	屋内のみ歩行補助具を使用して歩行する 屋外と,活動内容により屋内でも車椅子を使用する
non-functional ambulators	練習場面では歩行可能である 普段は車椅子を使って移動する
nor-ambulators	車椅子を使って移動する

実践のコツ・ポイント,留意点など

臨床では画像所見上の損傷レベルと理学所見上の残存レベルが一致しないことを経験する.下肢機能の左右差がみられることも多い.各機能分類による残存レベルの判別は一致しないことが報告されており[8],機能分類に加え発達や関節可動域などを統合して判断し,歩行予後を予測する.二分脊椎に合併する水頭症やキアリ奇形Ⅱ型は知的発達や学習に影響する.また,膀胱直腸障害は生活への影響が大きい.二分脊椎児への介入は集学的アプローチが必須である.

【文献】

https://www.igaku-shoin.co.jp/prd/05775/0705.pdf

6 脊髄性筋萎縮症(SMA)

SMAは，脊髄の運動神経細胞が徐々に減少し，筋力低下や筋萎縮を引き起こす遺伝性の神経筋疾患である[1]．SMAは発症する年齢と運動機能レベルによって0型，I型，II型，III型，IV型に分類[2]され，重症度や時間経過，治療効果[3,4]を判別するための評価尺度は重要である．

発症率

有病者は10万人あたり約1～2人，発症者は1万人あたり約1人と推定されている[5]．平成30年度に実施した日本における疫学的調査では，疫学調査解析から推計数は1,478人，人口10万対有病率は1.16人である[6]．

表1 SMAのタイプ[2]

タイプ	発症年齢	最大獲得運動機能	平均生存年数
0	胎児期	なし	週間
I	6か月未満	寝返り，介助座位	1～2年未満
II	6～18か月	座位，立位	2年以上
III	>18か月	歩行，走行が可能な場合もある	成人期
IV	成人期	成人初期までは正常	成人期

代表的な評価法

- **CHOP INTEND**：主にSMA I型の乳児を対象にした運動機能を評価するための尺度で信頼性が検証されている[7,8]．
- **HFMSE**：II型またはIII型のSMA患者の運動機能を評価するための尺度で信頼性が検証されている[9]．
- **RULM**：小児から成人までのSMA患者に使用でき[10]，信頼性と妥当性が検証されている[11]．
- **ATEND**：車椅子から移乗することが困難な人々のための検査法であり，車椅子上などで実施するテストである[12]．
- **6 MWT**：歩行可能なSMA患者の運動能力を安全かつ客観的に評価できるスケールであり[13]，信頼性が検証されている[14,15]．

表2 代表的な評価法の一覧

評価ツール	対象タイプ	評価項目数と点数	評価時間	MCID
CHOP INTEND	タイプⅠ	16項目, 0〜64点	30〜45分	4点[16]
HFMSE	タイプⅡ, Ⅲ	20項目, 0〜40点	30〜40分	歩行可1.8点[17] 歩行不可1.5点[17]
RULM	タイプⅡ, Ⅲ	19項目, 0〜37点	30〜40分	歩行可0.4点[17] 歩行不可2点[17]
ATEND	車椅子を使用	14項目, 0〜4点	不明	不明
6 MWT	タイプⅢ, Ⅳ	1項目, 距離(m)	6分	55.5 m[17]

※ HFMSE, RULM, 6 MWTのMCIDは, 18〜71歳の対象者の標準誤差から臨床的に重要なMCIDが計算されている.

実践のコツ・ポイント, 留意点など

- CHOP INTEND：長期的な経時変化に対する感度の検証は不十分である[18].
- HFMSE：低年齢の子どもでは, 協力が困難なためにスコアが変動しやすく, 疲労がスコアに影響することがある[19,20].
- 6 MWT：慢性疾患の小児では, 励ましの声かけなどにより歩行距離が変動する傾向がある[21].

【文献】

https://www.igaku-shoin.co.jp/prd/05775/0706.pdf

てんかん

　てんかんとは，てんかん性発作を引き起こす持続性素因を特徴とする脳の障害である[1]．適切な診断と薬物治療のために，問診により情報を得ることに加えて，脳の器質的な病変・発作・薬の副作用などによる異常筋緊張，反射，姿勢や動作の変化に関する情報が必要である．

代表的な評価法

　問診，バイタルサイン，脳波検査，脳画像検査，筋緊張，反射検査，姿勢・動作観察などが挙げられる．

　国際抗てんかん連盟による 2017 年の発作分類，てんかん分類では，①発作型，②てんかん病型，③てんかん症候群の順に診断を行う．この際に，病因（素因性，構造的/代謝性，感染性，免疫性など）を明らかにすることが重要であり，併存症（知的障害，学習障害，運動障害など）に注意を払うことが求められている[2]．

　小児てんかんでは部分てんかん症候群が 60〜70％，全般てんかん症候群が 20〜30％，未決定てんかんが 1〜10％ とされている[1]．

　知的障害や発達の遅れを伴うことが多いてんかんを**表1**に示す．

表1　知的障害や発達の遅れを伴うことが多いてんかんとその特徴

名称	好発年代	症状・特徴など
West 症候群（点頭てんかん）	乳児期	シリーズ形成性のスパズムを寝起きに好発，発達の遅れを伴う
Dravet 症候群	乳児期	全身強直間代発作や半身性間代発作を繰り返し，発熱誘発けいれん，けいれん重積を伴いやすい，薬物治療に抵抗性
Lennox-Gastaut 症候群	幼児期	発作の種類は多様，強直発作・非定型失神発作・ミオクロニー発作など，知的障害などを伴う

問診

　患者の発作について**表2**の項目を聞き取ると同時に，発作が起きた際に観察する．また，**表3**のような疾患はてんかんを伴うことが多いため，評価およびプログラム実施時に考慮する．

7 てんかん　255

表2 てんかんの診断に必要な情報[3,4]

患者および発作目撃者からの情報	カルテからの情報
・発作の頻度 ・発作の状況と誘因(過敏性など) ・症状の持続 ・発作に引き続く症状 ・外傷，咬舌，尿失禁の有無 ・発作後の頭痛と筋肉痛 ・複数回の発作のある患者では，初発年齢 ・発作および発作型の変化，推移 ・最終発作 ・発作と覚醒・睡眠との関係 ・発作の前，発作中に観察された詳細な状態(患者の反応，手足の動き，開閉眼，眼球偏位，発声，顔色，呼吸・脈拍)	・年齢 ・性別 ・既往歴(周産期異常，熱性けいれん，頭部外傷，精神疾患など) ・てんかんを伴う疾患(表3)の有無 ・飲酒歴，常用薬 ・家族歴

表3 小児のてんかん性発作が関連する疾患[4]

1. 低酸素虚血性脳損傷
2. 頭蓋内出血
3. 動脈虚血性脳卒中
4. 頭蓋内感染
5. 仮死分娩
6. 脳の形成障害
7. 遺伝子異常
8. 神経発達症群
9. 代謝異常

 実践のコツ・ポイント，留意点など

　小児において，てんかんと鑑別されるべき疾患には，熱性けいれん，憤怒けいれん，軽症胃腸炎関連けいれん，睡眠時ひきつけ/睡眠時ミオクローヌス，ノンレムパラソムニア(夜驚症/睡眠時遊行症)，チックなどがある[2]．

　てんかん性発作であるか否かを判断するためには，発熱，啼泣，下痢の有無，睡眠・覚醒リズム，空腹かどうかなどを確認するとよい．

【文献】

https://www.igaku-shoin.co.jp/prd/05775/0707.pdf

先天性心疾患

　近年先天性心疾患の 90％ 以上が成人まで生存し，生存率は大きく向上している．先天性心疾患児の多くは定型発達の範囲内で推移しているが，心疾患の複雑さに比例して神経発達障害の頻度と重症度が上昇する．認知・運動発達や機能の向上に携わる場合，心疾患の特性に合わせ，チアノーゼ，非チアノーゼ疾患の違いや体肺血流比の状態を把握し適切な中止基準を実施前に定める．

代表的な評価法

　一般的な発達評価指標〔アルバータ（Albert）乳幼児運動発達検査，Bayley-Ⅲ乳幼児発達検査など〕，および哺乳摂食嚥下評価がある．

概要

　疾患タイプごとの注意点を**表 1** に示す．年齢ごとに評価すべき項目を**表 2** に示す．神経学的発達予後に影響を与える因子はさまざまであるが，特にチアノーゼ性心疾患で脳への酸素供給が低下する場合や，乳児期に術後 14 日以上の入院歴や ECMO の既往がある場合には幼少期からの発達援助を十分に行うべきである．また術後に経管栄養を必要とする症例も多く，発声（声帯）を含めた摂食嚥下機能の評価から適した食形態や食事姿勢を検討することも重要である．評価は子ども，保護者ともに安心できる環境で行う．

評価値の意味

　通常の発達年齢と比較して全体的に -2 SD に到達していない場合や，一部の能力のみ特化して遅れている場合には，多職種連携などを合わせたフォローを検討する．

表1 疾患分類

	チアノーゼ	非チアノーゼ
特徴	右-左シャント（混合血） 混合血で血圧を保つ状態 SpO_2低値	左-右シャント（右心負荷↑） 肺高血圧（重症化→Eisenmenger症候群）
代表疾患	単心室症など	心房中隔欠損症など
介入時の注意点	・SpO_2の変化やチアノーゼ増悪に注意 ・特にファロー四徴症，エプスタイン病，純型肺動脈閉鎖などは啼泣時の低酸素発作に注意	多呼吸や末梢冷感，額の汗など心不全徴候に注意

表2 各年齢ごとの評価を勧める領域[1]

年齢	発達評価の領域
0～5歳	発達歴（マイルストーン，摂食，睡眠，治療経過），成長の経過，認知機能，音声言語，運動機能，注意機能，実行機能，感情および行動的機能，社会技能，適応能力，学校の準備
学齢期と青年期	発達と学校の経過，知性，学力，注意機能，実行機能，記憶力，音声言語，視覚空間処理，運動機能，感情および行動的機能，社会技能，適応能力
成人期	仕事，学校，社会，発達の経過，知性，注意機能，実行機能，記憶，音声言語，士空間処理，運動機能，感情および行動的機能，社会技能，適応能力

実践のコツ・ポイント，留意点など

　介入する前に心臓の構造や手術の内容，血行動態，体肺血分布について把握する必要がある．チアノーゼ疾患のなかで特に肺血流量が減少する群は啼泣による胸腔内圧亢進により低酸素発作が出現する可能性があり注意を要する．非チアノーゼ疾患では発汗や多呼吸，活気のなさなどの心不全徴候に注意が必要である．

　抗重力発達の初期段階の腹臥位では胸腔内圧が亢進しやすいことと，胸郭前面の創傷瘢痕などの癒着により伸展可動性が乏しい場合は，頭部挙上が遅延しやすく，結果的に歩行獲得が遅延する．上記のように胸腔内圧を高めるような負荷が強い運動は最後に行う．また1セットは短く休憩をはさみ繰り返し行う．哺乳についても回数を分けるなどの配慮が必要である．

【文献】

https://www.igaku-shoin.co.jp/prd/05775/0708.pdf

9 不整脈

不整脈は大きく，徐脈，頻脈，期外収縮の3種類に分類される．多くは無症状であり，学校の健康診断・心臓検診で発見される．症状が出た場合は，ふらつきや失神などの原因となり，種類によっては命にかかわる危険性もある[1]．期外収縮は，1回の拍動で十分な血液を送れなくなり，循環動態が破綻する可能性がある．

概要

頻脈・徐脈の基準と不整脈の分類を表に示す（**表1, 2**）．①ホルター心電図で全心拍数の30%を超える場合，②3連発以上を認める場合，③運動により増加する場合，④多形性を認める場合は，期外収縮のなかでも特に注意が必要である．
小児不整脈の原因を以下に示す．

自律神経のバランス不良：成長に従って次第に交感神経が優位になる．副交感神経との関係が変化する際に，バランスが乱れた場合に不整脈が生じる．成長の過程で発症する．

表1 年齢別 頻脈・徐脈の参考値（/分）[2,3]

年齢	正常	頻脈	徐脈
0〜6か月	120〜140	≧180	≦100
6か月〜1歳	110〜130	≧170	≦90
1〜2歳	110〜130	≧160	≦80
2〜6歳	100〜110	≧140〜150	≦70〜80
6〜12歳	80〜100	≧130	≦50
13〜18歳	60〜80	≧110	該当なし

表2 期外収縮・重症度別不整脈分類[4]

無自覚・無症状のことが多い不整脈	失神・突然死を起こしうる主な不整脈
心房期外収縮，心室期外収縮，WPW症候群，右脚ブロック，1〜2度房室ブロック	遺伝性不整脈，心室頻拍・心室細動，WPW症候群に伴う心房細動，洞不全症候群，3度房室ブロック，完全房室ブロック，心臓震盪，頻拍性不整脈，徐脈性不整脈

先天性心疾患：先天性心疾患そのものや手術後に房室ブロックなどの不整脈を発症することがある．

WPW症候群：電気信号を送る伝導路のほかに，通常と別の伝導路がある病気を指す．これによって脈拍数が高くなる頻脈を発症する．

QT延長症候群：多くは遺伝子変異が関係している．心電図のQTが延びる病気で，頻脈発作を起こすことがある．発作を起こすと失神の原因となり，場合によっては突然死する可能性がある．

代表的な評価法

表3　不整脈の代表的な評価法

心電図検査	重症不整脈，心筋症，原発性肺高血圧症などの発見に有用
心音図検査	器質的心疾患を疑う最初の所見で最も多い
胸部X線	心拡大の判断に有用
心エコー	心臓，大血管の形態，機能，血流情報をリアルタイムに評価でき，ほとんどの基礎心疾患の発見に有用
運動負荷心電図	不整脈の重症度，予後判定に有用
ホルター心電図	1日以上継続して記録する．不整脈の重症度，変動性の判定に有用
血液検査（電解質，BNPなど）	心不全の合併の判断に有用
遺伝子検査	遺伝性不整脈の可能性が高いときに行う

実践のコツ・ポイント，留意点など

肥満は心房細動疾患の進行と関連しており，減量は心房細動の進行の予防になる[6]．心不全患者の32〜50％は肥満であり，心筋への脂質蓄積は，不整脈の発症につながる可能性がある[7]．

【文献】
https://www.igaku-shoin.co.jp/prd/05775/0709.pdf

10 スポーツ障害

子ども(小学生から中学生にかけて)は、成長・発達が著しく、ランニングや投球、ジャンプの繰り返しによるオーバーユース障害が筋腱の骨への付着部、関節軟骨・骨などに起こりやすい.

子どものスポーツ障害で頻度の高い疾患には、Osgood-Schlatter病、投球障害肩(リトルリーガーズショルダー)、野球肘、疲労骨折(足、脛など)、腰椎分離症、筋断裂(肉ばなれ)、靭帯損傷(膝や足)、半月板損傷、離断性骨軟骨炎、足の問題〔Sever病(踵骨骨端症)、Kohler病、扁平足など〕がある.

オスグッド-シュラッター(Osgood-Schlatter)病

スポーツなどにより、膝蓋腱の脛骨付着部に繰り返しの機械的刺激が加わることで、脛骨粗面部の疼痛、膨隆をきたす. 大腿直筋の柔軟性低下および筋力低下[1]が、また、ハムストリングの柔軟性低下[1]が Osgood-Schlatter 病のリスク要因となる.

理学療法評価

大腿四頭筋の筋力、ハムストリングスの柔軟性、走動作の解析、ジャンプ動作の評価を行う.

野球肘、離断性骨軟骨炎

野球肘は、特に投球動作に関連する肘の障害で、内側上顆炎や尺側側副靭帯損傷などが含まれる. 離断性骨軟骨炎は、投球動作のコッキング期から加速期にかけて、肘の外反により、肘の外側には圧迫力が加わり、上腕骨小頭に離断性骨軟骨炎を引き起こす. 関節内遊離体を伴うこともある.

理学療法評価

肩関節と肘関節の屈曲・伸展の可動域および筋力、肘関節のアラ

イメント，不安定性テスト，投球動作の分析を行う．

疲労骨折

正常骨組織に反復性の外力が加わることで，骨の疲労現象が起こり，骨皮質，海綿骨，骨梁の組織結合の中絶，断裂，骨膜反応が起こり，最終的には骨折に至る．子どもでは，脛骨や中足骨といった下肢に多い．ランニングやジャンプなどの高強度の運動を行うアスリートに多くみられる．

理学療法評価

足関節・足部の可動域，筋力，歩行分析，走動作の分析を行う．

腰椎分離症

椎弓の関節突起間部が疲労骨折を起こし，分離し偽関節になったものである．特に若年アスリートに多くみられる．成長期スポーツ選手の腰痛のなかでも頻度が高い．保存療法を行った腰椎分離症例において，スポーツへの復帰日数と体幹伸展筋の最大トルク発生時間に相関が認められたという報告がある[2]．

理学療法評価

体幹の可動域および筋力（屈曲・伸展，回旋），立位姿勢，歩行・走動作の解析を行う．

筋断裂(肉ばなれ)

筋の遠心性収縮が強制された場合に発生することが多く，大腿二頭筋や腓腹筋内側頭の筋腱移行部の断裂の頻度が高い．大腿四頭筋とハムストリングスの筋力比が 0.6 未満では，ハムストリングスの筋断裂の傷害リスクが 17 倍増加するとの報告がある[3]が，研究間でばらつきがある．

262 第7章 疾患別評価

理学療法評価

大腿四頭筋，ハムストリング，下腿三頭筋の筋力，股関節，膝関節の可動域，走動作の解析を行う．

靭帯損傷

さまざまな外力により生じる．足関節外側側副靭帯損傷，膝関節内側側副靭帯損傷，膝前十字靭帯損傷が多い．慢性足関節不安定症例では，足関節捻挫既往のない群と比較して，静的・動的バランス（Y balance test）が有意に低かった[4]．膝前十字靭帯再建術後の再損傷リスクとして，膝関節の過伸展が報告されている[5]．

理学療法評価

足関節，膝関節，股関節の可動域，筋力，走動作・ジャンプ動作の分析，関節の安定性テスト（足関節前方引き出しテスト，Lachman テストなど）を行う．

Sever病，Köhler病

Sever病（踵骨骨端症）は，踵骨の骨端核に生じる骨端症で，学童期にみられる．ジャンプやランニングで骨端核へ直接の圧迫力やアキレス腱・足底筋膜の張力が生じることが要因となる．

Köhler病は，舟状骨の骨端症で，5〜6歳頃の男子に多い．足背内足部痛を訴える．アーチの要になる舟状骨への負荷が要因となる．扁平足は，足部の縦アーチが減少した状態である．後脛骨筋の筋力低下，腓骨筋の緊張を伴うことがある．

理学療法評価

足部形態（アーチ形態，浮き趾，Leg heel angle，Foot posture index 6），足趾把持力，足関節可動域，立位姿勢，歩行動作分析を行う．

スポーツ障害に必要な評価

下肢の筋柔軟性，関節可動域の評価法

　代表的な評価法として，ASLR，HBD，Thomas テスト，股関節内/外旋可動域，しゃがみ込みテストがある．ASLR はハムストリングス，HBD では大腿四頭筋，Thomas テストは腸腰筋，股関節内/外旋は可動域を評価する．しゃがみ込みテストは主に足関節背屈の可動域を評価する．

　ASLR は，背臥位から評価肢の膝関節を伸展したまま，股関節を自動運動で屈曲させ，最終可動域の角度を測定する（図 1a）．

　HBD は，腹臥位から評価肢の膝関節を他動的に屈曲させ，最終可動域での踵と殿部間の距離をものさしなどで測定する（図 1b）．

　Thomas テストは，非評価肢を膝関節屈曲，股関節屈曲させ，対象者の胸につけるように抱える．股関節を最大屈曲した際に対側の股関節が屈曲していないかを確認する．対側の股関節屈曲が生じている場合，参考値としてその角度を測定しておくとよい（図 1c）．

　股関節内旋可動域は，腹臥位で両側の膝をつけ，屈曲させた姿勢から自動運動で股関節を内旋させる．最終可動域での下腿傾斜角度を測定する（図 1d）．

　しゃがみ込みテストは，両手を胸の前で組んだ姿勢で踵が浮かないように深くしゃがみ込む．殿部と踵が接触するまでしゃがみ込めれば良好と判断する（図 1e）．

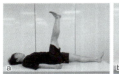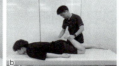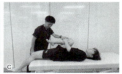

図1 下肢の筋柔軟性，関節可動域の評価法
a：ASLR，b：HBD，c：Thomasテスト，d：股関節内外旋可動域，e：しゃがみ込みテスト

上肢の筋柔軟性，関節可動域の評価法

CAT，HFT，広背筋テストがある．

CATは，背臥位で肩甲骨を固定した状態で他動的に肩関節を外転させる．肩甲上腕関節の可動性，特に肩関節下方の柔軟性を評価する（図2a）．

HFTは，CAT同様に肩甲骨を固定した状態で，他動的に肩関節を水平内転させる．肩関節後方の柔軟性を評価する（図2b）．

広背筋テストは，顔の前で左右の前腕内側を接触させ，そのまま肩関節を屈曲させるように肘を挙上する．広背筋の柔軟性を評価する（図2c）．

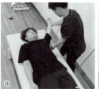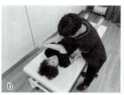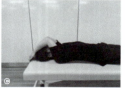

図2 上肢の筋柔軟性，関節可動域の評価法
a：CAT，b：HFT，c：広背筋テスト

バランスの評価

片脚立位のみでなく，動的バランスの評価として，Y balance testやフォワードベンドテストを行う．Y balance testは，片脚立

位で両手を腰に当てた姿勢から，対側下肢を前方，後内側，後外側へ最大リーチし，その距離を下肢長比で算出する（図3）．

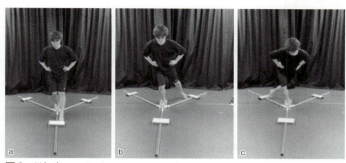

図3 Y balance test
a：前方リーチ，b：後内側，c：後外側

スポーツ動作の評価

臨床場面では，投球動作を質的に評価することも有用である．ワインドアップ時の体幹姿勢，トップポジションでの肩関節外転角度，コッキング期の上肢肢位，FPの足部位置の評価を行う．

> **実践のコツ・ポイント，留意点など**
>
> この年代は，個人個人の体格・体力・運動能力に大きな違いがある．同じ年齢でも発育に差があり，発育年齢を推定するために成長速度曲線を参考にする．ジュニア期サッカー選手で，PHVAが平均よりも遅い晩熟型の選手のほうが早熟型と比較して有意に障害発生率が高いことが報告されている[6]．女性のACL損傷リスクとの関連も報告されている[7]．

【文献】
https://www.igaku-shoin.co.jp/prd/05775/0710.pdf

脊柱側弯症

 脊柱側弯症とは，脊柱を正面から見た場合に左右に曲がっている状態を指す[1]．側弯症には，思春期の女児に好発する「特発性側弯症」や，脳性麻痺や筋ジストロフィーといった神経疾患に伴う「神経・筋原性側弯症」などがある．原因の明らかでない「特発性」のものが80〜85％の割合を占める[1]．

代表的な評価法
 前屈検査[1]，Cobb角の算出などがある．

前屈検査

 立位で前屈した際に肩甲骨や腰部の高さなどの左右差を確認する簡易的な検査である．

測定方法
 可能であれば上半身裸の状態で，立位にて両上肢を下垂させた状態でゆっくりとおじぎをするように前屈させる．前屈した状態で，肩甲骨周囲や背中，腰部の高さに左右差がないかを確認する．また，静止立位の状態でウエストラインや肩の高さ，肩甲骨の位置や突出の程度を左右で比較する．前屈姿勢や静止立位にて，ウエストラインや肩の高さ，肩甲骨の高さや突出の程度に左右差がある場合，側弯症の疑いがある[1]．簡易的に実施が可能な検査だが，検査結果の数値化は困難である．

検査時のチェックポイント[2]
・立位で片側の肩が高くないか，片側の肩甲骨が突出していないか
・立位でウエストラインが非対称ではないか
・前屈時に片側の背中や腰が隆起していないか

Cobb角

脊柱側弯はCobb角が10°以上の脊柱の側方弯曲として定義される[3]．Cobb角はX線画像を用いて算出する．Cobb角は側弯の程度を数値化するため，前屈検査と比較して経時的な変化をとらえやすい．

測定方法は**第4章11 X線検査**（→128ページ）を参照のこと．

評価値の意味

程度によって治療の方針が異なってくることから，Cobb角を算出して側弯の状態を把握することが重要となる（**表1**）．また，定期的に計測を実施し各個人内での経時的な変化を捉える．

表1 Cobb角による側弯の重症度分類[2]

	軽度	中等度	高度
Cobb角	20〜25°	25〜40°	40°以上

側弯の重症度の判断にはCobb角を用いる．

実践のコツ・ポイント，留意点など

臥位や立位など，X線撮影時の姿勢の違いによりCobb角の測定値が変化する可能性があるため注意が必要となる．撮影時の姿勢を記録・把握しておくなど，撮影姿勢を統一することが重要である．側弯がC字状カーブではなく，S字状カーブ（例：胸椎部/腰椎部）の場合は各部位でそれぞれ角度を算出する．

【文献】

https://www.igaku-shoin.co.jp/prd/05775/0711.pdf

頸髄症

 小児期における頸髄症は，特に脳性麻痺アテトーゼ型などの神経筋疾患に関連して発生することが多い．頸髄症は，運動機能の低下や神経症状の悪化を引き起こし，日常生活に大きな影響を与える．

代表的な評価法

 画像評価（MRI・X線），JOAスコア，疼痛，歩行，感覚，筋力，QOL評価などがある．各評価値の信頼性を表1[1～4]に示す．

表1 各スコアの信頼性

	信頼性	最小可検変化量
頸椎JOAスコア	ICC＝0.85～0.95[1]	2～3点[1]
CP QOL	ICC＝0.57～0.88[2]	4.5～7.5点[2]
FPS-R	ICC＝0.70～0.90[3]	2点（顔ひとつ分）[4]

画像評価（MRI・X線評価）

 MRIは脊髄の軟部組織と神経根の詳細な画像を提供し，X線は骨の変形や椎間板の状態を評価する[5,6]．これらの画像診断は病変部位の特定と病態の理解に不可欠である．下記の視点で評価する．
・MRI：脊髄の圧迫や神経根の圧迫の有無や程度を確認する．
・X線：骨の変形や椎間板の高度を確認する．

頸髄症JOAスコア

 頸髄症JOAスコアは，脊髄機能を総合的に評価するスコアリングシステムであり，手指巧緻運動障害（0～4点）・上肢筋力低下（−2～0点）・歩行障害（0～4点）・感覚障害（上肢，体幹，下肢ごとに0～2点）・膀胱直腸障害（0～3点）の4つの下位項目から構成されており，合計得点は最小で−2点，最大で17点となる[7]．ただし，脳性麻痺の疾患特性を反映していないため，結果の解釈には注意が

必要である．

正常であれば17点となり，重症度が高いほどスコアが低くなる．

CP QOL

CP QOLは，特に脳性麻痺の子どもに焦点を当てたQOL評価ツールであり，感情，社会的参加，学校，身体的健康などの領域を評価する．

各領域でのスコアが高いほど良好なQOLを示す．

疼痛評価

FPS-R（→271ページ）は，痛みのない顔から強い痛みの顔まで6つの顔が並んでおり，痛みの強さを示す顔を選ぶことで子どもの痛みの程度を評価する方法である．NRSは0～10の数字を用いて痛みの強さを評価する．若年齢の場合はFPSが推奨されている．それぞれ下記の視点で評価する．

- **FPS-R**：顔の表情に対応する数値で痛みの強さを評価できる．
- **NRS**：0が痛みなし，10が最悪の痛みを示す．

> 💡 **実践のコツ・ポイント，留意点など**
> - 疾患と評価：既往歴のない成人の頸髄症ではJOAスコアやNurickスコア，SF-36などを用いることが多いが，それらの評価は脳性麻痺の疾患特性を反映していない．また，低年齢で使用することを想定していないため，使用する場合は，結果の解釈に注意が必要である．
> - 縦断的に画像を比較する際は，比較する画像が同様の測定姿位で撮影されているかを事前に確認することが重要である．

【文献】
https://www.igaku-shoin.co.jp/prd/05775/0712.pdf

13 腰痛・腰部脊柱管狭窄症

小児期における腰痛には非特異的腰痛や腰部脊柱管狭窄症などが含まれる．子どもの非特異的腰痛の有病率は36％と比較的高く，疼痛だけでなく幸福度，睡眠の質にも影響を与える．子どもの腰部脊柱管狭窄症には，DLSSと変性性腰部脊柱管狭窄症があり，どちらも腰痛や神経症状（筋力低下・感覚異常・放散痛・跛行）の原因となる．

代表的な評価法

画像評価（MRI・X線），JOA-BPEQ，疼痛，歩行，感覚，筋力，QOLなどがある．

MRI・X線評価

MRIは脊髄の軟部組織と神経根の詳細な画像を提供し，X線は骨の変形や椎間板の状態を評価する．これらの画像診断は腰部の特異的病変部位の特定と病態の理解に不可欠である[1,2]．下記の視点で評価する．
・MRI：脊髄の圧迫や神経根の圧迫の有無や程度を確認する．
・X線：骨の変形や椎間板の高度を確認する．

日本整形外科学会腰痛評価質問票（JOA-BPEQ）

JOA-BPEQは，腰痛疾患を総合的に評価するスコアリングシステムであり，疼痛関連障害（4項目）・腰椎機能障害（6項目）・歩行機能障害（5項目）・社会生活障害（3項目）・心理的障害（7項目）の5領域25項目からなる[2]．JOA-BPEQの再テスト信頼性（カッパ係数）は0.5以上[3]，MCIDは各領域14.5〜28.5[4]と報告されている．

IOSのアプリやHP上でスコアの算出ができる．各領域100点で計算され，点数が高いほど良好な状態である．

疼痛評価(FPS-R)

FPS-Rは，痛みのない顔から強い痛みの顔まで6つの顔が並んでおり(図1)，痛みの強さを示す顔を選ぶことで子どもの痛みの程度を評価する方法である．値が大きいほど強い痛みを表している．

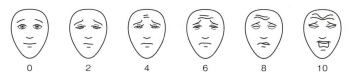

痛みなし ←――――――――――――――→ 非常に強い痛み

図1 FPS-R[5]

QOLの評価

腰痛疾患に伴うさまざまな症状は，睡眠障害や意欲低下，不安，抑うつ傾向，食欲不振を引き起こすため，QOLの評価が必要である．小学生版QOL尺度，中学生版QOL尺度は，身体的健康・精神的健康・自尊感情・家族・友達・学校生活の6領域について合計100点で評価する[6]．各領域でのスコアが高いほど良好なQOLを示す．

> 💡 **実践のコツ・ポイント，留意点など**
>
> ・成人の腰部疾患ではJOAスコアやSF-36などを用いることが多いが，それらの評価は年齢の特性を反映していないため，子どもに使用する場合は結果の解釈に注意が必要である．
> ・腰痛・腰部脊柱管狭窄症における疼痛・痺れ・麻痺の評価は重要であるが，日常生活への影響を含めて評価することで全体像の把握につながる．
> ・縦断的に画像を比較する際は，比較する画像が同様の測定姿位で撮影されているかを事前に確認することが重要である．

【文献】

https://www.igaku-shoin.co.jp/prd/05775/0713.pdf

14 ペルテス病（Legg-Calvé-Perthes病）

ペルテス病は，大腿骨頭壊死が特徴で，症状として疼痛や跛行，股関節可動域制限が現れる[1]．5～7歳の男児に好発し，日本における発生率は，子ども10万人に対して0.90（男/女 = 1.51/0.24）と報告されている[2]．初期（滑膜炎期），壊死期，分節期，再生期，遺残期の病期に分けられ治療方針が決定される．その目的は股関節の適合性と大腿骨頭の球形成長を最適化することで，Containment療法（包み込み療法）が原則であり，保存的治療が中心である．

本項では，代表的な評価法としてCatterall分類，Herring (lateral pillar) 分類，Stulberg分類，関節可動域評価，疼痛評価を概説する．

Catterall分類

大腿骨頭の壊死範囲を4段階に分類して重症度を表す．X線所見から判別される．Group 3と4は大腿骨頭が圧壊し将来的に症状が残存する予後不良例とされる（表1）[3]．

表1 Catterall分類

Group 1	骨頭前部のみ（骨頭全体の25％以下）の壊死
Group 2	骨頭前部のより広い範囲（約50％）の壊死
Group 3	骨頭の大部分（約75％）の壊死
Group 4	骨頭全体（100％）の壊死

Herring (lateral pillar) 分類

大腿骨頭を内側，中央，外側の3つの柱に分割し，外側柱の高さにもとづき大腿骨頭圧壊の程度を分類する（表2）．分節期に評価される．近年，境界例であるGroup B/Cが追加されたものが使用されている[1]．Catterall分類と同じくX線所見から判別され，Catterall分類より検者間信頼性が高いと報告されている[4]．Herring分類は

Stulberg 分類と相関しており，Group C は予後不良である．

表2 Herring（lateral pillar）分類

Group A	外側柱に病変がなく全高（100%）が維持されている
Group B	外側柱の高さが低減している（全高の50〜99%）
Group B/C	外側柱が狭く骨化が不十分であるか，外側柱の高さが50%維持されている
Group C	外側柱の高さが低減している（全高の50%未満）

Stulberg 分類

大腿骨頭の遺残変形を X 線所見から 5 段階に分類する（**表3**）．Class I と II は，30〜40 年経過しても良好な転帰を示し，Class IV と V は約半数に変形性股関節症がみられ，予後不良とされている[5]．

表3 Stulberg 分類

Class I	正常な股関節
Class II	大腿骨頭は球形だが，大腿骨頭，大腿骨頸部，寛骨臼のうち1つ以上に異常がある
Class III	大腿骨頭が非球形（卵型，きのこ型，傘型）で，大腿骨頭，大腿骨頸部，寛骨臼の異常もみられる
Class IV	大腿骨頭は扁平化し，大腿骨頭，大腿骨頸部，寛骨臼の異常もみられる
Class V	大腿骨頭は扁平化している，大腿骨頸部と寛骨臼は正常

> **実践のコツ・ポイント，留意点など**
> リハビリテーションのエビデンスは乏しいが，英国の保存的治療における臨床的コンセンサスは参考となる．自己管理というテーマのもと，運動や教育など45項目の推奨事項が提言されている[6]．

【文献】
https://www.igaku-shoin.co.jp/prd/05775/0714.pdf

15 肥満症

肥満症とは，肥満に起因・関連する健康障害を合併するか，その合併が予測され，医学的に減量を必要とする病態を指し[1]，小児と成人で診断基準が異なる．日本の肥満傾向児は，小学校4年生から高校3年生で男児が10.3〜12.6％，女児が8.2〜9.4％である[2]．

代表的な評価法

性別，BMI，年齢別，身長別標準体重，運動器検診と補助チェック，歩数などを評価する．

肥満度

概要および計算方法

一般的な標準体重を算出し，実測体重と身長別標準体重の比から肥満度（％）を算出し，判定する．

身長と体重を計測し，標準体重と肥満度を下記の式で算出する．4歳未満の計算式は別にあるため割愛する．

- 身長別標準体重（kg）＝a×身長（cm）－b
- 肥満度（％）＝〔自分の体重（kg）－標準体重（kg）〕÷標準体重（kg）×100

表1 身長別標準体重を求める係数[3]

年齢	男子 a	男子 b	女子 a	女子 b
5	0.386	23.699	0.377	22.75
6	0.461	32.382	0.458	32.079
7	0.513	38.878	0.508	38.367
8	0.592	48.804	0.561	45.006
9	0.687	61.39	0.652	56.992
10	0.752	70.461	0.73	68.091
11	0.782	75.106	0.803	78.846
12	0.783	75.642	0.796	76.934
13	0.815	81.348	0.655	54.234
14	0.832	83.695	0.594	43.264
15	0.766	70.989	0.56	37.002
16	0.656	51.822	0.578	39.057
17	0.672	53.642	0.598	42.339

評価値の意味

小児肥満の定義は，「肥満度が＋20％以上，かつ体脂肪率が有意に増加した状態（男児：25％以上，女児：11歳未満30％，11歳以

表2 肥満度の一般値

| 幼児（6歳未満） || 児童生徒（6歳以上18歳未満） ||
肥満度区分	体格の呼称	肥満度区分	体格の呼称
+30% ≦肥満度	ふとりすぎ	+50% ≦肥満度	高度肥満
+20% ≦肥満度＜+30%	ややふとりすぎ	+30% ≦肥満度＜+50%	中等度肥満
+15% ≦肥満度＜+20%	ふとりぎみ	+20% ≦肥満度＜+30%	軽度肥満
−15% ＜肥満度＜+15%	ふつう	−20% ＜肥満度＜+20%	普通
−20% ＜肥満度≦−15%	やせ	−30% ＜肥満度≦−20%	軽度やせ
肥満度≦−20%	やせすぎ	肥満度≦−30%	高度やせ

上35%以上）」であり，判断基準に使用される．一般値は年齢によって異なる（**表2**）．

歩数

概要および測定方法

歩数計の種類や装着時間によって得られる値が異なるため，目標値（**表3**）にこだわり過ぎる必要はない[4]．

表3 1日の目標値[4]

幼児：10,000～14,000歩
小学生男児：12,000～16,000歩
小学生女児：10,000～13,000歩

日常的な活動習慣を把握するため起床から就寝まで装着し，理想的には1週間測定する．入浴や鉄棒など落下，ぶつける場合は外す．

評価値の意味

個人差や日差変動を把握する．歩数計の種類や装着時間により得られる値が異なるため，評価基準にこだわり過ぎる必要はない．

> 💡 **実践のコツ・ポイント，留意点など**
>
> 肥満症における減量の目標は，3～6か月で現在の体重の3%以上の減量，高度肥満症では5～10%の減量を目標にすることが推奨されている[1]．肥満症の治療目的は，肥満に関連する健康障害の予防・改善であり，減量は目的ではなく手段である．

【文献】
https://www.igaku-shoin.co.jp/prd/05775/0715.pdf

1型糖尿病

　膵β細胞の破壊により，インスリン分泌が急速・不可逆的に低下し高血糖となる．多くの場合，インスリン分泌能は最終的に廃絶する．自己免疫性と，特発性に分類されるが，大多数が自己免疫性である．好発は，6歳頃と12歳頃である．

　治療の補助として，インスリンの必要量を減らしたり，効き目をよくするため，食事療法と運動療法が重要である．

症状

口渇，多飲，多尿	インスリン不足により高血糖が続くと，高い血糖値を薄めようとする
体重減少，疲れやすくなる，元気がなくなる	食べ物をエネルギーに変えることが難しくなる
吐き気，嘔吐，腹痛，大きく深い呼吸，意識障害（昏睡）	インスリン不足が進むと，"糖尿病ケトアシドーシス"という危険な状態となる
低血糖症状（発汗，けいれん，脱力，意識障害など）	インスリン投与量が多い，運動しすぎることでインスリン効果が高まり，低血糖を起こしやすい

合併症

　血糖値が高い状態が持続すると，数年〜十数年の経過で合併症が生じる．糖尿病網膜症，糖尿病腎症，糖尿病神経障害が挙げられる．また成人期に脳梗塞，心筋梗塞，狭心症，歯周病，感染症などになりやすくなる．ただし，適切な治療が行われ，血糖コントロールがされれば合併症を過度に心配する必要はない．

代表的な評価法

項目	正常値	異常値	説明
血糖値（採血）	空腹時 70〜126 mg/dL	空腹時 ≧126 mg/dL	検査時の血糖の濃度を表す．食後では，空腹時と比べて高値となるため，空腹時血糖値は食後10時間以上空ける
簡易血糖自己測定			皮膚に針を刺し，わずかな血液から血糖値を調べる．糖尿病注射薬による治療実施の場合は，公的医療保険が適用される

（次頁につづく）

(つづき) 代表的な評価法

項目	正常値	異常値	説明
HbA1c（採血）	≦6.5%	≧6.5%	過去1か月程度の血糖値の状態を反映する
尿糖（採尿）	（−）陰性	（+）陽性	血糖値が160〜180 mg/dLまで高くなると、尿中に糖が出るため、簡易尿検査のキットで調べることができる。尿検査のキットは薬局で入手できるが、主治医と相談が必要
75 g経口ブドウ糖負荷試験（採血）	空腹時血糖値110 mg/dL未満かつ2時間後血糖値140 mg/dL未満	空腹時血糖値が126 mg/dL以上または2時間後血糖値200 mg/dL以上	空腹時の血液検査を行った後で75 gのブドウ糖が入ったソーダ水を飲み、飲んだあとの血糖値を調べる。糖尿病の診断や境界型の診断をするときに実施される
グリコアルブミン（採血）	12〜16%	≧16%	過去2週間程度の血糖値の状態を反映する
持続血糖測定	空腹時 70〜126 mg/dL	空腹時 ≧126 mg/dL	皮下にとても細いチューブを留置し、5分ごとに皮下の糖の濃さを計測する。24時間以上続けて血糖値の変化を記録することができ、血糖変動を詳細に確認できる
抗GAD抗体検査（採血）	（−）陰性	（+）陽性	膵臓のβ細胞が自己免疫反応によって破壊されたかどうかを調べるために、膵自己抗体と呼ばれる物質の有無を調べる

発達段階に合わせた特性とサポート

乳幼児期：血糖変動が大きくなりやすく、症状を本人が訴えにくい。子どもがインスリン注射を嫌がったり、また食事の食べむらがあったりすることに対するサポートが必要になり、治療の主体は家族となる。

学童期：本人による治療の自己管理が始まる。学校での注射や、患児に糖を持ち歩くことや補食を指導し、患児自体で適切に低血糖対応できるようにすることが大切である。

思春期：心身ともに不安定になりやすい時期のため、血糖値の変動も大きくなる場合がある。

【文献】

https://www.igaku-shoin.co.jp/prd/05775/0716.pdf

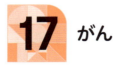

17 がん

小児がん医療の進歩により治療成績は飛躍的に向上している一方で,薬物療法・放射線療法・手術療法などのがん治療の大半は半年以上の長期入院を要し,さまざまな副作用(体力低下,筋肉の衰え,がん関連性疲労,末梢神経障害,悪心・嘔吐・下痢,心理社会的障害,体重の変化など)を経験することとなる[1,2].

限られた入院環境のなかで,日々の身体活動量は低下し,がんそのものや副作用などで,心肺機能や筋力,バランス,歩行,機能的モビリティ,柔軟性/可動性の低下などの身体的パフォーマンスの低下に悩まされ[3〜5],復学などの社会復帰に支障をきたすケースも少なくない.

がんのリハビリテーションとは

がんのリハビリテーションは,予防的/回復的/維持的/緩和的の4つに分類され[6],病期ごとに目的が異なり(図1),疾患の進行に伴う機能障害の増悪や二次的障害,生命予後への配慮が重要となる.

がん診断	治療開始	再発・転移	症状緩和を中心とした医療が行われるとき
予防的	回復的	維持的	緩和的
がんと診断された直後から治療前に開始.障害の予防が目的	機能障害,筋力や体力の低下をできる限り回復することが目的	がんが増大し機能障害が進行しつつある人の運動能力の維持・改善が目的.不動・不活動の予防も含む	ご本人の要望を尊重しながら,身体的,精神的,社会的にもQOLを高く保つことが目的

図1 がんリハビリテーションの病期別の目的

小児がん患者に対し運動療法で期待される効果は,身体機能やQOLだけでなく,精神的健康や肥満,免疫機能や経済面など多岐にわたる[7].また,小児がん患者の半数が入院中にベッドから離れる時間が1時間/日未満であり[8],リハビリテーション以外の時間で身体活動をいかに促すかが重要となる.しかしながら,その利用率は国や施設により大きく異なり[9〜11],小児がん自体の希少性と疾患や年齢のばらつき,評価が統一化されていないなどの課題が挙げら

れ，今後はエビデンスにもとづいたガイドラインや推奨事項の整備が待たれる．

実際のリハビリテーションの内容は，対象者の年齢や治療の段階によりさまざまであり，表1に年齢に応じた介入のねらいを示す．乳幼児期や学童期のリハビリテーションでは，遊びのなかに機能訓練の要素（ストレッチ，柔軟運動，筋力トレーニング，有酸素運動など）を上手く取り入れることが求められる．

遊びには，単なる身体機能の改善だけでなく，ストレス軽減や病気により損なわれる自己肯定感を育むなどの精神機能の改善にもつながり，他者とのかかわりのなかでコミュニケーションスキルや協調性を学ぶきっかけにもなる．

表1　年齢に応じた介入のねらい

年齢層	介入のねらい
乳幼児期（0〜5歳）	「限られた環境下で，いかに身体活動量を上げられるか」 ・発育・発達状況に応じた支援・指導を行う ・保育士と連携し，多種多様な感覚運動経験を促す
学童期（6〜12歳）	「母児分離を考慮し，いかに児の自律や社会性を育めるか」 ・詳細に身体機能を評価（数値化）し，モチベーションにつなげる ・評価結果にもとづいたリハビリプログラムを立案する ・発達性協調運動障害の有無，長所と短所などを把握する
思春期以降（13歳以上）	「よりよい関係性を築き，いかにアイデンティティを確立するか」 ・復学・進学だけでなく，社会生活（家族以外との人間関係）にも考慮したかかわりを行う

小児がんでよく用いられる評価項目 （表2）

治療に伴い，患者や家族は身体的な問題に限らず，認知的，心理社会的，精神的健康，教育上などのさまざまな問題と直面しており[3,12〜18]，より多角的な視点で評価を進める必要がある．

身体機能に対する評価が多くみられ，そのなかでも6 MWT，握力，TUG が多用されている．このほか，あまり日本では聞き慣れない項目もあり（TUDS/TUG 10 m/BOT-2/MOON-test など），使用に際してライセンス申請，物品の購入，適応年齢，日本語版の有無など，評価項目を選択する際には注意が必要である．

今後の課題と展望

多くの小児がんサバイバーは，治療後にさまざまな問題に直面する．それらに対する支持療法のニーズが高まっているなか，理学療

表2 小児がん患者によく用いられる主な評価項目

項目	共通項	海外または研究要素が強い項
身体機能		
心肺機能	6 MWT	心肺運動負荷試験，シャトルラン/ウォーキングテスト，2分/9分間歩行テスト
筋力	徒手筋力検査法（MMT），握力，ハンドヘルドダイナモメーター（膝伸展筋力など）	等速性測定装置（膝伸展筋力など）
バランス	BBT[19]，片脚立位試験，FRT，FBS[20]	重心動揺計，Modified Flamingo Test[21]
柔軟性	関節可動域（足関節背屈など）	長座体前屈
機能的モビリティ	TUG-3 m，CS-10/30/60，STS-5/10	TUG-10 m，TUDS
総合評価	新体力テスト	BOT-2[22] *，MOON-test[23] *，m-ABC[24] *，FMA[25] *，MABC-2[26] *，GMFM-ALL[27] *
骨格筋量	周径	CT/MRI，超音波検査，生体電気インピーダンス法
QOL		
健康関連QOL	PedsQL*，（Core[28]/Cancer[29]/Brain[30]/Multidimensional fatigue scale[31]），EQ-5 D-Y[32] *，CHQ[33] *，KINDL[34] *	
認知・高次脳機能		
認知機能	MMSE[35]，MoCA[36]	
注意機能	TMT[37]，FAB[38]，CAT[39]	
知能	WISC-V[40] *，WPPSI-IV[41] *，コース立方体組み合わせテスト[42] *	
記憶	リバーミード行動記憶検査[43] *，ウェクスラー記憶検査[44] *，ベントン視覚記銘検査[45] *，三宅式記銘力検査[46] *	
言語機能	SLTA[47] *	
発達		
発達段階	遠城寺式乳幼児分析的発達検査[48] *，デンバー発達判定法[49] *，新版K式発達検査[50]，津守・稲毛式乳幼児精神発達診断法[51] *，Bayler-III乳幼児検査[52] *	
その他		
行動特性	ASEBA[53] *	
身体活動量	活動量計，歩数計，質問紙（HBSC-J[54]，IPAQ-J[55]，GSHS[56]，PAQ-C[57]など）	
疼痛	NRS[58]，VAS[59]，FS[60]	
化学療法誘発性末梢神経障害	Ped-mTNS[61]	
心理社会的問題	CDI-2[62] *，GHQ[63] *，PSC[64]	
家族のニーズ	FNQ-PR[65] *	

*使用に際してライセンス申請および購入が必要な項目

法・作業療法・言語療法および心理社会的支援などのリハビリテーションサービスは重要な位置づけとなっている[66]. しかし, その利用率は国や施設により大きく異なり, 米国 330 施設を調査した報告では, 小児がんで最も多い白血病(急性リンパ性白血病)と診断された患者のうち, 診断後 1 年以内に入院中の理学療法を受けた割合は 27% に留まったが[67], 小児がんに特化したプログラムを備えた単一施設では, 同疾患の 96% が診断後 1 年以内に理学療法を受けたと報告している[68].

一方, 本邦では筆者らが行った実態調査[69]によると, 小児がん診療施設 141 施設のうち, 入院中から積極的にリハビリテーションを行っている施設は 3 割にとどまり, 退院後のフォローアップや外来を行っている施設はそこからさらに 2 割程度であることがわかった. また, 本邦では外来におけるがんのリハビリテーション料の算定は認められておらず, 運動器障害や麻痺, 高次脳機能障害などの中枢神経障害が目立たない症例については, 退院後のリハビリテーション継続の大きな障壁となっている.

現在, 筆者が代表世話人として小児とがんの両分野のエキスパートをメンバーに加えた, JPCRC を立ち上げた. 本会は, 小児がんリハビリテーションの普及・発展に寄与することを目的に活動する団体であり, 全国の小児がん拠点病院またはがん診療連携病院で小児がんリハビリテーションに従事する療法士が有志で集まり 2022 年春に設立された. 2023 年には, 本邦初となる多施設共同研究が始動し (UMIN 試験 ID: 000052470), 新たな戦略やエビデンス構築につなげるべく活動している.

【文献】

https://www.igaku-shoin.co.jp/prd/05775/0717.pdf

18 小児の高次脳機能障害

外傷性脳損傷,脳血管障害,脳炎,脳腫瘍,低酸素脳症などにより,記憶,注意,言語,遂行機能,社会性,感情といった高次脳機能(認知機能)に障害を生じた状態のことである.

診断・評価

明確な診断基準は確立されていない.小児の高次脳機能障害の症状は,神経発達症の症状と類似しているため,基本的に脳外傷や疾病(脳血管障害,脳炎,低酸素脳症,脳腫瘍)などによる脳の器質的病変(CT や MRI などの画像所見)があり,その急性期を脱したあとにも下記の症状(主な症状)が残存している場合に,神経心理学的検査〔表1,Web ページ(右下 QR コード)〕の所見を参考に診断される.しかしながら,小児用の神経心理学的検査がない,あるいは基準値/カットオフ値が定められていないことが多いため,各専門家による総合的な判定が必要となる[1,2].また神経発達症に関する評価法の利用も症状の詳細な把握に役立つ(**第7章2 神経発達症→242 ページも参照のこと**).

主な症状

① 記憶障害

今日の日付・今見たことや聞いたこと・約束事を忘れる,新しいこと・人や物の名前を覚えられない,何度も同じことを質問する,忘れていることに気がつかない,覚えたことの修正がきかない.

② 注意障害

集中力がない/持続できない,注意散漫で気が散りやすい,同時に複数のことができない,ぼんやりしていることが多い,落ち着きがない,些細なことに注意を向けてしまう,相手の話を聞かず一方的に話してしまう.

③ 遂行機能障害

何をしたらよいかわからなくなる,計画を立てられない,準備ができない,言われたことしか行動できない,思いつきだけで行動し

てしまう，物事の優先順位を決められない，効率よくできない．
④ 社会的行動障害
　欲求・感情制御困難：我慢ができない，その場にふさわしくない行動をしてしまう，欲求や興奮を止められない，情緒が不安定，キレやすく暴言・暴力を振るってしまう，急に泣き出したり笑い出したりする．**意欲発動性低下**：何事にも意欲・関心・興味・やる気が起きない．**社会性の低下**：周囲を気にすることができない，場の空気が読めない，相手の気持ちや状況を推察することができない．**固執性**：1つのことにこだわり続ける，気持ちの切り替えができない，しつこいことがある．
⑤ 空間認知障害
　周囲の人や物，場所などの位置関係がわからなくなる，よく知っている場所で迷う，しばしば人や物にぶつかる．
⑥ 易疲労性
　以前はそんなことはなかったのに，すぐに疲れてしまう．

> **実践のコツ・ポイント，留意点など**
>
> 　1つの検査で高次脳機能障害のすべてがわかるものではないため，画像検査，各種神経心理学的検査，家族からの問診や行動観察，そして発達（身体運動発達，認知発達）全般の観察と将来の予測を通じて総合的に評価する必要がある．
>
> 　リハビリテーションでは，子どもの発達特性を考慮した多面的なアプローチと障害だけでなく将来的な成長を見据えた支援が重要である．日常生活全般をリハビリテーションの一部と捉え，遊びや学習を通じて機能の回復を促進する．脳の可塑性を活用し，各症状に対処するための個別化された学習プログラムと環境調整が必要である．家庭・学校・医療機関の連携を強化し，復学や社会適応を円滑にするための支援体制を整備する必要がある．また，二次障害の予防として，劣等感を軽減し自己肯定感を高める支援と家族への心理的サポートも重要である．加えて，現実的な目標を設定することが，効果的な支援につながる．

【文献】
https://www.igaku-shoin.co.jp/prd/05775/0718.pdf

巻末資料

1 社会福祉制度

児童福祉法	通所支援	児童発達支援/児童発達支援センター	障害のある就学前の子どもに対する発達支援と家族支援，地域支援
		医療型児童発達支援	肢体不自由のある就学前の子どもに対する発達支援と家族支援，地域支援
		居宅訪問型児童発達支援	重度の障害などにより外出が著しく困難な障害児に対し，居宅を訪問して行う発達支援
		放課後等デイサービス	障害のある就学児に対する発達支援と家族支援，地域支援
		保育所等訪問支援	子どもが生活する場に専門職が出向き子どもの観察やコンサルテーションを行う支援
	入所支援	福祉型障害児入所施設	障害のある子どもが入所して保護，日常生活の指導および自活に必要な知識や技能の付与を行う支援
		医療型障害児入所施設	医療を必要とする子どもが入所して個々の状況に応じた医療を適宜提供して機能向上や健康の維持増進を図る支援
	相談支援	障害児支援利用援助	通所サービスの利用開始までをサポートする支援
		継続障害児支援利用援助	利用開始した通所サービスの継続をサポートする支援

（次ページにつづく）

1　社会福祉制度　**285**

（つづき）

障害者総合支援法	介護給付	訪問	居宅介護	要介護者が自宅で日常生活を営むために提供される入浴，排泄，食事介護など
			重度訪問介護	重度の障害をもつ人が自宅で生活するために提供される日常生活全般の介護や外出時の支援
			同行援護	視覚障害者が安全かつ円滑に外出できるように提供される移動時の支援や必要な情報提供，生活支援
			行動援護	知的障害や精神障害により行動に著しい困難がある人に対し提供される危険を回避するための援助や外出時の支援
			重度障害者等包括支援	重度の障害をもつ人が地域で生活するために，複数の支援を包括的かつ継続的に提供するサービス
		日中活動	短期入所	要介護者や障害者が一定期間施設に宿泊し，日常生活の介護や支援を受けるサービス
			療養介護	医療と常時介護を要する人に対し，医療機関で，医療ケアと介護を一体的に提供するサービス
			生活介護	常に介護を必要とする人に対して，主に昼間に，入浴・排泄・食事などの介護，家事，生活に関する相談・助言，創作的活動・生産活動の機会の提供，身体機能や生活能力の向上のために必要な支援を提供する
		施設	施設入所支援	施設に入所する人に夜間や休日に入浴・排泄・食事などの支援を提供する

（次ページにつづく）

巻末資料

286 巻末資料

（つづき）

障害者総合支援法	訓練給付	居住支援	自立生活援助	自宅で独立して生活するために，日常生活上の支援や指導を提供するサービス
			共同生活援助	複数人で共同して生活する施設で，日常生活上の援助や支援を提供するサービス（グループホーム）
		訓練・就労	自立訓練	自立した生活を送るための機能訓練と生活訓練
			就労移行支援	一般企業への就職を希望する人への一定期間の就労訓練
			就労継続支援（A型・B型）	一般企業への就職が困難な人への就労機会提供と訓練
			就労定着支援	一般企業へ就職した人への長期的に安定した職場で働くための支援
	相談支援		基本相談支援	障害福祉に関するさまざまな相談
			地域相談支援	地域で生活するための相談
			計画相談支援	サービス等利用計画の作成・見直し

就学支援のフローチャート（就学先決定の流れ）

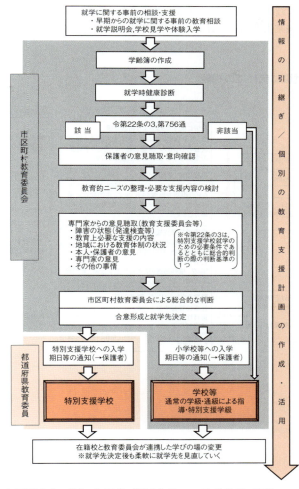

文部科学省「5. 障害のある子供の就学先決定について」より改変して転載

3 就労に関する支援メニューと相談窓口

独立行政法人高齢・障害・求職者雇用支援機構(編):令和6年版障害者職業生活相談員資格認定講習テキスト.pp258-262, 2024 より転載

1) 就職に向けての相談

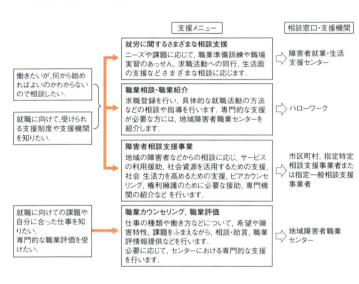

3　就労に関する支援メニューと相談窓口　289

2) 就職に向けての準備，指導・支援

| | 支援メニュー | 相談窓口・支援機関 |

就職に向けての課題を把握し，その課題の改善や適応力の向上を図るための支援を受けたい.
→
地域障害者職業センターにおける職業準備支援
作業支援，職業準備講習カリキュラム，精神障害者自立支援カリキュラム，発達障害者就労支援カリキュラムおよび個別相談を通じて，職業上の課題の把握，作業遂行力，対人技能およびストレス対処技能などの社会生活技能の向上，職場体験実習などの支援を実施し，就職などに向かう次の段階への移行を支援します.
〔支援期間：個別に設定します（原則 12 週間まで）〕
⇨ 障害者就業
センター

就職に向けての訓練から就職後の定着支援までを一貫して受けたい.
→
就労移行支援
一般就労等への移行に向けて，就労移行支援事業所内での作業や，企業における実習適性に合った職場探し，就労後の職場定着のための支援を行います（利用期間原則 2 年以内）.
⇨ 就労移行支援
事業者

職業に必要な技能を身につけたい.
→
公共職業訓練
障害者職業能力開発校のほか，一般の公共職業能力開発校において，専門の訓練コースの設置やバリアフリー化を推進することにより，公共職業訓練を実施しています.
⇨ 障害者職業
能力開発校等
ハローワーク

→
障害者の態様に応じた多様な委託訓練
企業，社会福祉法人 NPO 法人，民間教育訓練機関等に委託して就職に必要な知識・技能を習得するための公共職業訓練を実施しています
〔訓練期間：3 か月（標準）〕.
⇨ 職業能力開発校
（委託訓練拠点校）
ハローワーク

その事業所での就職を前提に，職場や作業に慣れるための実地訓練を受けたい.
→
職場適応訓練
事業所において実際の業務を行い，その作業環境に適応するための訓練です（訓練期間：6 か月以内（中小企業と重度障害者は 1 年以内）.
⇨ ハローワーク

巻末資料

3) 就職活動, 雇用前・定着支援

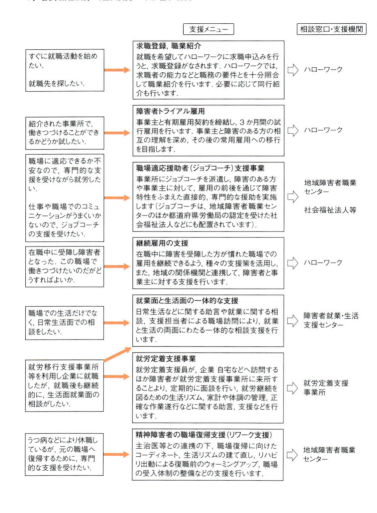

4) 離職・転職時の支援，再チャレンジへの支援

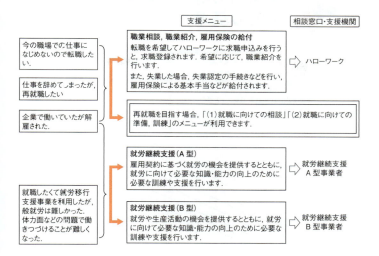

5) 在宅就業の支援

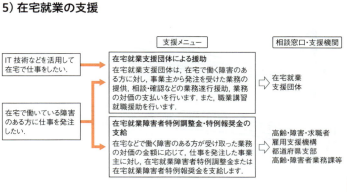

年代別の身長，体重，頭位の基準

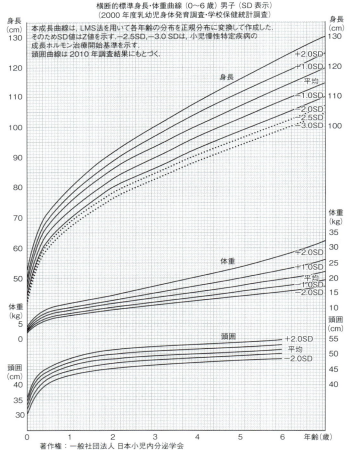

4 年代別の身長，体重，頭位の基準　293

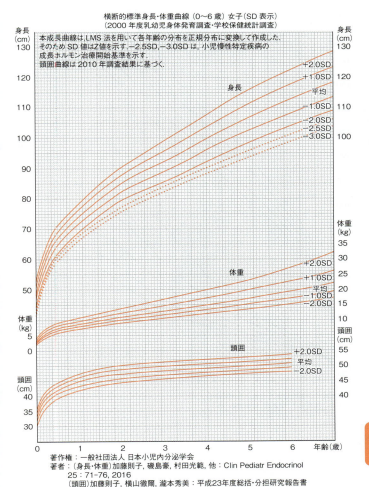

著作権：一般社団法人 日本小児内分泌学会
著者：(身長・体重) 加藤則子, 磯島豪, 村田光範, 他：Clin Pediatr Endocrinol 25：71-76, 2016
(頭囲) 加藤則子, 横山徹爾, 瀧本秀美：平成23年度総括・分担研究報告書 (H23-次世代-指定-005) 11-52, 2012

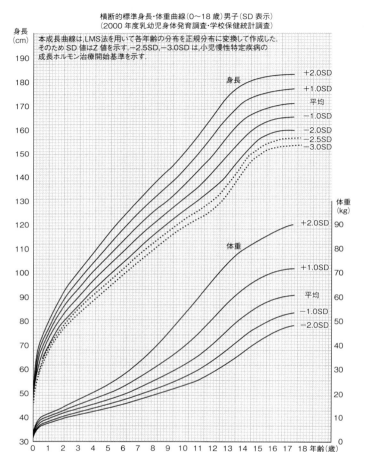

4 年代別の身長, 体重, 頭位の基準　295

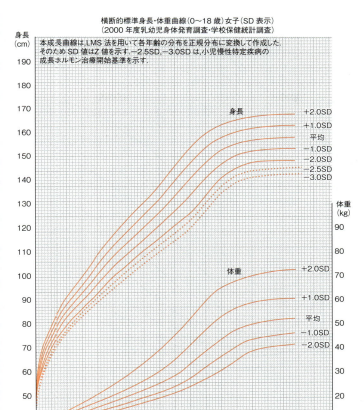

著作権：一般社団法人 日本小児内分泌学会
著者：加藤則子, 磯島豪, 村田光範, 他
：Clin Pediatr Endocrinol 25：71-76, 2016

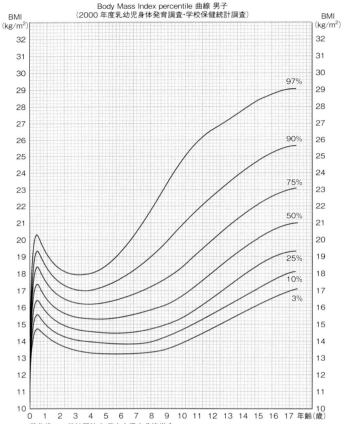

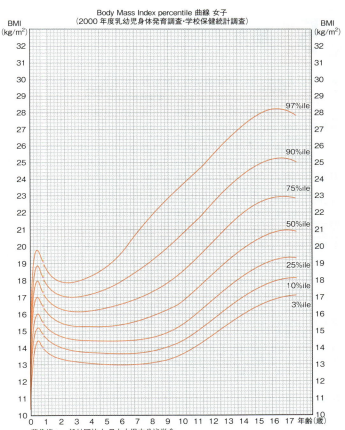

5 筋力

表 定型発達児における体重別の下肢筋力〔平均値（標準偏差）〕

		体重範囲(kg)				
		15〜19	20〜24	25〜29	30〜34	35〜39
股関節	伸筋群	−	29.6 (11.7)	46.5 (10.0)	57.7 (14.4)	70.8 (25.3)
	屈筋群	14.8 (2.7)	22.7 (6.9)	37.1 (9.6)	46.1 (9.9)	57.5 (14.7)
	外転筋群	15.6 (2.8)	21.3 (5.5)	36.9 (8.5)	48.3 (9.5)	56.6 (14.5)
	内転筋群	14.8 (2.2)	19.2 (4.3)	34.5 (7.9)	42.4 (13.3)	54.0 (16.1)
膝関節	伸筋群	18.2 (4.6)	25.9 (5.5)	39.9 (5.7)	46.6 (6.6)	60.8 (10.6)
	屈筋群	14.0 (2.2)	19.7 (4.0)	29.5 (5.3)	37.2 (7.6)	49.0 (11.4)
足関節	背屈筋群	6.8 (1.4)	10.4 (3.0)	15.7 (3.6)	20.4 (6.2)	20.5 (4.2)
	底屈筋群	15.7 (4.4)	25.4 (9.0)	26.8 (8.4)	40.5 (11.8)	ND
		40〜44	45〜49	50〜54	55〜59	60〜64
股関節	伸筋群	88.9 (33.4)	89.6 (20.0)	125.0 (28.7)	125.4 (28.6)	141.0 (32.6)
	屈筋群	78.0 (17.8)	76.2 (18.7)	104.0 (21.2)	115.7 (26.1)	121.2 (21.1)
	外転筋群	73.3 (18.7)	73.9 (12.0)	99.4 (10.3)	115.7 (17.8)	129.4 (28.7)
	内転筋群	76.8 (32.6)	73.3 (18.4)	96.8 (17.5)	100.6 (22.3)	113.7 (15.7)
膝関節	伸筋群	73.1 (10.0)	79.1 (10.3)	100.3 (18.8)	97.4 (16.3)	117.8 (14.9)
	屈筋群	57.3 (7.9)	64.3 (12.9)	75.2 (18.3)	85.3 (15.2)	98.2 (22.4)
足関節	背屈筋群	24.1 (4.8)	28.2 (8.2)	34.0 (6.3)	35.8 (7.4)	34.6 (8.4)
	底屈筋群	ND	ND	ND	ND	ND

単位，Nm；ND, no data（500＞N のための機器での計測が不可能）
単位，Nm〔＝計測して得られた値（N；10N は約 1 kg に相当）×関節軸とセンサーパッドまでの距離（m）〕

計測姿勢

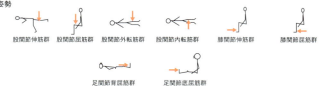

股関節伸筋群　股関節屈筋群　股関節外転筋群　股関節内転筋群　膝関節伸筋群　膝関節屈筋群

足関節背屈筋群　足関節底屈筋群

Eek MN, et al：Isometric muscle torque in children 5 to 15 years of age：normative data. Arch Phys Rehabil 87：1091-1099, 2006

6 幼児の運動能力調査

表1 運動能力調査の平均値

項目	年齢	男児	女児
25m走 (秒)	4歳0か月〜4歳5か月	8.11 (1.03)	8.44 (1.21)
	4歳6か月〜4歳11か月	7.33 (0.87)	7.57 (0.99)
	5歳0か月〜5歳5か月	6.92 (0.82)	7.15 (0.83)
	5歳6か月〜5歳11か月	6.48 (0.69)	6.66 (0.68)
	6歳0か月〜6歳5か月	6.19 (0.71)	6.38 (0.59)
	6歳6か月〜6歳11か月	6.12 (0.61)	6.30 (0.57)
往復走 (秒)	4歳0か月〜4歳5か月	10.29 (1.52)	10.58 (2.22)
	4歳6か月〜4歳11か月	9.38 (0.95)	10.07 (2.07)
	5歳0か月〜5歳5か月	9.29 (2.07)	9.26 (1.09)
	5歳6か月〜5歳11か月	8.48 (0.69)	8.66 (0.73)
	6歳0か月〜6歳5か月	8.07 (0.63)	8.51 (0.73)
	6歳6か月〜6歳11か月	7.85 (0.7)	8.36 (0.64)
立ち幅跳び (cm)	4歳0か月〜4歳5か月	76.3 (19.5)	71.7 (17.8)
	4歳6か月〜4歳11か月	86.5 (19.5)	79.7 (17.7)
	5歳0か月〜5歳5か月	93.0 (20.0)	86.0 (18.3)
	5歳6か月〜5歳11か月	103.1 (18.6)	96.0 (17.1)
	6歳0か月〜6歳5か月	111.4 (18.5)	102.8 (16.1)
	6歳6か月〜6歳11か月	113.8 (19.5)	102.5 (17.2)
ソフトボール投げ (m)	4歳0か月〜4歳5か月	3.3 (1.5)	2.4 (0.9)
	4歳6か月〜4歳11か月	4.3 (1.8)	3.1 (1.1)
	5歳0か月〜5歳5か月	5.2 (2.1)	3.6 (1.3)
	5歳6か月〜5歳11か月	6.1 (2.4)	4.2 (1.3)
	6歳0か月〜6歳5か月	7.1 (2.8)	4.8 (1.6)
	6歳6か月〜6歳11か月	7.7 (2.7)	5.0 (1.7)
テニスボール投げ (m)	4歳0か月〜4歳5か月	4.1 (1.7)	3.1 (1.1)
	4歳6か月〜4歳11か月	5.2 (2.2)	3.8 (1.3)
	5歳0か月〜5歳5か月	6.1 (2.6)	4.3 (1.4)
	5歳6か月〜5歳11か月	7.2 (2.9)	4.9 (1.6)
	6歳0か月〜6歳5か月	8.8 (3.6)	5.7 (1.8)
	6歳6か月〜6歳11か月	9.1 (3.8)	5.6 (1.7)

平均値(標準偏差) (次ページにつづく)

（つづき）　運動能力調査の平均値

項目	年齢	男児	女児
両足連続跳び越し （秒）	4歳0か月〜4歳5か月	8.14 (3.05)	8.17 (2.80)
	4歳6か月〜4歳11か月	6.89 (2.68)	6.93 (2.22)
	5歳0か月〜5歳5か月	6.38 (2.15)	6.4 (1.89)
	5歳6か月〜5歳11か月	5.72 (1.70)	5.63 (1.27)
	6歳0か月〜6歳5か月	5.25 (1.39)	5.35 (1.18)
	6歳6か月〜6歳11か月	5.03 (1.10)	5.21 (0.9)
体支持持続時間 （秒）	4歳0か月〜4歳5か月	18.2 (18.0)	16.6 (16.70)
	4歳6か月〜4歳11か月	24.1 (20.8)	26.8 (22.8)
	5歳0か月〜5歳5か月	33.8 (28.5)	31.9 (26.5)
	5歳6か月〜5歳11か月	44.8 (33.7)	45.2 (34.2)
	6歳0か月〜6歳5か月	57.7 (40.3)	53.8 (39.0)
	6歳6か月〜6歳11か月	64.1 (42.7)	54.0 (36.2)
捕球 （回）	4歳0か月〜4歳5か月	3.1 (2.6)	2.8 (2.5)
	4歳6か月〜4歳11か月	4.2 (2.8)	3.9 (2.8)
	5歳0か月〜5歳5か月	5.5 (3.0)	4.8 (2.9)
	5歳6か月〜5歳11か月	6.7 (2.8)	6.1 (2.8)
	6歳0か月〜6歳5か月	7.7 (2.5)	7.2 (2.5)
	6歳6か月〜6歳11か月	8.0 (2.4)	7.6 (2.5)

平均値（標準偏差）

表2 運動能力調査の得点表

項目	年齢	男児					女児				
		5	4	3	2	1	5	4	3	2	1
25m走(秒)	4歳0か月～4歳5か月	～6.7	6.8～7.5	7.6～8.4	8.5～9.8	9.9～	～7.0	7.1～7.8	7.9～8.6	8.7～10.0	10.1～
	4歳6か月～4歳11か月	～6.2	6.3～6.8	6.9～7.6	7.7～8.7	8.8～	～6.4	6.5～7.1	7.2～7.9	8.0～9.0	9.1～
	5歳0か月～5歳5か月	～5.9	6.0～6.5	6.6～7.2	7.3～8.0	8.1～	～6.2	6.3～6.7	6.8～7.4	7.5～8.3	8.4～
	5歳6か月～5歳11か月	～5.7	5.8～6.1	6.2～6.7	6.8～7.4	7.5～	～5.8	5.9～6.3	6.4～6.9	7.0～7.6	7.7～
	6歳0か月～6歳5か月	～5.4	5.5～5.9	6.0～6.4	6.5～7.1	7.2～	～5.6	5.7～6.0	6.1～6.6	6.7～7.2	7.3～
	6歳6か月～6歳11か月	～5.3	5.4～5.7	5.8～6.3	6.4～6.8	6.9～	～5.5	5.6～5.9	6.0～6.4	6.5～7.0	7.1～
立ち幅跳び(cm)	4歳0か月～4歳5か月	104～	103～86	85～65	64～45	～44	94～	93～79	78～62	61～44	～43
	4歳6か月～4歳11か月	114～	113～99	98～81	80～59	～58	104～	103～88	87～72	71～55	～54
	5歳0か月～5歳5か月	122～	121～105	104～87	86～66	～65	114～	113～96	95～78	77～62	～61
	5歳6か月～5歳11か月	131～	130～115	114～98	97～77	～76	121～	120～105	104～89	88～72	～71
	6歳0か月～6歳5か月	139～	138～123	122～105	104～84	～83	127～	126～110	109～94	93～77	～76
	6歳6か月～6歳11か月	142～	141～126	125～107	106～85	～84	130～	129～113	112～95	94～78	～77
ソフトボール投げ(m)	4歳0か月～4歳5か月	6.0～	5.5～4.5	4.0～3.5	2.5～1.5	1.0～0.0	4.0～	3.5	3.0～2.0	1.5～1.0	1.0～0.0
	4歳6か月～4歳11か月	7.5～	7.0～5.0	4.5～3.5	3.0～2.5	2.0～0.0	5.0～	4.5～4.0	3.5～3.0	2.5～2.0	1.5～0.0
	5歳0か月～5歳5か月	8.5～	8.0～6.5	6.0～4.5	4.0～2.5	2.0～0.0	5.5～	5.0～4.5	4.0～3.0	2.5～2.0	1.5～0.0
	5歳6か月～5歳11か月	10.0～	9.5～7.5	7.0～5.0	4.5～3.0	2.5～0.0	6.5～	6.0～5.0	4.5～3.5	3.0～2.5	2.0～0.0
	6歳0か月～6歳5か月	12.0～	11.5～8.5	8.0～6.0	5.0～3.5	3.0～0.0	7.5～	7.0～5.5	5.0～4.0	3.5～3.0	2.5～0.0
	6歳6か月～6歳11か月	12.5～	12.0～9.0	8.5～6.0	5.5～4.5	4.0～0.0	8.0～	7.5～6.0	5.5～4.5	4.0～3.0	2.5～0.0
テニスボール投げ(m)	4歳0か月～4歳5か月	7.0～	6.5～5.0	4.5～3.5	3.0～2.5	2.0～0.0	5.5～	5.0～4.0	3.5～3.0	2.5～2.0	1.5～0.0
	4歳6か月～4歳11か月	9.0～	8.5～6.5	6.0～4.5	4.0～3.0	2.5～0.0	6.0～	5.5～4.5	4.0～3.5	3.0～2.5	2.0～0.0
	5歳0か月～5歳5か月	10.0～	9.5～7.5	7.0～5.0	4.5～3.5	3.0～0.0	6.5～	6.0～5.0	4.5～4.0	3.5～2.5	2.0～0.0
	5歳6か月～5歳11か月	11.5～	11.0～8.5	8.0～6.0	5.5～4.0	3.5～0.0	7.5～	7.0～5.5	5.0～4.0	3.5～3.0	2.5～0.0
	6歳0か月～6歳5か月	14.0～	13.5～10.0	9.5～7.0	6.5～4.5	4.0～0.0	8.5～	8.0～6.5	6.0～5.0	4.5～3.5	3.0～0.0
	6歳6か月～6歳11か月	15.0～	14.5～10.5	10.0～8.0	7.5～5.5	5.0～0.0	9.0～	8.5～7.0	6.5～5.5	5.0～4.0	3.0～0.0

（次ページにつづく）

表2 （つづき）運動能力調査の得点表

項目	年齢	男児					女児				
		5	4	3	2	1	5	4	3	2	1
両足連続飛び越し（秒）	4歳0か月～4歳5か月	～5.1	5.2～6.3	6.4～9.0	9.1～14.2	14.3～	～5.3	5.4～6.4	6.5～8.7	8.8～13.3	13.4～
	4歳6か月～4歳11か月	～4.8	4.9～5.7	5.8～7.2	7.3～11.2	11.3～	～4.7	4.8～5.8	5.9～7.6	7.7～11.8	11.9～
	5歳0か月～5歳5か月	～4.5	4.6～5.2	5.3～6.3	6.4～9.1	9.2～	～4.5	4.6～5.3	5.4～6.4	6.5～9.2	9.3～
	5歳6か月～5歳11か月	～4.1	4.2～4.9	5.0～5.8	5.9～7.9	8.0～	～4.3	4.4～5.0	5.1～5.9	6.0～7.7	7.8～
	6歳0か月～6歳5か月	～4.0	4.1～4.7	4.8～5.5	5.6～6.9	7.0～	～4.1	4.2～4.8	4.9～5.6	5.7～7.0	7.1～
	6歳6か月～6歳11か月	～3.9	4.0～4.6	4.7～5.4	5.5～6.7	6.8～	～4.1	4.2～4.7	4.8～5.5	5.6～6.5	6.6～
体支持持続時間（秒）	4歳0か月～4歳5か月	180～41	40～19	18～7	6～2	1～0	180～42	41～19	18～7	6～2	1～0
	4歳6か月～4歳11か月	180～61	60～30	29～12	11～4	3～0	180～62	61～29	28～12	11～4	3～0
	5歳0か月～5歳5か月	180～74	73～38	37～17	16～5	4～0	180～78	77～36	35～16	15～5	4～0
	5歳6か月～5歳11か月	180～109	108～54	53～25	24～9	8～0	180～103	102～53	52～25	24～9	8～0
	6歳0か月～6歳5か月	180～126	125～64	63～31	30～11	10～0	180～126	125～64	63～32	31～13	12～0
	6歳6か月～6歳11か月	180～154	153～76	75～36	35～14	13～0	180～139	138～68	67～35	34～15	14～0
捕球（回）	4歳0か月～4歳5か月	10～8	7～4	3～1	0		10～7	6～4	3～1	0	
	4歳6か月～4歳11か月	10～9	8～6	5～3	2～0		10～8	7～5	4～2	1～0	
	5歳0か月～5歳5か月	10	9～8	7～4	3～2	1～0	10～9	8～7	6～4	3～0	
	5歳6か月～5歳11か月	10	9	8～6	5～2	1～0	10	9～8	7～5	4～2	1～0
	6歳0か月～6歳5か月		10	9～7	6～4	3～0		10～9	8～6	5～3	2～0
	6歳6か月～6歳11か月		10	9～8	7～5	4～0		10	9～6	7～5	3～0

表3 総合判定基準表

段階	合計点
A	24～30点
B	20～23点
C	17～19点
D	13～16点
E	6～12点

7 新体力テスト

表1 年代別の握力の結果

年齢(歳)	男性	女性
6	9.4 (2.2)	8.8 (2.1)
7	11.1 (2.3)	10.4 (2.2)
8	13.1 (2.8)	12.3 (2.6)
9	14.9 (3.1)	14.1 (3.0)
10	16.9 (3.6)	16.7 (3.5)
11	20.0 (4.5)	19.6 (4.2)
12	24.1 (5.9)	21.7 (4.2)
13	29.8 (7.1)	24.2 (4.4)
14	34.9 (7.5)	25.6 (4.4)
15	37.2 (6.9)	25.4 (4.7)
16	40.2 (7.4)	26.3 (4.8)
17	42.1 (7.3)	26.8 (4.8)
18	41.0 (6.4)	26.6 (4.6)
19	41.8 (6.6)	26.5 (4.5)
20〜24	46.4 (7.5)	28.2 (4.7)
25〜29	47.0 (7.2)	28.4 (4.8)
30〜34	47.5 (7.5)	28.8 (4.5)
35〜39	47.3 (7.1)	29.2 (4.7)
40〜44	47.0 (7.0)	29.2 (4.4)
45〜49	46.7 (6.6)	29.1 (4.5)
50〜54	45.8 (6.5)	28.3 (4.4)
55〜59	44.9 (6.1)	27.6 (4.1)
60〜64	43.2 (6.3)	26.6 (4.0)
65〜69	40.2 (5.8)	25.3 (3.9)
70〜74	38.1 (5.7)	23.9 (3.9)
75〜79	35.7 (5.8)	22.8 (3.9)

単位：kg（標準偏差）

表2 年代別の上体起こしの結果

年齢(歳)	男性	女性
6	11.5 (5.4)	11.3 (5.0)
7	14.4 (5.5)	13.8 (4.9)
8	16.7 (5.8)	15.9 (5.1)
9	18.5 (5.6)	17.9 (4.8)
10	20.7 (5.4)	19.4 (4.9)
11	22.1 (5.5)	20.4 (4.9)
12	24.6 (5.5)	21.3 (5.2)
13	28.1 (5.8)	24.0 (5.4)
14	30.4 (5.6)	25.0 (5.6)
15	29.3 (6.1)	23.0 (6.2)
16	31.2 (6.2)	24.0 (6.3)
17	32.4 (6.3)	24.5 (6.7)
18	30.4 (6.1)	23.1 (6.1)
19	30.8 (5.5)	22.5 (5.8)
20〜24	29.8 (5.6)	21.5 (5.5)
25〜29	28.2 (5.3)	19.9 (5.4)
30〜34	26.3 (5.6)	17.8 (5.2)
35〜39	24.8 (5.6)	16.8 (4.9)
40〜44	23.8 (5.3)	16.5 (5.1)
45〜49	23.0 (5.4)	16.3 (5.1)
50〜54	21.9 (5.4)	15.2 (5.9)
55〜59	20.4 (5.5)	13.8 (5.8)
60〜64	18.7 (5.5)	12.1 (6.0)
65〜69	15.6 (6.1)	9.5 (6.0)
70〜74	13.5 (6.3)	8.6 (6.0)
75〜79	11.8 (6.4)	7.7 (6.1)

単位：回（標準偏差）

表3 年代別の長座体前屈の結果

年齢(歳)	男性	女性
6	26.2 (6.8)	28.2 (6.4)
7	27.8 (6.6)	30.7 (6.7)
8	29.5 (6.9)	32.7 (7.1)
9	31.2 (7.6)	35.3 (7.6)
10	33.6 (7.5)	37.9 (7.8)
11	35.4 (7.8)	40.0 (8.0)
12	39.7 (9.6)	42.9 (9.1)
13	44.0 (10.0)	46.3 (9.8)
14	47.7 (10.5)	48.2 (9.4)
15	46.2 (10.7)	45.9 (9.9)
16	48.6 (11.0)	47.6 (9.9)
17	50.8 (11.4)	48.9 (10.1)
18	49.0 (11.2)	48.7 (9.7)
19	48.9 (11.0)	47.4 (9.6)
20〜24	45.5 (10.3)	46.0 (9.2)
25〜29	44.9 (10.0)	44.7 (9.2)
30〜34	43.5 (10.2)	43.6 (9.3)
35〜39	41.6 (10.4)	42.6 (9.2)
40〜44	40.2 (10.1)	42.3 (9.0)
45〜49	39.8 (9.9)	41.9 (8.6)
50〜54	38.8 (9.7)	42.1 (8.5)
55〜59	38.3 (9.5)	42.4 (8.3)
60〜64	37.8 (9.3)	42.4 (8.4)
65〜69	35.9 (10.1)	40.4 (8.6)
70〜74	36.2 (10.4)	40.1 (8.6)
75〜79	35.6 (10.8)	38.9 (9.1)

単位：cm（標準偏差）

スポーツ庁：新体力テスト実施要項，1999
https://www.mext.go.jp/sports/b_menu/sports/mcatetop03/list/1371914.htm
文部科学省：体力向上の基礎を培うための幼児期における実践活動の在り方に関する調査研究報告書，2011
https://www.mext.go.jp/a_menu/sports/youjiki/index.htm

表4 年代別の反復横跳びの結果

年齢(歳)	男性	女性
6	27.9 (4.8)	27.0 (4.3)
7	32.7 (6.2)	31.0 (5.6)
8	36.5 (7.1)	34.6 (7.0)
9	40.3 (7.3)	38.6 (6.6)
10	43.9 (7.0)	41.4 (6.0)
11	47.0 (6.7)	44.4 (5.7)
12	50.0 (6.3)	46.0 (5.3)
13	53.5 (6.5)	47.7 (5.5)
14	55.9 (6.6)	48.6 (5.9)
15	55.4 (6.7)	46.8 (6.2)
16	57.0 (6.9)	47.5 (6.2)
17	58.0 (7.1)	47.8 (6.8)
18	57.9 (6.7)	47.8 (6.5)
19	58.4 (6.2)	47.9 (5.4)
20～24	56.2 (7.0)	46.1 (6.3)
25～29	54.4 (6.9)	45.0 (6.1)
30～34	51.6 (7.0)	42.8 (5.8)
35～39	49.5 (6.5)	42.3 (5.5)
40～44	48.5 (6.1)	42.0 (5.5)
45～49	47.5 (6.3)	41.3 (5.4)
50～54	45.8 (6.2)	40.2 (5.8)
55～59	43.7 (6.4)	38.6 (6.0)
60～64	41.4 (6.5)	36.5 (6.0)

単位：点（標準偏差）

表5 年代別の20mシャトルランの結果

年齢(歳)	男性	女性
6	18.6 (9.3)	15.8 (6.4)
7	29.8 (13.9)	23.1 (9.8)
8	38.5 (17.2)	29.2 (12.7)
9	48.6 (20)	37.6 (15.1)
10	56.9 (21.6)	45.5 (16.8)
11	64.5 (22.9)	50.9 (17.6)
12	72.1 (23.6)	53.1 (17.5)
13	89.9 (23.1)	61.5 (20.7)
14	96.6 (23.0)	61.2 (19.9)
15	85.1 (26.1)	49.6 (18.9)
16	91.0 (27.9)	51.8 (21.5)
17	92.0 (28.7)	51.9 (22.1)
18	81.4 (25.9)	45.6 (18.2)
19	84.7 (25.5)	45.3 (16.2)
20～24	76.9 (26.9)	39.3 (15.7)
25～29	67.5 (23.7)	34.9 (14.1)
30～34	60.2 (22.9)	30.1 (12.6)
35～39	55.8 (22.8)	28.8 (12.2)
40～44	50.1 (21.2)	26.9 (11.9)
45～49	46.3 (20.4)	24.5 (11.2)
50～54	39.8 (18.4)	22.6 (10.2)
55～59	33.8 (15.5)	19.4 (8.6)
60～64	29.6 (14.0)	16.4 (7.1)

単位：回（標準偏差）

表6 年代別の立ち幅跳びの結果

年齢(歳)	男性	女性
6	114.9 (17.5)	108.0 (16.6)
7	127.4 (17.4)	120.6 (16.0)
8	135.6 (17.6)	129.5 (16.8)
9	146.6 (18.7)	139.8 (18.3)
10	155.4 (19.2)	147.5 (18.5)
11	165.2 (21.8)	156.7 (19.5)
12	181.2 (24.8)	166.2 (21.0)
13	199.6 (23.3)	172.1 (21.8)
14	212.6 (22.5)	173.8 (22.3)
15	215.8 (22.6)	167.4 (23.3)
16	223.8 (22.7)	169.7 (24.0)
17	227.0 (22.8)	171.3 (24.9)
18	227.0 (22.2)	167.7 (22.9)
19	229.1 (21.9)	168.5 (21.5)
20～24	228.9 (23.1)	168.4 (21.5)
25～29	224.5 (23.1)	164.4 (21.8)
30～34	217.0 (23.5)	159.7 (20.6)
35～39	210.8 (21.7)	156.9 (21.5)
40～44	205.3 (21.2)	153.6 (20.7)
45～49	200.0 (21.1)	149.7 (21.6)
50～54	193.4 (21.4)	144.2 (21.5)
55～59	187.5 (20.3)	140.6 (21.9)
60～64	178.7 (20.1)	130.3 (22.7)

単位：cm（標準偏差）

表7 年代別の 50 m 走の結果

年齢（歳）	男性	女性
6	11.5 (1.0)	11.8 (1.0)
7	10.7 (0.9)	11.0 (0.9)
8	10.0 (0.8)	10.4 (0.8)
9	9.6 (0.8)	9.9 (0.8)
10	9.2 (0.8)	9.5 (0.7)
11	8.8 (0.7)	9.2 (0.8)
12	8.4 (0.8)	9.0 (0.7)
13	7.8 (0.7)	8.7 (0.7)
14	7.5 (0.6)	8.6 (0.8)
15	7.4 (0.5)	8.9 (0.8)
16	7.3 (0.6)	8.9 (1.0)
17	7.1 (0.6)	8.9 (1.0)
18	7.3 (0.6)	9.2 (1.1)
19	7.3 (0.5)	9.1 (0.8)

単位：秒（標準偏差）

表8 年代別のソフトボール投げ・ハンドボール投げの結果

年齢（歳）	男性	女性
6	8.6 (3.3)	5.8 (2.0)
7	12.4 (4.7)	7.7 (2.4)
8	15.9 (5.8)	9.9 (3.2)
9	20.0 (6.9)	11.9 (3.7)
10	23.5 (8.2)	14.4 (4.6)
11	26.8 (9.4)	16.3 (5.2)
12	18.3 (4.8)	12.2 (3.7)
13	21.3 (5.6)	13.4 (4.0)
14	23.8 (5.7)	14.4 (4.3)
15	24.1 (6.1)	13.7 (4.3)
16	25.5 (6.2)	14.4 (4.5)
17	27.0 (6.4)	14.8 (4.6)
18	25.4 (5.9)	13.6 (4.2)
19	25.3 (5.8)	13.8 (4.0)

単位：m（標準偏差）

306 巻末資料

表9 項目別得点表（男子）

得点	握力	上体起こし	長座体前屈	反復横跳び	20m シャトルラン	50m走	立ち幅跳び	ソフトボール投げ
10	26kg以上	26回以上	49cm以上	50点以上	80回以上	8.0秒以下	192cm以上	40m以上
9	23～25	23～25	43～48	46～49	69～79	8.1～8.4	180～191	35～39
8	20～22	20～22	38～42	42～45	57～68	8.5～8.8	168～179	30～34
7	17～19	18～19	34～37	38～41	45～56	8.9～9.3	156～167	24～29
6	14～16	15～17	30～33	34～37	33～44	9.4～9.9	143～155	18～23
5	11～13	12～14	27～29	30～33	23～32	10.0～10.6	130～142	13～17
4	9～10	9～11	23～26	26～29	15～22	10.7～11.4	117～129	10～12
3	7～8	6～8	19～22	22～25	10～14	11.5～12.2	105～116	7～9
2	5～6	3～5	15～18	18～21	8～9	12.3～13.0	93～104	5～6
1	4kg以下	2回以下	14cm以下	17点以下	7回以下	13.1秒以上	92cm以下	4m以下

表10 項目別得点表（女子）

得点	握力	上体起こし	長座体前屈	反復横跳び	20m シャトルラン	50m走	立ち幅跳び	ソフトボール投げ
10	25kg以上	23回以上	52cm以上	47点以上	64回以上	8.3秒以下	181cm以上	25m以上
9	22～24	20～22	46～51	43～46	54～63	8.4～8.7	170～180	21～24
8	19～21	18～19	41～45	40～42	44～53	8.8～9.1	160～169	17～20
7	16～18	16～17	37～40	36～39	35～43	9.2～9.6	147～159	14～16
6	13～15	14～15	33～36	32～35	26～34	9.7～10.2	134～146	11～13
5	11～12	12～13	29～32	28～31	19～25	10.3～10.9	121～133	8～10
4	9～10	9～11	25～28	25～27	14～18	11.0～11.6	109～120	6～7
3	7～8	6～8	21～24	21～24	10～13	11.7～12.4	98～108	5
2	4～6	3～5	18～20	17～20	8～9	12.5～13.2	85～97	4
1	3kg以下	2回以下	17cm以下	16点以下	7回以下	13.3秒以上	84cm以下	3m以下

表11 総合評価基準表

段階	6歳	7歳	8歳	9歳	10歳	11歳
A	39以上	47以上	53以上	59以上	65以上	71以上
B	33～38	41～46	46～52	52～58	58～64	63～70
C	27～32	34～40	39～45	45～51	50～57	55～62
D	22～23	27～33	32～38	38～44	42～49	46～54
E	21以下	26以下	31以下	37以下	41以下	45以下

代表的な知能検査

検査名	検査の内容/目的/特徴	検査用具/手引書/用紙他	関連情報
WPPSI-III 知能検査 (日本文化科学社)	幼児向けウェクスラー式知能検査. 適用範囲を2歳6か月～7歳3か月に拡大. 認知発達の変動性を考慮して2部構成となっており合成得点を構成する下位検査が異なる.「言語理解指標」「知覚推理指標」「処理速度指標」「語い総合得点」を算出.	セット¥165,000 (用具, マニュアル2種, 用紙2種各20部) 補充:2～3歳用記録用紙(20部)¥11,000 補充:4～7歳用記録用紙(20部)¥16,500 別売:実施・採点マニュアル¥13,200 別売:理論・解釈マニュアル¥8,800	約40～70分 2.6～7.3歳に適用
WISC-IV 知能検査 (日本文化科学社)	児童向けウェクスラー知能検査. 全体的な認知能力を表す全検査IQと4つの指標得点(言語理解・知覚推理・ワーキングメモリー・処理速度)を算出. 子どもの知的発達の様相を多面的に把握する.	セット¥154,000 (用具, マニュアル類, 用紙20部1組含) 補充:記録用紙(20部)¥17,600 別売:実施・採点マニュアル¥15,400 別売:理論・解釈マニュアル¥9,900 別売:補助マニュアル¥7,700 換算アシスタント¥38,500	約60～90分 5～16.11歳に適用
WISC-V 知能検査 (日本文化科学社)	上記WISC-IV知能検査の改訂版. FSIQ, 主要指標, 補助指標の3つの指標レベルから解釈を行う. FSIQを含め11の合成得点を算出できる. 主要下位検査と二次下位検査の2つのカテゴリーに分類された16の下位検査から構成される.	セット¥165,000 (用具, マニュアル2種, 用紙20部1組含) 補充:記録用紙(20部)¥16,500 (記録用紙, ワークブック1各20名分) 補充:ワークブック2セット(20名分) ¥5,500 別売:実施・採点マニュアル¥16,500 別売:理論・解釈マニュアル¥13,200 換算アシスタント¥44,000	約60～90分 5～16.11歳に適用
WAIS-IV 知能検査 (日本文化科学社)	WAIS-III成人知能検査の改訂版. 適用年齢を90歳11か月に拡大. 15の下位検査で構成されており, 10の基本検査を実施することで, 全検査IQ, 言語理解指標, 知覚推理指標, ワーキングメモリー指標, 処理速度指標の5つの合成得点を算出. 図版の拡大や教示の明確化など, さまざまな改良が加えられる.	セット¥165,000 (検査用具一式, 実施・採点マニュアル1冊, 理論・解釈マニュアル1冊, 記録用紙・ワークブック1・ワークブック2各20名) 補充:記録用紙セット(20部)¥16,500(記録用紙, ワークブック1各20名分) 補充:ワークブック2セット(20名分) ¥5,500 分売:実施・採点マニュアル¥15,400 分売:理論・解釈マニュアル¥11,000 換算アシスタント¥44,000 エッセンシャルズWAIS-IVによる心理アセスメント¥7,700	約60～90分 16～90.11歳に適用

巻末資料

検査名	検査の内容/目的/特徴	検査用具/手引書/用紙他	関連情報
田中ビネー知能検査Ⅵ （田中教育研究所）	日本を代表する個別式の知能検査として教育界できわめて高い評価を受け，就学相談・教育相談・特別支援教育・医療相談などのさまざまな分野で幅広く利用されている「田中ビネー知能検査」の最新版	①コンプリートセット￥157,300（内容：②，③，④のセット） ②検査用具￥132,000 ③検査法￥13,200 ④記録用紙Aセット￥12,100 （内容：1～13歳級10部，成人級10部） ⑤記録用紙Bセット￥12,100 （内容：1～13歳級のみ，20部）	約60分 2歳～成人に適用
改訂版鈴木ビネー知能検査 （古市出版）	2007年に発行された改訂版の鈴木ビネー知能検査，その歴史は古く，半世紀以上にわたって子ども達の知的な能力の把握とその後の教育的な働きかけの手がかりを提供した．	セット（アタッシュケース入）￥69,300 セット（保管用樹脂ケース入）￥62,700 （用具・検査法・用紙20部1組含） 分売：用具（アタッシュケース入）￥59,400 用具（保管用樹脂ケース入）￥52,800 分売：検査法￥5,500 補充：記録用紙（20部）￥4,400	約35～50分 2～18.11歳に適用
日本版KABC-Ⅱ （丸善出版）	認知処理能力だけでなく基礎的学力を個別式で測定できる検査，子どもの認知能力と学力の基礎となる習得度を測定することにより両者の差異の様相と関連要因の分析が可能，支援・指導といった教育的な働きかけに直結する検査	セット・基本セット￥187,000 認知検査セット￥53,500 習得検査セット￥77,000 補充：習得尺度シート（20部）￥6,600 補充：記録用紙（20部）￥8,800 別売：マニュアル￥8,800 別売：換算表￥7,700 解析アシスト￥38,500 実施ガイド￥30,800	2.6～18.11歳に適用
DN-CAS認知評価システム （日本文化科学社）	LDやADHD，高機能自閉症などの子どもたちの認知的偏りを捉え，援助の手がかりを得るための検査，4つの認知機能領域，プランニング・注意・同時処理・継次処理を測定，言語的・視覚的知識にあまり頼らずに評価できるよう工夫されているため，新しい課題に対処する力を見るのに適する．	セット￥121,000 （用具，マニュアル，用紙20部1組含） 実施ガイド（DVD）￥33,000 DN-CASによる心理アセスメント￥3,740 分売：マニュアル￥11,000 補充：ワークブック 5～7歳（20部）￥11,000 8～17歳（20部）￥11,000 補充：記録用紙（20部）￥15,400	約60～90分 5～17.11歳に適用

※　株式会社千葉テストセンター　2024心理検査総合カタログより

8 代表的な知能検査 309

WISC-Ⅴ　検査結果の分析と報告の流れ（主要プロフィール）

ステップ1	FSIQ を報告・記述する
ステップ2	言語理解指標（VCI）を報告・記述する
ステップ3	視空間指標（VSI）を報告・記述する
ステップ4	流動性推理指標（FRI）を報告・記述する
ステップ5	ワーキングメモリー指標（WMI）を報告・記述する
ステップ6	処理速度指標（PSI）を報告・記述する
ステップ7	指標レベルの強み（S）と弱み（W）を評価する
ステップ8	指標レベルの対比較を評価する
ステップ9	下位検査レベルの強み（S）と弱み（W）を評価する
ステップ10	下位検査レベルの対比較を評価する

WISC-Ⅴ　検査結果の分析と報告の流れ（補助プロフィール）

ステップ1	量的推理指標（QRI）を報告・記述する
ステップ2	聴覚的ワーキングメモリー指標（AWMI）を報告・記述する
ステップ3	非言語性能力指標（NVI）を報告・記述する
ステップ4	一般知的能力指標（GAI）を報告・記述する
ステップ5	認知熟達度指標（CPI）を報告・記述する
ステップ6	指標レベルの対比較を評価する
ステップ7	下位検査レベルの対比較を評価する
ステップ8	プロセス分析を実行する
ステップ9	対比得点を評価する

巻末資料

WISC-V 分類記述のレベルの呼称

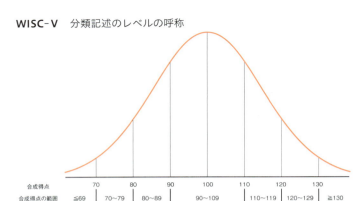

合成得点		70	80	90	100	110	120	130	
合成得点の範囲	≦69	70~79		80~89	90~109	110~119	120~129		≧130
記述分類	極めて低い	非常に低い		平均の下	平均	平均の上	非常に高い		極めて高い
理論上の割合(%)	2.2%	6.7%		16.1%	50%	16.1%	6.7%		2.2%

WISC-V 枠組み

	全検査IQ (FSIQ)				
主要指標	言語理解 (VCI)	視空間 (VSI)	流動性推理 (FRI)	ワーキングメモリー (WMI)	処理速度 (PSI)
主要下位検査	類似 単語	積木模様 パズル	行列推理 バランス	数唱 絵のスパン	符号 記号探し
二次下位検査	理解 知識		絵の概念 算数	語音整列	絵の抹消
補助指標	量的推理 (QRI)	聴覚ワーキングメモリー (AWMI)	非言語性能力 (NVI)	一般知的能力 (GAI)	認知熟達度指標 (CPI)
下位検査	バランス 算数	数唱 語音整列	積木模様 パズル 行列推理 バランス 絵のスパン 符号	類似 単語 積木模様 行列推理 バランス	数唱 絵のスパン 符号 記号探し

KABC-II　カウフマンモデルからみた構成

カウフマンモデル								
認知尺度				習得尺度				
継次	同時	計画	学習	語彙	読み	書き	算数
数唱／手の動作／語の配列	顔探し／絵の統合／近道探し／模様の構成	物語の完成／パターン推理	語の学習／語の学習遅延	表現語彙／なぞなぞ／理解語彙	文の理解／ことばの読み	文の構成／ことばの書き	計算／数的推論

KABC-II　CHC理論からみた構成
日本版KABC-IIはCHC理論の広範的能力10のうち7つの能力を測定．

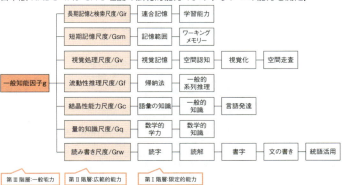

CHC理論　WISC-VとKABC-II

CHC理論の第II層	WISC-V指標	KABC-II
結晶性能力（Gc）	言語理解（VCI）	語彙尺度
流動性推理（Gf）	流動性推理（FRI）	計画尺度
視覚処理（Gv）	視空間（VSI）	同時処理（絵の完成以外）
聴覚処理（Ga）	—	—
短期記憶（Gsm）	ワーキングメモリ（WMI）	継次処理
長期記憶と検索（Glr）	貯蔵と検索（SRI）	学習尺度
読み書き（Grw）	—	読み尺度
数量の知識（Gq）	—	算数尺度
処理速度（Gs）	処理速度（PSI）	—
反応・判断速度（Gt）	—	—

代表的な発達検査

検査名	検査の内容/目的/特徴	検査用具/手引書/用紙他	関連情報
新版K式発達検査2020 (京都国際社会福祉センター)	姿勢・運動領域、認知・適応領域、言語社会領域の各領域、および全領域で発達年齢および発達指数を算出する。子どもの反応・回答を評価する。	用具セット(用具・実施手引書セット・検査用紙20人分)¥154,000 検査用紙(第1〜5葉)各葉100枚1セット各¥4,000 手引書セット(実施手引書および解説書)¥8,000	約40〜70分 2.6〜7.3歳に適用
遠城寺式乳幼児分析的発達検査 (慶應義塾大学出版会)	発達の傾向を全般的にわたって分析し、その子の発達の個性を見出すこと、特に心身障害児の発達の状況を比較的簡単に検査し、発達グラフから発達障害の部位を把握。	手引書¥880 検査用紙(50部)¥880	約40分 0〜4.7歳に適用
津守式乳幼児精神発達検査 (大日本図書)	乳幼児の日常生活行動を観察している母親に質問に答えて貰うことで、子どもの発達状況や行動特徴を理解。運動、探索、社会、生活習慣、言語の5領域について測定。	検査法(0〜3歳)¥2,456 検査法(3〜7歳)¥2,200 検査用紙(1か月〜12か月)1部¥275 検査用紙(1〜3歳)1部¥275 検査用紙(3〜7歳)1部¥275	約40分 0〜7歳に適用
Bayley-Ⅲ乳幼児発達検査 (日本文化科学社)	生後16日〜42か月15日の乳幼児の発達をアセスメントする検査。認知尺度、言語尺度、運動尺度、社会-情動尺度、適応行動尺度の5つの尺度で構成され、総合的に子どもの発達を測ることができる。米国で開発され、世界的に用いられている検査であるため、海外の広範なデータとの比較が可能で、研究にも役立てられる。	セット¥220,000(用具、実施マニュアル、記録用紙20部、社会-情動・適応行動質問紙20部、保護者報告書20部) 分売:実施マニュアル¥22,000 分売:理論マニュアル¥16,500 補充:記録用紙セット(20部)¥22,000(記録用紙、社会-情動、適応行動質問紙各20部)補充:保護者報告書(20部)¥8,800	約50〜90分 生後16日〜42か月15日に適用
KIDS乳幼児発達スケール (発達科学研究教育センター)	運動、操作、理解言語、表出言語、概念、対子どもの社会性、対成人社会性、しつけ、食事の9つの領域を乳幼児の自然な行動全般から短時間に実施測定できる。A:0歳1か月〜0歳11か月/B:1歳0か月〜2歳11か月/C:3歳0か月〜6歳11か月/T:0歳1か月〜6歳11か月(発達遅延児向き)	総合セット¥9,680 [手引書/A、B、C、T用紙(10部)各1組含] 分売:手引書¥660 補充:A用紙(10部)¥2,530 　　　B用紙(10部)¥2,530 　　　C用紙(10部)¥2,530 　　　T用紙(10部)¥2,530	約30分 1か月〜6歳に適用
S-M第3版社会生活能力検査 (日本文化科学社)	2007年に発行された改訂版の鈴木ビネー知能検査。その歴史は古く、半世紀以上に渡って子ども達の知的な能力の把握とその後の教育的な働きかけの手がかりを提供した。	手引書¥5,500 検査用紙(20部)¥11,000 S-M社会生活能力検査の活用と事例¥2,750	約30分 乳幼児〜中学生に適用

※ 株式会社千葉テストセンター 2024 心理検査総合カタログより

新版 K 式発達検査　区分

検査は生活年齢に対する課題が決められており，以下のような区分に分けられている．

> 第1葉　0歳0か月～0歳6か月
> 第2葉　0歳6か月以上～1歳0か月未満
> 第3葉　1歳0か月以上～3歳0か月未満
> 第4葉　3歳0か月以上～6歳6か月未満
> 第5葉　6歳6か月以上～14歳0か月未満
> 第6葉　10歳0か月以上～成人

KIDS 乳幼児発達スケール　発達プロフィールイメージ

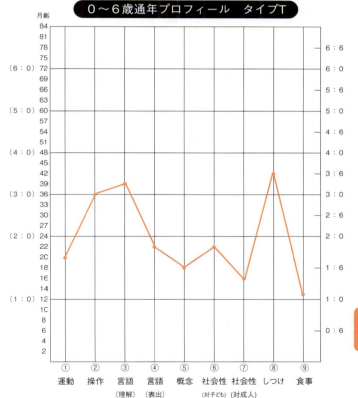

巻末資料

遠城寺式乳幼児分析的発達検査表 （一部抜粋）

	運　動		社会性		言　語	
	移動運動	手の運動	基本的習慣	対人関係	発　語	言語理解
3か月	あおむけにして体をおこしたとき頭を保つ	頬にふれたものを取ろうとして手を動かす	顔に布をかけられて不快を示す	人の声がする方に向く	泣かずに声を出す「アー」「ウァ」	人の声でしずまる
6か月	寝返りをする	手を出してものをつかむ	ビスケットなどを自分で食べる	鏡に映った自分の顔に反応する	人に向かって声を出す	なし
1歳	座った位置から立ち上がる	なぐり書きをする	さじで食べようとする	父や母の後追いをする	音声をまねようとする	「バイバイ」や「さようなら」のことばに反応する
1歳6か月	走る	コップからコップへ水をうつす	パンツをはかせるとき両足をひろげる	困難なことに出会うと助けを求める	絵本を見て一つのものの名前を言う	目，口，耳，手，足，腹を指示する
2歳	ボールを前にける	積木を横に二つ以上ならべる	排尿を予告する	親から離れて遊ぶ	二語文を話す「わんわんきた」等	「もうひとつ」「もうすこし」がわかる
3歳	片足で2〜3秒立つ	はさみを使って紙を切る	上着を自分で脱ぐ	ままごとで役を演じることができる	二語文の復唱赤いふうせんおいしいお菓子	赤，青，黄，緑がわかる
4歳	片足で数歩飛ぶ	紙を直線にそって切る	入浴後，ある程度自分で身体を洗う	母親に断って友だちの家に遊びに行く	両親の姓名，住所を言う	本，鉛筆などを指さしできる
4歳8か月	スキップができる	紙飛行機を自分で折る	一人で着衣ができる	砂場で二人以上で協力して山を作る	文章の復唱「昨日お母さんと買い物に行きました」	左右がわかる

知的障害の判断基準

次の (a) および (b) のいずれにも該当するものを知的障害とする.

(a) 「知的機能の障害」について
標準化された知能検査によって測定された結果, 知能指数がおおむね 70 までのもの.

(b) 「日常生活能力」について
日常生活能力（自立機能, 運動機能, 意思交換, 探索操作, 移動, 生活文化, 職業等）の到達水準が総合的に同年齢の日常生活能力水準の a, b, c, d のいずれかに該当するもの.

IQ ＼ 生活能力	a	b	c	d
Ⅰ（IQ ～20）	最重度知的障害			
Ⅱ（IQ 21～35）	重度知的障害			
Ⅲ（IQ 36～50）	中度知的障害			
Ⅳ（IQ 51～70）	軽度知的障害			

＊知能水準の区分
Ⅰ・・・ おおむね 20 以下
Ⅱ・・・ おおむね 21～35
Ⅲ・・・ おおむね 36～50
Ⅳ・・・ おおむね 51～70

＊身体障害者福祉法にもとづく障害等級が1級, 2級または3級に該当する場合は, 一次判定を次のとおりに修正.

最重度 → 最重度
重度　 → 最重度
中度　 → 重度

厚生労働省：知的障害児（者）基礎調査：調査の結果より
https://www.mhlw.go.jp/toukei/list/101-1c.html

療育手帳の判定区分と基準

判定区分			判定基準	
障害の程度	等級の例 自治体により異なる		知能指数(IQ)の目安	生活の状態
最重度	A	A1/Ⓐ　1 度	IQ20 未満	生活全般に常時援助が必要
重度		A2/A　2 度	IQ35 未満	日常生活に常時援助が必要
中等度	B	B1/B　3 度	IQ50 未満	日常生活に援助が必要
軽度		B2/C　4 度	※ IQ70 未満	日常生活はできる

※都道府県によって異なる（東京都は IQ75 未満）
※知的障害の区分と療育手帳の区分は重なるところもあるが異なるものである.

略語一覧

略語	フルスペル	日本語訳
1 MWT	1-minute walk test	1分間歩行テスト
6 MWT	6 minute walk test	6分間歩行テスト
10 m WT	10 meter walk test	10 m歩行テスト
ABI	acquired brain injury	後天性脳損傷
ABMS-C	Ability for Basic Movement Scale for Children	小児基本動作評価スケール
ACTH	adreno-cortico-tropic hormone	副腎皮質刺激ホルモン
ADC	apparent diffusion coefficient	
ADHD	attention deficit hyperactivity disorder	注意欠如多動症
ADHD-RS	ADHD-rating scale	
ADL	activities of daily living	日常生活活動（動作）
ADOC	Aid for Decision-making in Occupation Choice	作業選択意思決定支援ソフト
ADOC-S	ADOC for School	作業選択意思決定支援ソフト学校版
ADOS-2	Autism Diagnostic Observation Schedule second edition	
ADP	adenosine diphosphate	アデノシンニリン酸
AF	abnormal fidgety movements	
AFO	ankle-foot orthosis	短下肢装具
AG	anion gap	陰イオンギャップ
AHA	Assisting Hand Assessment	
Alb	albumin	アルブミン
ALP	alkaline phosphatase	アルカリホスファターゼ
ALP	Assessment of Learning Powered mobility use	電動移動器具使用学習評価
ALT	alanine aminotransferase	アラニンアミノトランスフェラーゼ
AMPS	Assessment of Motor and Process Skills	運動とプロセス技能評価
ANP	atrial natriuretic peptide	心房性ナトリウム利尿ペプチド
APIB	Assessment of Term and Preterm Infants' Behavior	早産児行動評価
APTT	activated partial thromboplastin time	活性化部分トロンボプラスチン時間
A-P TC angle	A-P talocalcaneal angle	正面距踵角
AQ-J	Autism-Spectrum Quotient Japanese version	自閉症スペクトラム指数日本語版

略語	フルスペル	日本語訳
ARA	acetabular ridge angle	臼蓋外側縁傾斜角
ASD	autism spectrum disorder	自閉スペクトラム症
ASEBA	Achenbach System of Empirically Based Assessment	
ASLR	active straight leg raise	自動下肢伸展挙上
AST	aspartate aminotransferase	アスパラギン酸アミノトランスフェラーゼ
ATEND	Adapted Test of Neuromuscular Disorders	神経筋疾患向けの改変版テスト
ATNR	asymmetrical tonic neck reflex	非対称性緊張性頸反射
ATP	adenosine triphosphate	アデノシン三リン酸
AWMI	auditory working memory index	聴覚ワーキングメモリ
BBS	Berg Balance Scale	
BBT	Box and Block Test	ボックス＆ブロックテスト
BE	base excess	塩基過剰
BMI	Body Mass Index	体格指数
BNP	brain natriuretic peptide	ヒト脳性ナトリウム利尿ペプチド
BOT-2	Bruininks-Oseretsky Test of Motor Proficiency, second edition	
BOT-3	Bruininks-Oseretsky Test of Motor Proficiency, third edition	
BS	The Beighton Score	
BTX-A	botulinum toxin type A	A型ボツリヌス毒素
BUN	blood urea nitrogen	尿素窒素
BWAP2	Becker Work Adjustment Profile 2	ベッカー職場適応プロフィール
Ca	calcium	カルシウム
CA	chronological age	生活年齢
CARD	Comprehensive Assessment of Reading Domains	包括的領域別読み能力検査
CAT	Combined Abduction test	
CBCL	Child Behavior Checklist	子どもの行動チェックリスト
CDC	Centers for Disease Control and Prevention	疾病対策予防センター
CES-D	The Center for Epidemiologic Studies Depression Scale	うつ病自己評価尺度
CFCS	Communication Function Classification System	コミュニケーション能力分類システム
Ch	chaotic general movements	
CHC 理論	Cattell-Horn-Carroll theory	
ChE	choline-esterase	コリンエステラーゼ
Check-CD	Checklist for Coordination Difficulties in preschool children	

略語	フルスペル	日本語訳
CHEQ	childeren's Hand-use Experience questionnaire	
CHOP INTEND	Children's Hospital of Philadelphia Infant Test of Neuromuscular Disorders	
CK	creatine kinase	クレアチンキナーゼ
Cl	chlorine	塩素
CLASP	Check List of obscure disAbilitieS in Preschoolers	
CNP	C-type natriuretic peptide	C 型ナトリウム利尿ペプチド
CO	cognitive skills	認知能力
COPM	Canadian Occupational Performance Measure	カナダ作業遂行測定
COSA	Child Occupational Self Assessment	小児版作業に関する自己評価
COSMIN	COnsensus-based Standards for the selection of health Measurement Instruments	
CP	cerebral palsy	脳性麻痺
CP	conduct problems	行為の問題
CP-CHILD	Caregiver Priorities and Child Health Index of Life with Disabilities	
CPF	cough peak flow	咳のピークフロー
CPI	cognitive proficiency index	認知習熟度
CP QOL	Cerebral Palsy Quality of Life	
Cr	creatinine	クレアチニン
CRP	C-reactive protein	C 反応性蛋白
CS	cramped-synchronized general movements	
CT	computed tomography	コンピュータ断層画像
DA	developmental age	発達年齢
DCD	developmental coordination disorder	発達性協調運動症
DCDQ-J	Japanese version of DCD Questionnaire	
DDS	Dysphagia Disorders Survey	
DEM	Developmental Eye Movement Test	
DIC	disseminated intravascular coagulation	播種性血管内凝固
DIQ	deviant intelligence quotient	偏差知能指数
DLSS	developmental lumbar spinal stenosis	発育性腰部脊柱管狭窄症

略語一覧

略語	フルスペル	日本語訳
DN-CAS	The Das-Naglieri Cognitive Assessment System	
DQ	developmental quotient	発達指数
DSB	Dynamic spinal brace	動的脊柱装具
DSM	Diagnostic and Statistical Manual of Mental Disorders	精神疾患の診断・統計マニュアル
DSRS-C	Depression Self-Rating Scale for Children	バールソン児童用抑うつ性尺度
DTVP-Ⅱ	Developmental test of visual perception, second edition	
ECAB	Early Clinical Assessment of Balance	
ECC	Ease of Caregiving for Children Measure	
ECMO	extracorporeal membrane oxygenation	体外式膜型人工肺
EDACS	Eating and Drinking Ability Classification System	摂食・嚥下能力分類システム
ES	emotional symptoms	情緒の問題
EtCO$_2$	end-tidal carbon dioxide	呼気終末二酸化炭素分圧
EVGS	Edinburgh Visual Gait Score	
F-	absence of fidgety movements	
FCS	family centered services	家族中心的なかかわり
FDP	fibrin degradation products	フィブリノゲン分解産物
FIM	Functional Independence Measure	機能的自立度評価法
FMS	Functional Mobility Scale	機能的移動能力評価尺度
FMs	fidgety movements	
FPS-R	Faces Pain Scale-Revised	疼痛評価
FRI	fluid reasoning index	流動性推理
FRT	functional reach test	
FSH	follicle stimulating hormone	卵胞刺激ホルモン
FSIQ	full scale inteligence quotient	全般的な知的能力を示す合成得点
FT角	femoro-tibial angle	
GAI	general ability index	一般知能能力
GAS	Goal Attainment Scaling	
GDI	Gait Deviation Index	
GH	growth hormone	成長ホルモン
GMAE	Gross Motor Ability Estimator	
GMFCS	Gross Motor Function Classification System	粗大運動能力システム
GMFM	Gross Motor Function Measure	粗大運動能力評価
GMs	general movements	自発的な全身運動

略語	フルスペル	日本語訳
GOT	glutamate oxaloacetate transaminase	グルタミン酸オキサロ酢酸トランスアミナーゼ
GRAFO	ground reaction ankle-foot orthosis	
H	hydrogen	水素イオン
HA	work habits/attitude	仕事の習慣/態度
H/A	height for age	対年齢身長比
HAL	Hybrid Assistive Limb	
HbA1c	hemoglobin A1c	ヘモグロビン A1c
HBD	Heel Buttock Distance	
HCO_3^-	hydrogencarbonate ion	重炭酸イオン
HDL-C	high density lipoprotein cholesterol	高比重リポ蛋白コレステロール
HFMSE	Hammersmith Functional Motor Scale-Expanded	拡大ハマースミス運動機能評価スケール
HFT	Horizontal Abduction test	
HHD	hand-held dynamometer	徒手筋力計
HI	hyper-activity/inattention	多動/不注意
HINE	Hammersmith Infant Neurological Examination	ハマースミス乳幼児神経学的検査
HNNE	Hammersmith Neonatal Neurological Examination	ハマースミス新生児神経学的検査
IC	initial contact	初期接地
ICC	Intraclass correlation coefficient	級内相関係数
ICF	International Classification of Functioning, Disability and Health	国際生活機能分類
ICF-CY	ICF for Children and Youth	児童版 ICF
ICIDH	International Classification of Impairments, Disabilities and Handicaps	国際障害分類
ICT	Information and Communication Technology	情報通信技術
Ig	immunoglobulin	免疫グロブリン
IGF-1	insulin-like growth factor 1	インスリン様成長因子 1
i-PTH	intact parathyroid hormone	インタクト副甲状腺ホルモン
IQ	intelligence quotient	知能指数
IR	investor relations	対人関係
ISI	Insall-Salvati Index	Insall-Salvati 法
ISO	International Organization for Standardization	国際標準化機構
ITB 療法	intrathecal baclofen therapy	バクロフェン髄注療法
JMAP	Japanese Miller Assessment for Preschoolers	日本版ミラー幼児発達スクリーニング検査

略語	フルスペル	日本語訳
JOA	Japanese Orthopaedic Association	日本整形外科学会
JOA-BPEQ	Japanese Orthopaedic Association Back Pain Evaluation Questionnaire	日本整形外科学会腰痛評価質問票
JPAN	Japanese Playful Assessment for Neuroshological abilities	JPAN 感覚処理・行為機能検査
JSI-R	Japanese Sensory Inventory Revised	日本版感覚インベントリー
JTHFT	Jebsen-Taylor Hand Function Test	
K	potassium	カリウム
KABC-II	Kaufman Assessment Battery for Children II	
KAFO	knee-ankle-foot orthosis	長下肢装具
LAP	leucine amino-peptidase	ロイシンアミノペプチダーゼ
LDH	lactic acid dehydrogenase	乳酸デヒドロゲナーゼ
LDI-R	Learning Disabilities Inventory-revised	
LDL-C	low density lipoprotein cholesterol	低比重リポ蛋白コレステロール
LH	luteinizing hormone	黄体形成ホルモン
LH-RH	Luteinizig Hormone-Releasing Hormone	黄体形成ホルモン放出ホルモン
LLAS	Lower Limb Assessment Score	
LR	loading response	荷重応答期
LSS	level of sitting ability Scale	チャイリー姿勢能力発達レベル
MA	Mental Age	精神年齢
MABC-2	Movement Assessment Battery for Childlen, second edition	
MABC-3	Movement Assessment Battery for Children, third edition	
MACS	Manual Ability Classification System	
MAS	Modified Ashworth Scale	
MCID	Minimal Clinical Important Difference	臨床的意味のある最小変化量
MDC	minimum detectable change	最小可検変化量
MDD	minimal detectable difference	最小可検変化量
Mg	magnesium	マグネシウム
MHA	Minesota Hand writing Assessment	
MIC	maximum insufflation capacity	最大強制吸気量
MMT	Manual Muscle Test	徒手筋力検査
MOON-test	MOtor performance in pediatric ONcology	

略語	フルスペル	日本語訳
MP	migration percentage	
MPOC	Measure of Processes of Care	質問紙評価法
MPOC-20	Measure of Processes of Care-20	質問紙評価法・短縮版
MPOC-SP	Measure of Processes of Care for Service Providers	質問紙評価法・医療者
MRA	magnetic resonance angiography	磁気共鳴血管撮影
MRI	magnetic resonance imaging	磁気共鳴画像法
MTR 角	metatarso-talar line to the rear part of the foot angle	
MTS	Modified Tardieu Scale	
MUUL	Melbourne Assessment of Unilateral Upper Limb Function	
Na	sodium	ナトリウム
NBAS	Neonatal Behavioral Assessment Scale	ブラゼルトン新生児行動評価
NDT	neurodevelopmental treatment	神経発達学的治療
NICU	neonatal intensive care unit	新生児集中治療室
NIDCAP	Newborn Individualized Developmental Care and Assessment Program	
NRS	Numerical Rating Scale	数値的評価スケール
NSUCO	Northeastern State University College of Optometry Test	
NT-pro BNP	N-terminal probrain natriuretic peptide	脳性ナトリウム利尿ペプチド前駆体 N 端フラグメント
NVI	nonverbal index	非言語性能力
OGTT	oral glucose tolerance test	経口ブドウ糖負荷試験
OS	orth shoes	整形靴
P	phosphorus	リン
PaCO$_2$	arterial partial pressure of carbon dioxide	動脈血酸素/二酸化炭素分圧
PaO$_2$	arterial partial pressure of oxygen	動脈血酸素分圧
PB	prosocial behavior	向社会的な行動
PBS	Pediatric Balance Scale	
PCI	physiological cost index	生理的コスト指数
PEDI	Pediatric Evaluation of Disability Inventory	子どもの能力低下評価法
Pedi EAT	Pediatric Eating Assessment Tool	
PedsQL	Pediatric Quality of Life Inventory	
PEM-CY	Participation and Environment Measure for Children and Youth	
pH	hydrogen ion concentration	水素イオン濃度
PICU	pediatric intensive care unit	小児集中治療室

略語	フルスペル	日本語訳
PLT	platelet	血小板
PMAL	Pediatric Motor Activity Log	
POMS 2	Profile of Mood States Second Edition	
PP	peer problems	仲間関係の問題
PPAS	Posture and Postural Ability Scale	
PR	poor repertoire of general movements	
PSI	processing speed index	処理速度
PT	prothrombin time	プロトロンビン時間
PTH	para-thyroid hormone	副甲状腺ホルモン
PT-INR	prothrombin time international normalized ratio	プロトロンビン時間国際標準比
PVQ	Pediatric Volitional Questionnaire	小児版意志質問紙
QCD	Questionnaire-Children with Difficulties	
QOL	quality of life	生活の質
QRI	quantitative reasoning index	量的推理
QUEST	Quality of Upper Extremity Skills Test	
RAGT	Robot-Assisted Gait Training	ロボット支援歩行練習
RULM	Revise Upper Limb Module	
SA	social age	社会生活年齢
SCALE	Selective Control Assessment of the Lower Extremity	
SCUES	Selective Control of the Upper Extremity Scale	
SD	standard deviation	標準偏差
SDM	shared decision making	共同意思決定（共有意思決定）
SDQ	Strength and Difficulties Questionnaire	子どもの強さと困難さアンケート
SEM	standard error of measurement	測定の標準誤差
SINDA	Standardized Infant NeuroDevelopmental Assessment	
SLD	specific learning disorder	限局性学習症
SMA	spinal muscular atrophy	脊髄性筋萎縮症
SMD	standardized mean difference	標準化平均差
SOMA	Schedule for Oral-Motor Assessment	
SP	sensory profile	感覚プロファイル
SPECT	single photon emission computed tomography	単一光子放射断層撮影
SPO_2	percutaneous oxygen saturation	経皮的動脈酸素飽和度

略語	フルスペル	日本語訳
SQ	social quotient	社会生活指数
STAI	State-Trait Anxiety Inventory	状態・特性不安検査
STNR	symmertrical tonic neck reflex	対称性緊張性頸反射
STRAW-R	Standardized Test for Assessing the Reading and Writing Revised	改訂版標準読み書きスクリーニング検査
SWASH	sitting walking and standing hip orthosis	
TASC	Test of Arm Selective Control	
TDD	tear drop distance	骨頭・涙痕間距離
TDS	total difficulties score	総合的困難さ
THBI	Total Heart Beat Index	
TLR	tonic labyrinthine reflex	緊張性迷路反射
TMD	Total Mood Disturbance	総合的気分状態
TMTサイン	too many toes sign	
TP	serum total protein	血清総蛋白
TRF	Teacher's Report Form	
TSF	triceps skinfold	上腕三頭筋皮下脂肪厚
TSH	thyroid stimulating hormone	甲状腺刺激ホルモン
TUDS	Timed Up and Down Stairs Test	
TUG	Timed Up and Go Test	
UP-WMST	Utrecht Pediatric Wheelchair Mobility Skills Test	
URAWSS-II	Understanding Reading and Writing Skills of Schoolchildren II	小中学生の読み書きの理解
VABS-II	Vineland Adaptive Behavior Scales, Second Edition	Vineland-II 適応行動尺度
VCI	verbal comprehension index	言語理解
VFCS	Visual Function Classification System	視機能分類システム
VQ	Volitional Questionnaire	意志質問紙
VSI	visual spatial index	視空間指標
WAIS	Wechsler Adult Intelligence Scale	ウェクスラー式知能検査・成人用
WAVES	Wide-range Assessment of Visual-relation Essenntial Skills	
WeeFIM	Functional Independence Measure for Children	子どものための機能的自立度評価法
W/H	weight for height	体重身長比
WHO	World Health Organization	世界保健機関
WISC	Wechsler Intelligence Scale for Children	ウェクスラー式知能検査・児童用
WMI	working memory index	ワーキングメモリ指標
WMs	writhing movements	

略語	フルスペル	日本語訳
WP	work performance	仕事の遂行能力
WPPSI	Wechsler Preschool and Primary Scale of Intelligence	ウェクスラー式知能検査・幼児用
WPW 症候群	Wolf-Parkinson-White syndrome	ウォルフ-パーキンソン-ホワイト症候群
YC-PEM	Young Children's Participation and Environment Measure	
YSR	Youth Self-Report	
γ-GTP	γ-glutamyl trans-peptidase	γ-グルタミルトランスペプチダーゼ

索引

和文索引

あ

アシドーシス　126
アルカローシス　126

い

維持期　37
医療的ケア児，在宅の　38
医療保険制度　32
インクルーシブ教育　44

う

ヴィゴツキー　9
ウェクスラー式知能検査　85
浮き趾　57
うつ病自己評価尺度　168
運動耐容能　140
運動能力調査　170, 299

え

栄養評価　72
エリクソン　10
遠城寺式乳幼児分析的発達検査表
　　　　　　　　　　　　　88, 314

お

オスグッド−シュラッター病　260

か

外反母趾角　58
外来リハビリテーション　37
下肢装具　227

下腿周囲長　73
学校　46
がん　278
感覚統合機能　160
感覚プロファイル　158

き

臼蓋外側縁傾斜角（ARA）　129
急性期　36
急性期蛋白　116
共感的理解　45
協調運動の問題を把握する質問紙　150
協調性，運動の　148
共同意思決定（共有意思決定）　23
筋ジストロフィー　248
筋断裂（肉ばなれ）　261
筋力　138

く

偶然誤差　18
駆動距離　224
クリニカルリーズニング　29
車椅子　224

け

経過観察　23
頸髄症　268
頸髄症 JOA スコア　268
痙性治療　26
頸椎カラー　226
ケイデンス　174
血圧　68
血液ガス　114, 126

328 索引

血小板　101
血清蛋白　107
血糖値　276
健康関連 QOL　204
原始反射　66

こ

高血圧　69
高次脳機能障害　282
甲状腺刺激ホルモン　120
広背筋テスト　264
合理的配慮　44
股関節外転装具　227
股関節内/外旋可動域　263
呼吸　124
骨・関節疾患　30
骨頭-涙痕間距離（TDD）　129
個別支援計画　40
コレステロール　110

さ

最小可検変化量（MDD）　20
最大強制吸気量　249
在宅の医療的ケア児　38
最頻値　3
座位保持装置　222
三次元歩行分析　174

し

支援機器　234
視覚情報処理機能　82
視機能　80
姿勢能力　144
児童発達支援事業所　40
児童福祉法　284
社会福祉制度　32, 284
しゃがみ込みテスト　263
就学支援　44
　── のフローチャート　287

舟状骨高　56
重症心身障害児　74
就労支援　50
就労に関する支援メニュー　288
障害者総合支援法　285
上肢装具　230
小児がん　278
小児版作業に関する自己評価　212
上腕三頭筋部皮下脂肪厚　73
上腕周囲長　73
食事評価　72
自立活動　47
神経筋疾患向けの改変版テスト　252
神経発達症　242
靭帯損傷　262
新体力テスト　172, 303
身長　52
　──, 年代別の　288
心拍　68
新版 K 式発達検査　89, 313
信頼性, 評価尺度の　17, 18

す

随意性, 運動の　152
スポーツ障害　260

せ

生活年齢（CA）　85
正規分布　4
精神年齢（MA）　85
性腺刺激ホルモン　119
成長期特有の身体的特徴　30
成長曲線　247
成長ホルモン　118
生理的コスト指数　140
脊髄性筋萎縮症　252
脊柱側弯症　266
咳のピークフロー　249
赤血球　100

摂食嚥下機能　76
前屈検査　266
選択的脊髄後根切除術　28

そ

早産児　35
早産児行動評価　96
瘦身傾向児　54
足関節背屈可動域　57

た

体幹装具　227
体重　52
　——，年代別の　288
体重別の下肢筋力　298
ダイナモメトリー　138
ダウン症候群　246
妥当性　17, 21
田中ビネー知能検査Ⅵ　86, 308

ち

知的障害の判断基準　315
知能検査　84, 307
知能指数（IQ）　85
注意機能　78
注意欠如多動症（ADHD）　78
中央値　3
中性脂肪　111

て

低出生体重児　35
定性評価　22
定量評価　22
テストステロン　122
てんかん　254

と

頭位，年代別の　288
疼痛評価　269

な

内側縦アーチ　57
ナトリウム利尿ペプチド　123

に・の

二分脊椎　139, 250
日本語版 KINDL　204
人間作業モデル　164
脳性麻痺　238

は

パーセンタイル　5
バールソン児童用抑うつ性尺度　169
バイタルサイン　69
バクロフェン髄注療法　28
白血球　101
発達課題　10
発達検査　88, 312
発達指数（DQ）　88
発達年齢（DA）　88
発達の原則　6
発達マイルストーン　246
発達理論　8
ハマースミス乳児神経学的検査　98
バランス　146
反応性，評価尺度の　17, 20

ひ

ピアジェ　8
ビネー式知能検査　86
肥満傾向児　54
肥満症　274
評価尺度　16
標準偏差　3
ひらがな音読検査　220
ビリルビン　112
疲労骨折　261
敏感期，発達の　8

ふ

不安　166
フィブリノゲン　102
副甲状腺ホルモン　121
福祉用具　232
副腎皮質刺激ホルモン　120
不整脈　258
ブラゼルトン新生児行動評価　94
分散　4

へ

平均値　3
ヘマトクリット　100
ヘモグロビン　100
ペルテス病　272
片脚立位　60

ほ

訪問リハビリテーション　38
歩行速度　174
母集団　3
ボツリヌス療法　28
歩幅　174
歩容　174
ボルグスケール　142

み〜も

脈拍　68
免疫グロブリン　117
目標設定　214

や・よ

野球肘　260
腰椎分離症　261
腰痛　270
腰部脊柱管狭窄症　270
抑うつ　168

ら・り

ライフステージ　39
離断性骨軟骨炎　260
療育センター　42
療育手帳の判定区分　315
臨界期，発達の　8
臨床的意味のある最小変化量（MCID）　20

欧文索引

数字・ギリシャ

1型糖尿病　276
1 MWT　178
6分間歩行テスト（6 MWT）　140, 252
10 m WT　178
γ-GTP　105

A

A–P TC角　131
ABILHAND-Kids　186
Achenbach System of Empirically Based Assessment　198
ACTH　120
ADHD　243
ADHD-RS-5　78, 243
ADL　188
ADOC　217
ADOC-S　217
ADOS-2　242
Alb　106
ALP　105, 224
ALT　104
AMPS　192
ANP　123
APIB　96
APTT　102
AQ-J児童用　243
ASD　242
ASEBA　198

ASLR 263
AST 104
ATEND 252

B

BBT 154
BMI (Body Mass Index) 54
BNP 123
BUN 107
BWAP 2 236

C

Ca 113
CAT 264
Catterall 分類 272
CBCL 198
CES-D 168
CESD-R 168
CFCS 238
CHC 理論 311
ChE 105
CHOP INTEND 252
CK 109
Cl 112
CNP 123
Cobb 角 130, 267
COPM 216
COSA 212
COSMIN 17
CP 238
CP QOL 269
CPF 249
Cr 107
CT 133

D

D-ダイマー 102
DCD 245
DCDQ-J 149, 245

DEM 80
Dravet 症候群 254
DSRS-C 169

E

ECAB 146
EDACS 238
Erikson 10
EVGS 178

F

F-words 14
FCS 22
FDP 102
FIM 188
FMs 92
FMS 180, 224
FPS-R 269, 271
FSH 119

G

GA 110
GAS 214
GDI 174
GMFCS 142, 238
GMFM 182
GMs 92

H

H/A 73
HbA1c 110
HBD 263
Herring (lateral pillar) 分類 272
HFMSE 252
HFT 264
HINE 98
Hoffer 分類 250

I

ICF 12
ICIDH 12
ICT 支援機器 234
Insall-Salvati 法（ISI） 130
ITB 療法 28

J

JMAP 161
JOA-BPEQ 270
JPAN 160
JPAN 感覚処理・行為機能検査 160
JSI-R 162

K

K 112
KABC-Ⅱ 86, 311
KIDS 乳幼児発達スケール 90, 313
KIDSCREEN 日本版 204
Köhler 病 262

L

LAP 105
LDH 104
LDI-R 244
Legg-Calvé-Perthes 病 272
Lennox-Gastaut 症候群 254
LH 119
LH-RH 負荷試験 119
Lower Limb Assessment Score（LLAS） 64
LSS 222

M

M-ABC2 245
MACS 238
Menelaus 分類 250
Mg 113
MIC 249

MMT 138
Modified Tardieu Scale（MTS） 62
MP 128
MPOC 200
MRA 136
MRI 133
MTR 角 131

N・O

N 式幼児協調性評価尺度 148
Na 112
Nash-Moe 法 130
Navicular index 57
NBAS 94
NICU 34
NRS 269
NT-proBNP 123
Osgood-Schlatter 病 260

P

P 113
PBS 147
PCI 140
PEDI 23, 194
PedsQL 日本語版 204
PEM-CY 202
Piaget 8
PICU 34
PPAS 144
PTH 121
PT-INR 102
PVQ 164

Q

QCD 243
QOL 204
QUEST 155

R

Rodda 分類　227
RPE スケール　142
RULM　252

S

SCALE　152
School AMFS　192
SDM　23
SDQ　210
SDR　28
Sever 病　252
Sharp 角　128
Sharrard 分類　250
Shenton line　129
SLD　244
S-M 社会生活能力検査　208
SMA　252
SP　158
SPECT　136
STAI　166
STRAW-R　221, 244
Stulberg 分類　273

T・U

Tanner 分類　119

THBI　224
The Beighton Score (BS)　63
Thomas test　263
TMT サイン　57
TP　106
TSH　120
TUG　61
UA　107

V

VABS-II　206
VFCS　238
Vineland-II 適応行動尺度　206
Vygotsky　9

W・Y・Z

WAVES　82
WeeFIM　188
West 症候群 (点頭てんかん)　254
W/H　73
WISC-V　85, 309
WMs　92
Y balance test　264
z 値　4